【传承中医——国家级名老中医临证精华】

CAO ENZE NEIKE LINZHENG JINGHUA

曹恩泽

内科临证精华

主编　王亿平　胡顺金

主审　曹恩泽

编委（按姓氏笔画为序）

方　华　方　琦　牛　婧　王亿平

王　东　任克军　刘家生　吕　勇

张桃艳　茅燕萍　胡顺金　曹恩泽

程　皖　魏　玲

APTIME
时代出版
时代出版传媒股份有限公司
安徽科学技术出版社

图书在版编目（ＣＩＰ）数据

曹恩泽内科临证精华/王亿平，胡顺金主编.
--合肥：安徽科学技术出版社，2011.2（2025.6重印）
（传承中医：国家级名老中医临证精华）
ISBN 978-7-5337-4968-2

Ⅰ.①曹… Ⅱ.①王…②胡… Ⅲ.①中医内科学-
经验-中国-现代 Ⅳ.①R25

中国版本图书馆 CIP 数据核字（2011）第 010296 号

曹恩泽内科临证精华　　　　　　　　主编　王亿平　胡顺金

出 版 人：王筱文　　　选题策划：吴 玲　　　责任编辑：吴 玲
责任校对：潘宜峰　　　责任印制：梁东兵　　　封面设计：王 艳
出版发行：安徽科学技术出版社　　　　http://www.ahstp.net
（合肥市政务文化新区翡翠路 1118 号出版传媒广场，邮编：230071）
　　　　　电话：（0551）3533330
印　　制：河北晔盛亚印刷有限公司　　电话：15811513201
（如发现印装质量问题，影响阅读，请与印刷厂商联系调换）

开本：880×1230　1/32　印张：7.25　插页：4　字数：208 千
版次：2011 年 2 月第 1 版　　2025 年 6 月第 2 次印刷

ISBN 978-7-5337-4968-2　　　　　　　　　　　　定价：68.00 元

版权所有，侵权必究

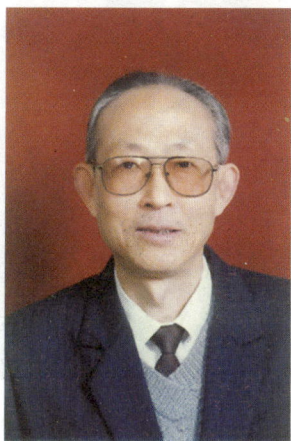

曹恩泽近照

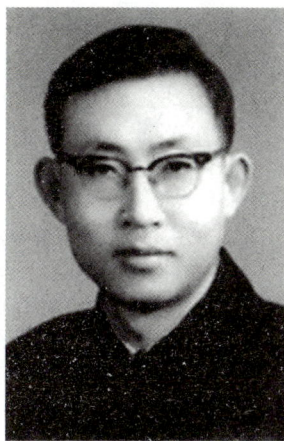

青年时代曹恩泽

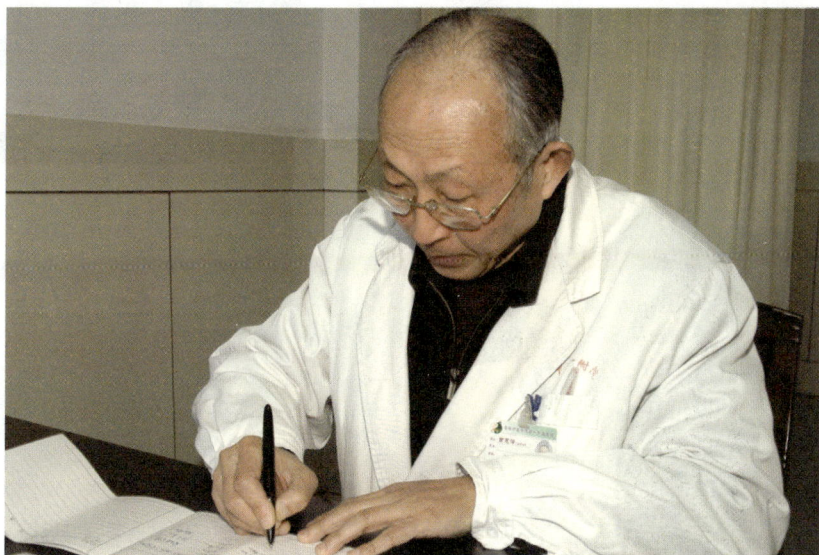

曹恩泽在门诊诊治病人

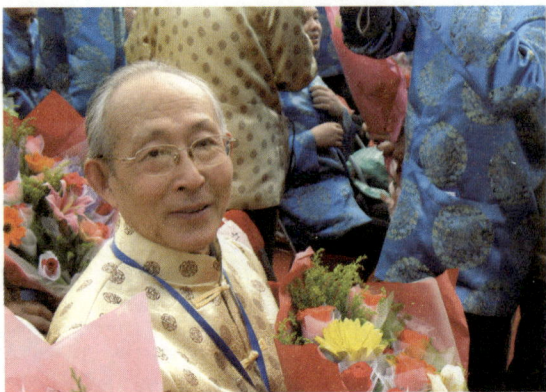

曹恩泽于 2007 年 11 月在广州参加"第三届著名中医药学家学术传承高层论坛"时接受学生献花

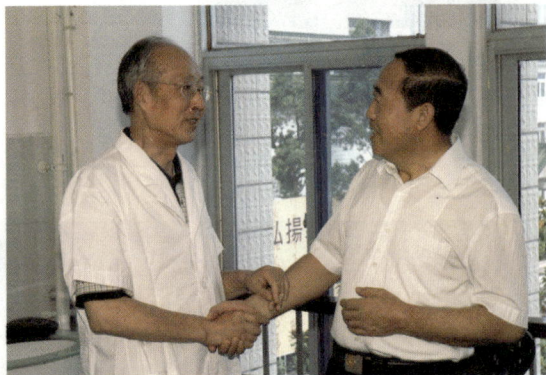

2008 年与时任安徽省委副书记王明方同志（右）亲切交谈

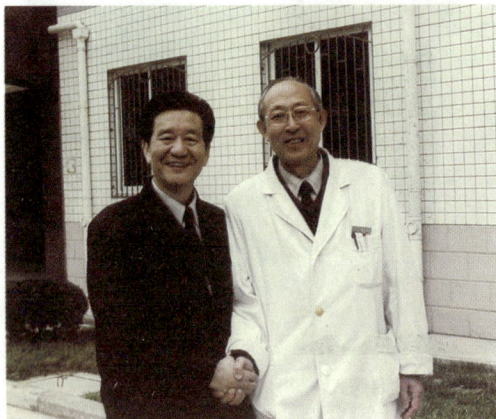

2006 年与时任安徽省委副书记杨多良同志（左）合影

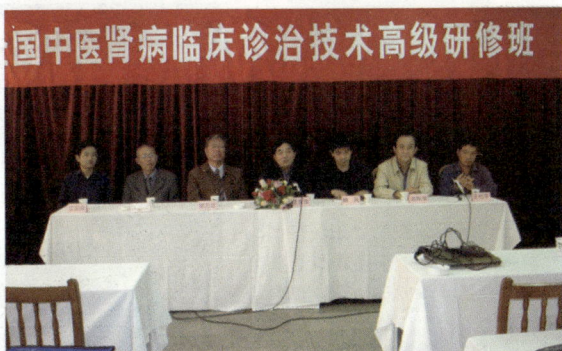

2006年荣获中华中医药学会首届中医药传承特别贡献奖的曹恩泽（左2）

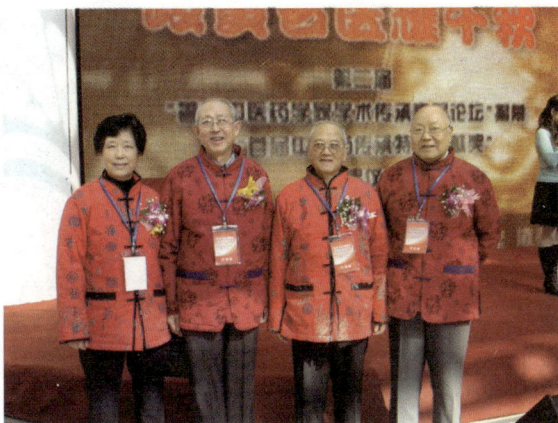

曹恩泽（左2）与时任中华医学会肾病分会主任委员谌贻璞教授（右2）、我国著名肾脏病理学家邹万忠教授（左3）在一起

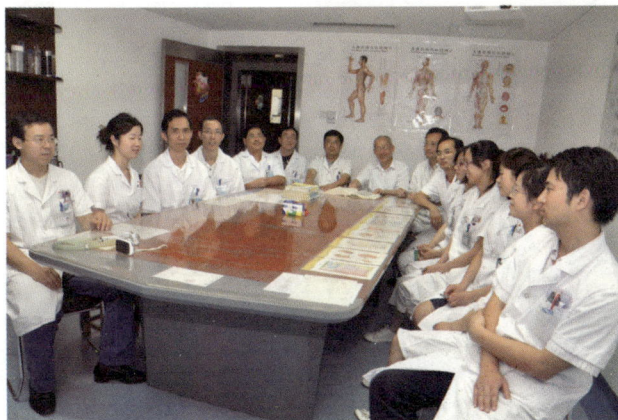

曹恩泽（中）与肾内科同仁及新加坡学生在一起

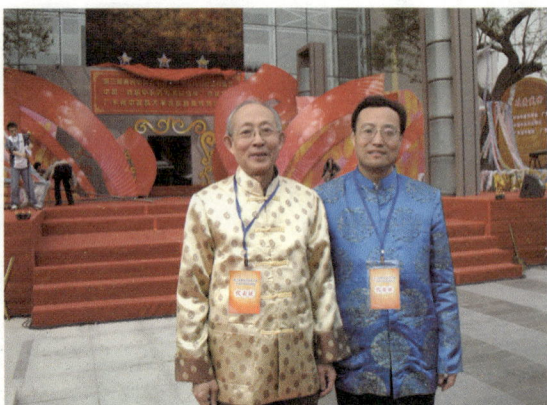

曹恩泽（左）与弟子胡顺金（全国首届中医药传承高徒奖获得者、国家中医药管理局第三批继承工作优秀继承人）主任医师合影

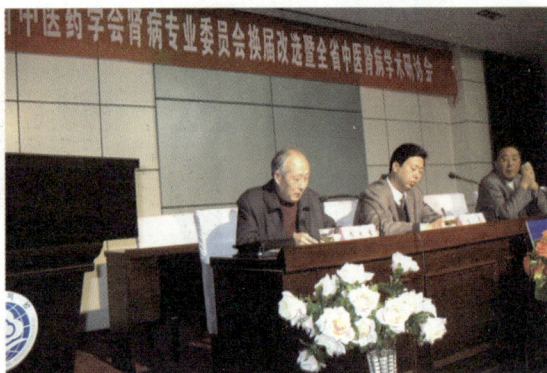

担任安徽省中医药学会第二、第三届肾病专业委员会主任委员的曹恩泽（左1）在换届改选暨全省中医肾病学术研讨会主席台上讲话

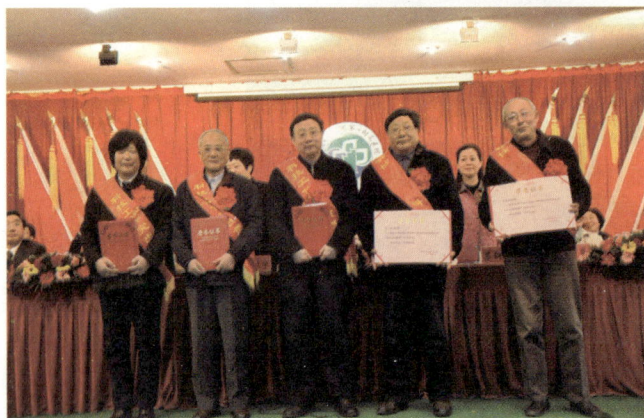

荣获安徽省中医院"科技工作突出贡献奖"的曹恩泽（右1）

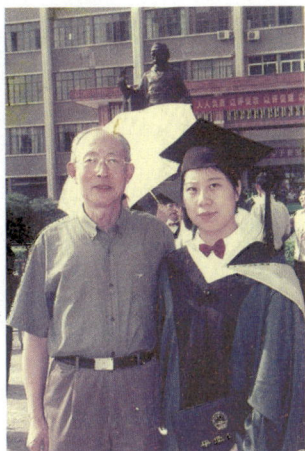

与当时获得硕士学位的学生张桃艳博士（右）的合影

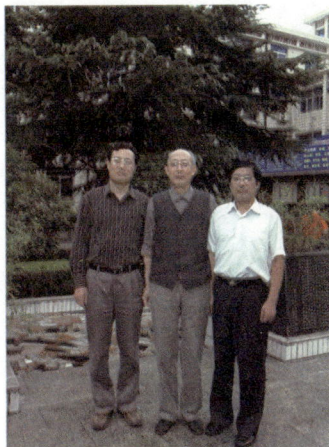

与学生王亿平主任医师（右）、胡顺金主任医师（左）合影

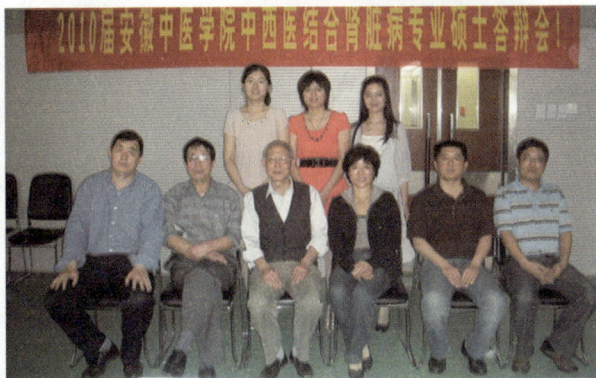

曹恩泽（前左3）与安徽省医学会肾病分会主任委员郝丽教授（前右3）、安徽医科大学第一附属医院肾内科主任吴永贵教授（前左1）合影

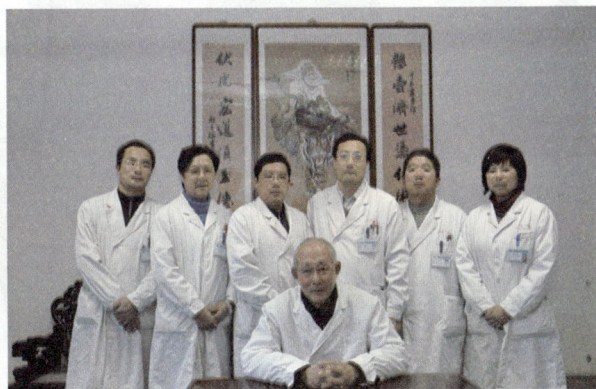

与曹恩泽名老中医工作室人员合影

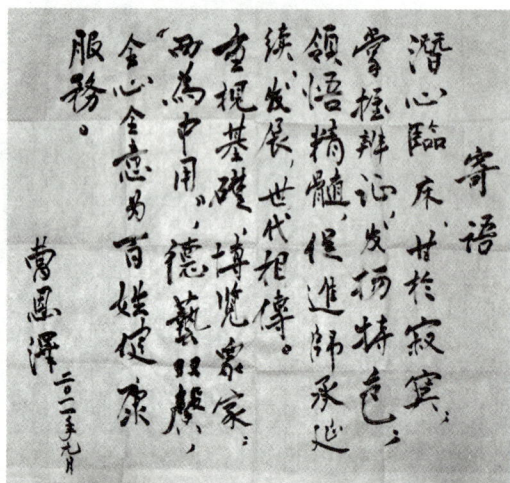

曹恩泽寄语中医药传承工作

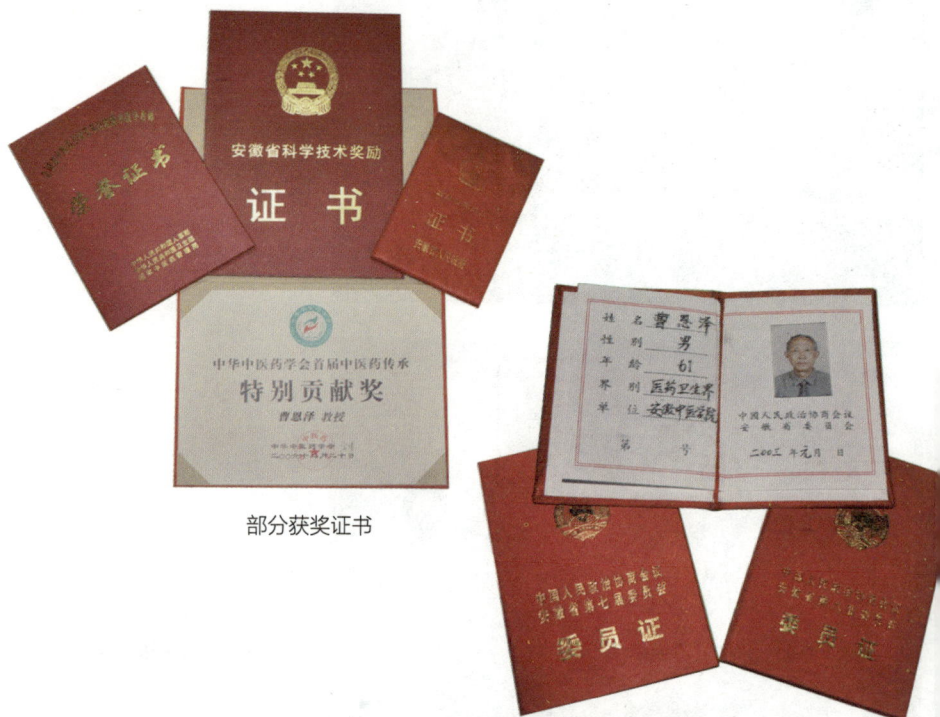

部分获奖证书

安徽省政协委员证书

序　言

唐代,名医孙思邈在《大医精诚》中说:"凡大医治病,必当安神定智,无欲无求,先发大慈恻隐之心,誓愿普救含灵之苦。"今天,我们不难发现,在我们的身边,就有这样一位医生,他以"至精至诚"之心,全心全意地救治着每一位患者,以"惟是惟新"之志,带领着自己的团队走向壮大。他就是曹恩泽,现为安徽中医学院第一附属医院(安徽省中医院)教授、主任医师、硕士研究生导师,安徽省首届名中医,省第七、八、九届政协委员,享受省政府特殊津贴。国家中医药管理局第三批老中医药专家学术继承人导师,安徽省中医药学会常务理事,安徽省中医药学会第二、第三届肾病专业委员会主任委员,国家中医药管理局重点专科学术带头人,省卫生厅特色专科、省中医药管理局重点专科负责人。担任《中国医院用药评价与分析》《安徽中医学院学报》《中医药临床杂志》编委,长期从事内科临床、教学及科研工作,尤其对肾脏疾病具有丰富的诊治经验,获得多项省级科研成果奖。对慢性肾炎、肾病综合征、IgA 肾病、糖尿病肾病、慢性肾衰竭等疾病的病因、病机具有独到见解,并研制出系列院内制剂,疗效显著。主持的"肾康冲剂治疗慢性肾小球肾炎的临床与实验研究"课题获 2005 年安徽省科学技术三等奖,并编写出版"十一五"国家重点图书、中国现代百名中医临床家丛书中《曹恩泽》一书。

【出生新安,立志成医】

安徽本身就是中医药的重要发祥地,名曰:"南新安,北华佗。"曹恩泽就出生、成长在新安医学的发源地——古新安,皖南歙县。从小沉浸在"仁心仁术"的医学传统下,接受着"歙县蜀口曹氏外科"继承人——父亲的潜移默化的影响,立志继承前人的衣钵,做一名出色的医生。

1960年,曹恩泽如愿考入安徽医学院医疗系学习,开始慎重而坚决地履行当年的承诺。大学毕业后,开始了13年担任基层卫生院医生的贫乏生活。然而,这样的清贫生活,却给曹恩泽提供了大量的看书学习时间,在理论学习与实践创新上找到了良好的平衡点,顺利完成了从大学生到医生的过渡,并在当地小有名气。尤其是在1975年,安徽省第四期"西学中"培训班结业后,走上了"中西医结合"治疗的新路子,造福一方百姓。

【潜心中医,术业大进】

1979年,曹恩泽赢得了人生中的巨大转机,以优异的成绩通过了安徽省中医统一考试,被选调至安徽中医学院第一附属医院,担任中医内科医生。这既是机遇又是挑战,曹恩泽抓住了这难得的机遇,潜心研究中医四大经典,及众多主要医学流派的著作,在实践中检验并充实理论,尤其在肾脏疾病的治疗方面造诣颇深。于1987年在《中西医结合杂志》上发表了重要论文《中药保留灌肠治疗慢性肾功能不全》。同时,曹恩泽担任了安徽中医学院中医内科学教研室副主任,教学认真、负责,不仅深受学生好评,而且多次获得安徽中医学院优秀教师称号,并获得了安徽省教学成果奖。

进入20世纪后10年,曹恩泽坚持以往的良好敬业精神,不断促进以中西医结合为基础治疗疾病,尤其是肾脏的治疗方案逐渐走向成熟。1995年,安徽中医学院第一附属医院根据市场与形势需要,将中医内科进行二级分科,建立了肾内科,首任科主任的重担压在了曹恩泽的肩上。从此开始,曹恩泽带领他的团队,开始了又一个艰苦创业的新征程。到21世纪的今天,曹恩泽更成为肾内科,甚至安徽中医学院第一附属医院的品牌,以其精湛的医术、崇高的医德,为广大的肾脏病患者解除病痛,带来欢笑。

【发扬特色,专攻肾病】

如果说,肾内科是一艘巨轮,那么曹恩泽无疑是这艘巨轮的掌舵者。1995年肾内科成立，曹恩泽作为学术及学科带头人，带领团队，进一步大胆探索中医药防治肾脏病的新途径。在中医、中西医结合防治急性肾小球肾炎、慢性肾小球肾炎、肾病综合征、IgA肾病、慢性肾衰竭等肾脏疾病方面形成了一套较为完善的诊治方法，接管并发展了成立于1994年的血液净化中心。由原先与北京中日友好医院合作、仅有5台血透机的"友好血液净化中心"，发展到今天隶属肾内科的"血液净化中心"。目前由肾内科副主任程皖主任医师负责，已拥有17台血透机，并计划逐渐扩展到27台血透机，且集血液透析、血液灌流以及连续血液滤过等治疗技术为一体化的具有真正意义上的血液净化中心，形成了有效的肾脏疾病辅助治疗体系。

1995～2000年，肾内科形成了以曹恩泽为领导的团结、高效、创新的集体，医疗水平、科研能力不断提高，发展势头迅猛。1997年获安徽省卫生厅首批认定的临床特色专科，2000年为国家中医药管理局重点专科建设单位。曹恩泽成为国家中医药管理局重点专科建设单位负责人。安徽中医学院第一附属医院中医肾病的治疗成为了内科系统的一大特色和优势，在国内中医肾病治疗领域逐渐享有盛誉。

曹恩泽及肾内科一向重视人才梯队建设。从最初5位医师参加病房值班和门诊医疗工作，到如今，拥有13名高素质医师参加病房日常工作。1998年开始招收硕士研究生，多人已成为博士。2002年11月，曹恩泽被人事部、卫生部和国家中医药管理局确定为第三批全国老中医药专家学术经验继承工作指导老师。所带高徒胡顺金主任医师于2006年9月通过了国家中医药管理局组织的有关专家组的考评，顺利出师，并被国家中医药管理局评为第三批继承工作优秀继承人，于次年又荣获"全国首届中医药传承高徒奖"。所指导的医师都已成为所在医院的技术骨干、当地的名医。"十一五"期间，安徽省卫生厅组织实施了百名"江淮名中医"培养计划，又被聘为王亿平主任的导师。2006年12月曹恩泽获中华中医药学会首届中医药传承特别贡献奖。15年走来，风风雨雨，历尽坎坷，创立了肾内科的金字品牌。

在曹恩泽的主持下，肾内科全体同仁潜心研究，按照中医辨证论治的原则,在长期的临床实践中,坚持总结、自拟方剂,对比疗效,提供研制的院内制剂如肾康颗粒剂、解毒泄浊系列颗粒剂(Ⅰ号、Ⅱ号)、康肾止血颗粒、糖肾康等系列特色临床药剂,疗效显著。于2007年1月编写出版了"十一五"国家重点图书中国现代百名中医临床家丛书中《曹恩泽》一书。该书较为详细地阐述了十大肾病的中医药辨证治疗的经验及要点,对临床实践具有较好的指导作用。

主要成果列举:

(1)慢性肾衰竭的机制及中西医结合治疗的研究:从细胞因子、炎症介质及其受体表达水平上研究慢性肾衰竭的发病机制以及解毒泄浊系列颗粒剂保留灌肠和配合结肠透析仪对慢性肾衰竭干预作用等,均处于国内先进行列和省内领先水平。

(2)中医药分期辨治对激素治疗肾病综合征的干预作用:根据糖皮质激素使用剂量的变化而分为不同的阶段(分期),中医药分期辨治既能寻求中医药辨治规律,又能显著提高激素对肾病综合征的疗效、减少其病情复发,并能对抗激素不良反应的发生。

(3)中医药辨治慢性肾小球肾炎:辨证强调本虚标实,治当补虚祛实,确立"清补相合"之大法。提出:补益脾肾,注重扶正固本;祛邪治标,化瘀贯穿始终;清热利湿,不可伐胃伤阴;祛除外邪,防止病情反复;病证相合,辨证勿忘辨病。同时研制了肾康颗粒消减慢性肾小球肾炎蛋白尿并获得了良好效果。

(4)肾内科发表学术论文达130余篇,主编学术专著4部,参加编写9部。主持省部级课题2项,厅级课题8项,获得省科技成果2项,获得省科学技术三等奖1项。

【薪火相传,大医精诚】

2000年王亿平主任医师接任科主任至今,曹恩泽担任业务指导主任至2003年,2001年病房床位数增加到45张。2006年顺利通过国家中医药管理局重点肾病专科建设单位建设周期考核验收,2007年成为国家中医药管理局重点肾病专科并开始第二轮建设。

如今，曹恩泽的弟子们继承、发扬中医学在医疗中的神圣使命，并在新时期、新阶段做出了可喜的成绩。糖尿病肾病、狼疮性肾炎、高血压肾损害以及曹恩泽名老中医经验传承的研究被列为科室目前及今后研究工作的重点。曹恩泽仍坚持门诊为广大病员服务，每年诊治患者达 5000 余人次，赢得了广大患者及医护人员的尊敬与爱戴。

大医精诚，纵观曹恩泽教授 40 余年工作生涯，无不凸显"精诚是新"的理念，他的经验总结值得后来者学习、借鉴。

胡亚文

2010 年 10 月

序

言

目　　录

目

录

目

录

目

录

目

录

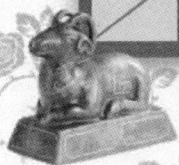

上篇 专病论治

第一章　急性肾小球肾炎

急性肾小球肾炎简称急性肾炎,是以急性肾炎综合征为主要临床表现的一组疾病。其特点为急性起病,患者出现血尿、蛋白尿、水肿和高血压,并可伴有一过性氮质血症。多见于链球菌感染后,病程多在 6 个月以内,是一种常见的肾脏病,尤其多见于儿童及青少年。本病为良性自限性疾病,经恰当治疗大部分患者可完全恢复。

急性肾炎归属祖国医学"水肿"门中的"风水""阳水""肾风""溺血"等范畴。

一、病 因 病 机

风湿邪毒伤及肺脾肾三脏

本病多在人体正气不足之时,外感六淫(以风寒、风热、风湿等外邪为主),或疮痍邪毒内侵,伤及肺脾肾三脏而发病。风邪外袭,上犯于肺,肺失宣降,上不能宣散水精,下不能通调水道,水湿内生,与风邪搏结,泛溢肌肤,发为水肿;脾主运化水湿,湿邪犯脾,脾气受困,脾失健运,不能运化水湿,水湿内停,泛于肌肤,而成水肿;疮痍不愈,湿毒不清,未能外透而解,反入侵脏腑,内归肺脾,三焦决渎失职,水泛肌肤而见水肿。湿毒内蕴,郁而化热,湿热注于下焦,灼伤肾络,或膀胱湿热,血络受损,血不循经,溢于尿中,发为尿血;或风热入侵,风去热存,热邪下迫灼伤血络,故尿中带血。肾虚精关不固,复加脾虚摄纳无权,致精微下注而出现蛋白尿;随着病情的缓解,水肿消退,湿热渐清,但余邪并未退尽,邪恋正虚而致气耗阴伤。所以风湿毒是本病发生的主要外因,肺脾肾三脏为主要病变脏腑。

二、辨 证 论 治

1. 风水泛滥

主证:突然出现眼睑及面部水肿,继则四肢及全身皆肿,发病较急,来势迅速。偏于风寒者,伴见恶寒无汗,肢节酸楚,咳嗽气喘,小便不利,舌质淡,苔薄白,脉浮紧。偏于风热者,兼有发热恶风,咳嗽咽痛,口干而渴,小便黄少,舌边尖微红,苔薄黄,脉浮数或滑数。

辨证分析:风邪外袭,肺失宣发,风水相搏,水郁气结,不能通调水道,下输膀胱,故见面目水肿迅及全身之证。风邪袭表,卫阳被遏,肺失宣发,则见恶寒发热,咳嗽,脉浮等外感风寒或风热之证。

治法:疏风宣肺行水。

方药:越婢加术汤加减。麻黄 10 g,生石膏(先煎)15 g,白术 10 g,生姜 6 g,甘草 3 g。

加减:水肿较剧者加茯苓皮、桑白皮、大腹皮;风寒为主者去生石膏,加苏叶、桂枝、防风;风热为主者加连翘、金银花;尿血者加白茅根、藕节、大蓟、小蓟。

2. 湿毒浸淫

主证:眼睑水肿,延及全身,尿少色赤,身发疮痍,甚则溃烂,恶风发热,舌红苔薄黄或黄腻,脉浮数或滑数。

辨证分析:皮肤疮疡乃风寒湿热内郁,化热酿毒而成。肌肤乃肺脾所主之域,今肌肤疮痍,若不能及时清解宣散,湿热内盛,则肺脾受损,肺不能通调水道,脾不能运化水湿,水湿停积泛于肌肤而致水肿;膀胱气化不利,热伤血络而小便短赤;舌红苔黄脉滑数,均为湿毒浸淫之象。

治法:宣肺利湿,解毒消肿。

方药:麻黄连翘赤小豆汤合五味消毒饮加减。麻黄 10 g,杏仁 10 g,桑白皮 12 g,连翘 10 g,赤小豆 15 g,金银花 10 g,野菊花 10 g,蒲公英 10 g,紫花地丁 12 g,紫背天葵 12 g,生姜 2 片,大枣 2 枚,生甘草 6 g。

加减:皮肤瘙痒者加地肤子、白藓皮;疮疡红肿,镜下血尿者加赤芍、牡丹皮、白茅根、大蓟、小蓟;湿盛而糜烂者加苦参、土茯苓、泽泻;大便秘结者加生大黄、芒硝粉;水肿较重者加大腹皮、玉米须、益母草。

3. 水湿浸渍

主证:肢体水肿,延及全身,按之没指,身体困重,胸闷纳呆,泛恶,小便短少,舌质淡,舌淡体而胖大,苔白腻,脉沉缓。

辨证分析:水湿内聚,浸渍肌肤,壅滞不行,留滞中焦,脾为湿困,运化失职,水湿津液不能转输,泛溢肌肤发为水肿,脾主四肢,脾被湿困而发水肿,且水肿多从四肢而起,延及全身,水肿势甚则按之没指;脾居中州,升清降浊,脾为湿困,中焦不运,清阳不升,气化不利,则小便短少混浊;水湿困脾,阳气不得舒展,故见身重、困倦、神疲;湿困中焦,气机升降失职,脾气不升反降,胃气不降反升,则见胸闷、泛恶、纳呆;舌体胖大,苔白腻,脉沉缓,均为水湿浸渍,肿势较甚之征。

治法:渗湿健脾,通阳利水。

方药:五苓散合五皮饮加减。泽泻 10g,茯苓 12g,猪苓 12g,白术 10g,桂枝 6g,茯苓皮 9g,大腹皮 9g,陈皮 9g,生姜皮 9g。

加减:上半身肿甚者加麻黄、杏仁、葶苈子;下半身肿者加粉防己、薏苡仁;脾虚便溏者重用苍术、白术,加生黄芪;日久脾阳受遏,阳气虚损者可加干姜、附子。

4. 湿热内壅

主证:全身水肿、皮肤绷急光亮,甚则见胸水、腹水,烦热口苦而渴,尿少色黄,心烦急躁,口苦口黏,脘闷恶心,腹胀便秘,或大便黏滞不爽,舌红苔黄腻,脉滑数。

辨证分析:风水或风寒化热,水湿郁久化热而成湿热,或湿热之邪壅于肌肤经隧之间,故遍身水肿而皮肤绷急光亮;湿热内盛,津液被耗,故烦渴口苦。苔黄腻,脉滑数均为湿热内盛之象。

治法:分利湿热,利水消肿。

方药:疏凿饮子加减。玉米须 30g,商陆 6g,泽泻 10g,赤小豆 20g,椒目 6g,茯苓皮 15g,大腹皮 12g,槟榔 10g,羌活 6g,秦艽 9g,生姜 2 片。

加减:腹满大便不通者加生大黄、粉防己、葶苈子;尿血者加大蓟、小蓟、白茅根、地榆;邪盛上焦,喘息不得卧者加葶苈子、杏仁等。

5. 下焦热盛

主证:水肿较轻,但血尿较重,持续不愈,尿色鲜红或呈洗肉水样,小便频数有灼热感,常无尿痛,心烦口渴,腰酸腿软,舌红少苔,脉沉数或细数。

辨证分析:风热入侵,风去热存,热遗下焦;或湿热不化,趋于下焦,导致下焦膀胱热盛,灼伤血络,致尿血频作,持续不愈;湿热内蕴,邪热灼伤阴液,无津上奉,则烦热口渴;水湿内聚,影响州都气化,使关门不利,故小便频数,水肿;热邪盛于下焦,灼伤阴络,血渗膀胱,故尿色鲜红有灼热感,邪热炽盛,热迫血行,则尿血如洗肉水样;腰为肾之府,肾阴亏虚,肾府失养,故腰酸腿软;舌红、少苔、脉细数,皆为血热阴虚之象。

治法:清利下焦,凉血止血。

方药:小蓟饮子加减。大、小蓟各15g,生地15g,藕节30g,炒蒲黄(包)10g,淡竹叶10g,通草6g,当归6g,山栀6g,滑石(布包)12g,丹皮12g,黄柏10g,白茅根30g。

加减:心烦少寐者加连翘、麦冬、夜交藤;阴虚甚者加旱莲草、女贞子;尿血明显者加地榆、茜草、三七粉、琥珀粉;水肿者加玉米须、茯苓皮、大腹皮。

三、辨 治 体 会

本病总以标实邪盛为主,根据病机演变规律和临床表现特点,将其分为急性期和恢复期。急性期常以水肿为突出表现,邪实为主,须辨明外邪、湿热、瘀毒的偏盛,病变重在肺脾两脏。而进入恢复期则表现为余邪未清,正虚邪恋,虚实夹杂,病变重在脾肾二脏。

1. 急性期

为发病的头4~8周。患者多起病于"风水",常为风热之邪袭表犯肺,侵及咽喉,或致肺失通调,水湿内停,引起风水相搏,泛溢肌肤,而成水肿;或湿热注于下焦,损伤脉络,血随尿出,而成尿血。治疗上多予疏风利咽,清热利水法,常用药物有连翘、防风、蝉衣、金银花、荆芥、牛蒡子、淡竹叶、桑叶、杏仁、车前草、连皮苓、泽泻、白茅根等;尿血明显者,加地榆、大蓟、小蓟、茜草等以凉血止血;出现肾功能减退,伴见氮质血症者,则在辨证施治的同时,给予解毒泄浊颗粒剂(为院内制剂,含生大黄、土茯苓、槐花米、丹参、煅牡蛎等)每日1次保留灌肠。在配合西医对症处理的情况下,一般经4～6周的治疗,大多数患者肾功能恢复正常、水肿消退、肉眼血尿消失,病情获得缓解,而使疾病进入恢复期。

2. 恢复期

为发病4～8周之后。经过早期的治疗,风热或湿热之邪渐除,因实致虚,大多表现为正气亏虚或兼夹余邪未尽之象。患者仅存镜下血尿,常伴神疲乏力,纳谷不香,口干口渴,低热颧红,盗汗或自汗,腰酸,舌质红或淡红,少苔,脉细弱等气阴两虚之证;或伴见午后潮热,五心烦热,颧红盗汗,头晕耳鸣等阴虚火旺之象。治疗上,给予或益气养阴,凉血止血,兼散余邪,常用四君子汤合二至丸及小蓟饮子加减;或滋阴(或兼降火)益肾,凉血止血,兼清湿热,常用知柏地黄丸合二至丸及小蓟饮子加减。均可加三七粉(吞服)、琥珀粉(吞服)等以加强止血作用。值得注意的是,恢复期虽然以正气亏虚为主,而临床以阴虚最为多见,肾阳虚者甚为罕见,因此,本病的善后治疗,应给予滋阴益肾,清热凉血为主,慎用温阳之品。

3. 配合活血化瘀法治疗

本病虽然发病较急,病程较短,但由于本病肾脏的病理改变为毛细血管内皮细胞及其系膜细胞弥漫性增生,伴中性粒细胞及单核细胞浸润,毛细血管腔狭窄,甚则闭塞,使得瘀血的病理现象存在于整个病变过程中。临床研究也证实急性肾小球肾炎患儿急性期、恢复期均有不同程度的甲襞微循环障碍,但急性期比恢复期更明显。因此,临床治疗离不开活血化瘀法。常加用郁金、莪术、川芎、泽兰、丹参、赤芍、三七、干地龙、水蛭等活血化瘀、理气通络之品,以扩张肾脏血管,增加肾脏血流量,促进纤溶,减轻炎症,改善肾脏微循环,促进肾脏病理组织的修复。

四、典型案例

案例 1 罗某某,男,10 岁,学生。2006 年 2 月 17 日初诊。主诉:眼睑、双下肢水肿1周伴血尿。患者于发病前2周出现过"感冒",自觉头痛,鼻塞流涕,咽喉疼痛,恶寒发热,时伴咽痒咳嗽,经"感冒清"等治疗后,上述诸症基本缓解。近1周来出现尿量减少,眼睑、双下肢水肿,小便黄赤,时呈洗肉水样,每于活动后加重,无尿痛,时感咽喉不利,纳食减退,无恶心呕吐,舌尖红,苔薄黄,脉浮数。测血压146/90 mmHg,咽部充血明显,双侧扁桃体Ⅰ度肿大,双下肢轻度水肿。相关实验检查:尿常规示蛋白(++)、红细胞(++),24小时尿蛋白定量1.2 g,血清蛋白37.6 g/L,肝功能及血常规均正常,血清补体C3 0.44 g/L,泌尿系B超示双肾大小正常。西医诊断为急性肾炎;中医诊断为水肿,乃邪热侵及咽喉,肺失通调,水湿内停,溢于肌肤所致。中医拟利咽宣肺,清热利水,佐以化瘀凉血法。处方:金银花10 g,连翘8 g,荆芥8 g,牛蒡子8 g,连皮苓10 g,泽泻8 g,车前草10 g,泽兰8 g,赤芍8 g,地榆10 g,丹参10 g,白茅根15 g,三七粉(分次吞服)2 g。每日1剂,水煎服。同时配合5%葡萄糖溶液250 ml加青霉素480万单位,静脉滴注,每日1次,连用2周;氢氯噻嗪12.5 mg,每日2次口服,连用5天。

1周后复诊:尿量明显增加,水肿消退,小便颜色变浅,舌尖、舌边红,苔薄黄,脉数,血压116/70 mmHg。于上方加减:金银花10 g,连翘8 g,荆芥8 g,淡竹叶8 g,茯苓10 g,泽兰8 g,赤芍8 g,地榆10 g,生地黄10 g,莪术6 g,丹参10 g,白茅根15 g,三七粉(分次吞服)2 g。每日1剂,水煎服。

3月24日三诊:诸症缓解,仅感咽喉不利,尿常规示蛋白trace、红细胞5~8/HP,舌尖红,苔薄,脉数。拟清热利咽,化瘀止血法。处方:连翘8 g,荆芥8 g,蝉衣8 g,淡竹叶8 g,玄参10 g,木蝴蝶10 g,生地黄10 g,地榆炭10 g,茜草10 g,莪术6 g,丹参10 g,白茅根15 g,三七粉(分次吞服)2 g。每日1剂,水煎服。

4月28日四诊:复查尿常规示蛋白trace、红细胞5~8/HP,24小时尿蛋白定量0.31 g,血清补体C3 0.86 g/L,无明显不适,舌尖偏红,苔薄白,脉数。治拟滋阴益肾法。处方:黄柏6 g,知母8 g,生地黄

10 g,旱莲草 10 g,女贞子 10 g,山萸肉 8 g,生黄芪 10 g,太子参 8 g,蝉衣 8 g,地榆 10 g,莪术 4 g,丹参 10 g,白茅根 10 g。每日 1 剂,水煎服。

5 月 23 日五诊:复查尿常规示蛋白(一)、红细胞(一),24 小时尿蛋白定量 0.18 g,无不适主诉,舌质偏红,苔薄白,脉细。以知柏地黄丸合二至丸加减以善后。

【按】肺主一身之气,开窍于鼻,外合皮毛,为水之上源,如壶之盖,可通调水道,下输膀胱。今风邪袭于肺卫,一由皮毛腠理闭塞,再则肺失宣肃,治节之令失司,三焦气化不利,水道失于通调,汗既不得宣泄于外,水液又不能畅输于膀胱,遂致风遏水阻,风水相搏,发为水肿。病初邪盛为实,故以疏风宣肺法,兼以渗湿利尿之品,上下分消,祛邪为主,水肿很快消退。

案例 2 魏某,男,17 岁,学生。2006 年 2 月 21 日初诊。主诉:眼睑、双下肢水肿 20 天,伴头晕、恶心呕吐 4 天。患者于发病前 1 周左右出现恶寒发热,体温最高达 39.6℃,咽喉疼痛,咳嗽咳痰,痰少色白,质稠易咳出,头痛身楚,在当地医院考虑“上呼吸道感染”,给予“利巴韦林”“青霉素”等治疗 1 周,恶寒发热、头痛等症消失,咽痛、咳嗽等症减轻,而随后出现尿量减少,眼睑及双下肢水肿。当时查尿常规示蛋白(++)、红细胞 5～9/HP,24 小时尿蛋白定量 1.16 g,经过继续“青霉素”抗感染及利尿等治疗,效果不显。近 4 天来自觉头晕,时感恶心呕吐,不欲进食,双下肢水肿加重。测血压 160/96 mmHg,舌质尖红,苔黄厚而腻,脉滑数。入院后检查:尿常规示蛋白(++)、红细胞 4～8/HP,24 小时尿蛋白定量 1.24 g,血清白蛋白 38.2 g/L,球蛋白 24.3 g/L,尿素氮 14.52 mmol/L,血肌酐 183.2 μmol/L,血清补体 C3 0.36 g/L,血常规、肝功能及电解质均正常;B 超示双肾饱满。西医诊断为急性肾炎伴急性肾衰竭;中医诊断为水肿,乃湿毒内蕴之证。治疗上,中医施以清热解毒,化湿利水,佐以祛瘀法。处方:连翘 10 g,荆芥 10 g,姜竹茹 10 g,炒黄柏 10 g,菊花 10 g,苍术 10 g,茯苓 15 g,泽泻 12 g,车前草 15 g,泽兰 10 g,丹参 15 g,白茅根 30 g,生大黄(后下)6 g。每日 1 剂,水煎服;解毒泄浊颗粒剂(含生大黄、土茯苓、槐花米、丹参、煅牡蛎等)12 g,保留灌肠,每日 1 次。西医给予降压、利尿、补充能量等对症处理。1 周后,头晕、恶心呕吐等症基本消失,双下肢水肿明显减轻,纳食渐增,血压降至正常范围,舌质红,苔黄厚,脉滑数,调整降压药及利尿药的剂量,并逐渐停用;中药守上方继服。

3 周后三诊:患者水肿诸症均缓解,时感口干、乏力,血压正常,舌质偏红,苔薄微黄,脉濡数。复查尿常规示蛋白(＋)、红细胞 3～5/HP,24 小时尿蛋白定量 0.46 g,尿素氮 7.56 mmol/L,血肌酐 122.7 μmol/L,血清补体 C3 0.68 g/L,血电解质等正常而带药出院继续治疗。此乃气阴两虚,余邪未尽之候,治拟益气养阴,清热利湿,兼以化瘀法。处方:生黄芪 30 g,太子参 15 g,白术 10 g,生地黄 10 g,丹皮 10 g,炒黄柏 10 g,淮山药 15 g,旱莲草 15 g,山萸肉 10 g,茯苓 15 g,白茅根 30 g,莪术 10 g。每日 1 剂,水煎服;解毒泄浊颗粒剂保留灌肠,每 2 日 1 次。

2006 年 4 月 4 日四诊:无明显不适,舌质稍红,苔薄白,脉细。查尿常规示蛋白(±)、红细胞(－),24 小时尿蛋白定量 0.26 g,尿素氮 6.32 mmol/L,血肌酐 110.8 μmol/L,血清补体 C3 0.84 g/L,停中药保留灌肠,仅以养阴益肾化瘀法善后。处方:生地黄 10 g,丹皮 10 g,淮山药 15 g,旱莲草 15 g,山萸肉 10 g,知母 10 g,茯苓 15 g,枸杞子 10 g,莪术 8 g,丹参 10 g,川芎 8 g,白茅根 30 g。

2006 年 5 月 12 日五诊:复查尿常规、24 小时尿蛋白定量、肾功能、补体 C3 等均正常,守上方出入善后,嘱定期复查 6 个月。

【按】急性肾小球肾炎类似于中医学"水肿""肾风",由于六淫外邪及皮肤疮毒内侵,禀赋不足而发病,主要病理因素为热毒、血瘀、湿停、本虚。而现代医学认为急性肾炎是由感染诱发的免疫反应引起。免疫反应后可通过循环免疫复合物沉积于肾小球致病,或抗原种植于肾小球后再结合循环中特异抗体形成原位免疫复合物而致病,肾小球内的免疫复合物导致补体激活,中性粒细胞及单核细胞浸润导致肾小球内毛细血管腔堵塞,引起肾小球滤过率严重下降,而呈现肾功能减退,表现为急性肾衰竭。经中医辨证施治,配合中药解毒泄浊颗粒剂保留灌肠,获得了满意效果。

案例3 潘某,女,19岁,2007年9月28日初诊。患者4个月前因咽痛、发热、颜面水肿,尿液检查见血尿、蛋白尿,诊为急性肾小球肾炎。经治疗2个月,尿蛋白消除,症状好转而出院,但镜下血尿持续存在,尿常规示红细胞(＋＋)～(＋＋＋),遂求诊于中医。刻诊:精神尚可,颜面下肢均无水肿,双侧扁桃体仍红肿,纳食,大便自调,舌红,苔薄白,脉细带数。尿常规检查示红细胞(＋＋＋),蛋白(一)。证属肾阴不足,余热未清。治宜清热养阴,活血化瘀法。处方:生地黄15 g,麦冬10 g,竹叶10 g,玄参10 g,焦栀子10 g,金银花15 g,车前子(包煎)15 g,大蓟10 g,小蓟10 g,丹参30 g,泽兰10 g,白茅根30 g,琥珀(冲服)1.5 g。7剂,水煎服,每日1剂。

2007年10月10日二诊:尿常规检查示红细胞(＋＋),扁桃体红肿渐退。上方加炒蒲黄(包煎)10 g,再服7剂,水煎服,每日1剂。

2007年10月17日三诊:尿常规检查示红细胞4～5/HP。药已对症,谨守上方,随症加减,调治1个月左右,尿常规检查阴性,诸症消失而愈。

【按】急性肾小球肾炎血尿隶属中医"尿血"范畴。其病机主要是"虚""热""瘀"三个方面。"虚"主要是以肾阴虚为主,故以生地黄、麦冬等滋肾养阴。"热"主要是"湿热""热毒"。从临床实践中发现,多数急性肾小球肾炎患儿在发生血尿的同时伴有咽喉肿痛,且血尿的多少与咽喉肿痛的程度成正比。因此,感染与急性肾小球肾炎血尿的发生密切相关。故以金银花、焦栀子、玄参、车前子等清热解毒利湿,并给邪出路,使热毒得清,湿邪从下而去,病因得除。"瘀",即"瘀血"。正如唐容川所说"离经之血即为瘀血"。既有瘀血,必祛之,此乃常法。故治疗时不能单纯见血止血,应用活血化瘀之属,如丹参、泽兰、琥珀、三七、蒲黄之类,使瘀化血行,不止血而血自止。

第二章 慢性肾小球肾炎

慢性肾小球肾炎简称慢性肾炎,是指由不同病因、不同病理所构成的一组原发性肾小球疾病。临床特点是起病缓慢,病程长,症状可轻可重,或时轻时重。其基本表现是水肿、高血压、蛋白尿、血尿及不同程度的肾功能减退损害。

中医文献中无"慢性肾炎"的病名记载,根据其临床表现可分属于"水肿""尿血""肾风""腰痛""眩晕"等范畴。

一、病 因 病 机

《素问·评热论》曰:"邪之所凑,其气必虚。"同其他各种疾病一样,慢性肾炎的形成,首先是由于外感六淫、涉水冒雨、久坐湿地、七情酒色、饮食劳倦等多种原因导致肺脾肾等脏腑不同程度的虚损、气化功能失调的结果。虽然临床上本病的产生多由外邪侵袭所诱发,但外因必须通过内因起作用,因此,曹老认为肺脾肾等不同程度的虚损实为本病产生的内在基础,而外邪侵袭则为本病的诱发因素。

(一)肺脾肾三脏功能失调乃发病之本

1. 肺气虚,通调水道失司

临床上,由于肺气虚、肺的气化功能失调所致的肾炎性水肿,应从以下方面进行理解。肺主气,合皮毛,输布卫气于肌表,故肺的气化功能正常时,卫外功能应充沛,机体则能抵御外邪的侵袭而免受病邪的干扰,如果肺气虚弱,卫外功能不足,则极易遭受外邪的侵袭而发病,这是本病急性发生或迁延或复发最常见的因素;肺主宣发与肃降,肺为水之上源,能通调水道,下输膀胱,利气化而助小便排泄,从而维持体内水液代谢之平衡,如果肺气为外邪所束,肺气不宣,肺的气化功能失调则水不得通调,小便不利,溢于肌肤则为水肿,故治疗水肿,往往少不了宣肺之品;肺为气之主,肾为气之根,两者相互滋生,相互影响,如果肺的气化功能失调就可影响肾的气化功能,从而导致水湿潴留,发为水肿,故"肺肾气虚"在临证时较多见;正常情况下肺气需要不断地依赖脾运化水谷之精微的充养,所以肺气的盛衰在很大程度上决定于脾气的强弱,反之,肺司呼吸,主一身之气,又能不断地补益脾气而使之健旺,加上脾主运化水湿,肺主通调水道,两者共同配合完成水液代谢的调节。由此可见肺脾关系密切,在病理上又相互影响,故临床治疗肺气虚所致肾炎性水肿又多见从"肺脾气虚"入手。

2. 脾气虚,水湿运化障碍

脾气虚,气化功能失调对本病的发生和发展主要有如下影响。脾主运化水谷精微,为人体气血生化之源。如果脾气虚,气化功能失调则运化无权,水谷之精微不能正常输布,从而气血生化无源,导致气血亏虚,这是临床上慢性肾炎致慢性肾衰竭出现贫血、乏力等最常见的原因之一;脾主运化水湿,有调节机体水液代谢的功能。如果脾虚,气化功能失调则脾不能运化水湿,致水湿滞留,泛于肌肤发为水肿。另外"脾气主升",能将水谷之精微、津液上输于肺,然后输布到其他脏腑化生气血,同时脾气还具有统摄的作用,如果脾虚,气化功能失调,脾气不升或脾虚不能统摄,于是脾精下流或脾精不敛,导致尿中精微蛋白的漏出而形成蛋白尿;脾为后天之本,脾气健运则卫气、元气有源,又脾胃为升降之枢机,升降正常,则卫气、元气运行不息,身体康健,不易遭受外邪的侵袭,故《内经》有"脾旺不受邪"的说法。

3. 肾气虚,关门开阖不利

肾阳是机体气化的动力,肾阴是机体气化的物质基础,在肺脾肾三脏中,肾与水液、精微物质的代谢以及机体的免疫功能等关系最为密切。如果肾气虚,肾的气化功能失调,对慢性肾炎的发生与发展就会产生诸多影响。肾为水脏,主水,正常情况下,体内水液的潴留、分布与排泄,主要依赖肾的气化作用。如果肾气虚,肾的气化功能失常,关门开阖不利,就会影响水液代谢,于是水湿潴留发为水肿;肾为先天之本,禀赋不足,肾元素虚,也是慢性肾炎发生的根本原因。肾主藏精,需脾运化之精微不断充养;脾为后天之本,脾气运化又赖肾阳之不断温煦,所以脾肾两脏相互滋生,相互促进,关系最为密切。在病理上,如果肾阳不足,一则不能主水以致水湿泛滥而水肿,二则不能温煦脾土使脾阳虚衰更为严重;反之脾阳不足,一则不能运化水湿以致水湿泛滥,二则脾阳不足,久则伤肾,导致肾阳虚损更为显著,如此,均可形成脾肾阳虚之病机。故临证时,慢性肾炎之水肿以脾肾气虚最为多见。肾者主蛰,封藏之本,在正常情况下,人体之精微物质在脾的不断生化下,还需由肾不断地封藏,这样才能维系人体正常的生命活动。如果肾气虚,封藏失司,肾气不固则导致精微下泄,可出现蛋白尿。

因此,慢性肾炎的发生与发展,与肺脾肾三脏的功能失调是密切相关的,诚如张景岳所言"凡水肿等证,乃肺脾肾三脏相干之病"。除此之外,肝失疏泄也是造成肾炎水肿以及病情迁延的一个常见原因。故本病的发生往往不是单一脏腑功能失调所致,而是肺脾肾肝之间在病理上相互影响的结果,同时,在本病病程的各个不同阶段,所影响的脏腑气化功能失调还有着主次的不同。一般来说,本病的急性发作以肺的气化功能失调为主,而隐匿发病或缓解时则以脾肾的气化功能失调为多。

(二)水湿、湿热、瘀血为致病之标

外邪侵袭是慢性肾炎的主要诱发因素。外感之邪伤及脏腑,导致肺脾肾三脏功能失调,水液代谢失常。风邪外袭,肺失通调;湿毒浸淫,内归脾肺;水湿浸渍,脾气受困;湿热内盛,三焦壅滞。大多数患者在病程及治疗中常因外感而诱使疾病反复或加重。虽然本病总属本虚标实为患,但由于病程冗长,病情缠绵,反复发作,顽固难愈,在临床各个阶段,往往虚实夹杂,肺脾肾之虚与湿浊瘀热交阻,而使病情复杂难辨,故临床辨证当注重"虚、湿、瘀"的病理症结。

体内水液的正常输布与排泄,主要依赖肺脾肾三脏。如果肺脾

肾三脏功能失调，导致气化不利，津液输布失常，引起水湿潴留，泛溢于肌肤，可见头面、眼睑、四肢甚至全身水肿。水湿潴留的产生，多由于劳倦内伤，情志抑郁，伤及脾脏，致脾失健运，水湿内停，郁久化热，湿热下注，伤及血络而见尿血；或房劳过度，肾气虚弱，而致肾不能化气利水，水气阻滞而成水肿；水湿逗留日久，湿热内盛，气机紊乱，瘀血内阻，瘀水相交，加重水肿。或急性肾炎后期余邪未尽，湿热留连；或外感湿热毒邪；或寒湿郁久化热；或过早过多误服温补药或滋补药，以助长湿热之邪；或长期服用激素；或久食肥甘而逐渐酿成湿热毒邪。

　　由于本病病程较长，缠绵难愈，则"久病入络""久病必瘀"，故有瘀血为患，而"血不利则为水"，亦加重水湿停聚。由此，曹老认为，瘀血既是慢性肾炎病程中逐渐形成的病理产物，同时又是一个致病因素，长期作用于机体，使病机复杂化，迁延难愈，故瘀血是其病因病机中不可忽视的重要方面。结合临床，络脉瘀阻有因实致瘀和因虚致瘀之异，前者是以热毒竭津灼液，烧炼其血，导致络中之血黏、浓、凝、聚；或湿热壅滞气机，阻碍血行。因虚致瘀者，或因阴虚血少脉涩，或因气虚血缓脉滞，或因阳虚血寒脉凝，瘀血阻络，血不循经则尿血不止；或瘀血阻滞脉络，致腰府失于濡养，而发生腰痛。离经之血不能及时消散、排出，或邪热虚火耗津炼液，均可导致瘀血内停。瘀血与湿热邪毒交织为患则使病势加重，病情缠绵。临床上常常可见患者面色晦暗，肢体麻木，腰痛固定，脉涩，舌质暗红或有瘀斑、瘀点等血瘀证的表现。现代医学研究也认为病程中免疫复合物的沉积、系膜基质增生、肾小球硬化、凝血纤溶异常等均可视为瘀血证的微观指标。

　　可见，肺失通调，脾失转输，肾失开阖，则可导致膀胱气化无权，三焦水道不通，水液代谢异常而发生水肿；脾主运化，肾主藏精，若脾失运化，肾失封藏，则精微下注，而成蛋白尿；脾失健运则水湿停聚，郁化为热，湿热伤及肾络，或肾阴不足，虚热内扰，肾络受损则出现尿血；肾阴亏耗，水不涵木，肝阳上亢而出现眩晕。在正虚基础上产生的水湿、湿热、瘀血是慢性肾炎的主要病理产物，其阻滞气机可加重水肿、蛋白尿、血尿,并使病情迁延不愈,进一步耗损正气。

总之,曹老认为,本病常由机体卫外失固,风邪、风湿等外邪乘虚而入,肺脾肾气化功能失调,三焦水道失畅,导致气血运行失常,水液不循常道,湿浊水毒内蕴,形成水湿、湿热、血瘀等诸多标实之证,日久而致脏腑虚损,病情虚实夹杂,缠绵难愈,并逐渐加重,甚至出现水气凌心射肺等危重证候。因其病程缓慢发展,故在整个病程中,正气与病邪的消长导致病机的复杂性和证候多变。

二、辨 证 论 治

由于慢性肾炎病程冗长,病情缠绵,反复发作,顽固难愈,在临床各个阶段,往往虚实夹杂,肺脾肾之虚与湿浊瘀热交阻,病情复杂难辨,所以,曹老从上述对本病病因病机的认识出发,结合临证经验,从本虚和标实两个方面对慢性肾炎进行分型论治,便于掌握。

(一)本虚

本虚方面根据临床表现、病程长短等共分为肺肾气虚、脾肾气虚、脾肾阳虚、气阴两虚和肝肾阴虚五型。具体论述如下。

1.肺肾气虚

主症:水肿,腰膝酸软,头昏耳鸣,神疲乏力,少气懒言,自汗,易感冒,舌质淡,苔薄白,边有齿痕,脉细弱。

辨证分析:肺虚不能通调水道,肾虚气化失常,水液内停,泛于肌肤,是为水肿;腰为肾之府,肾为作强之官,肾气虚衰,故见腰膝酸软、头昏耳鸣;肺气亏虚,腠理不固,卫外功能失司,为患者自汗、易感冒的主要原因;少气懒言,神疲乏力,甚而动则气喘,舌淡胖,边有齿痕,脉细弱,均为气虚之象。

治法:益肺补肾。

方药:玉屏风散加减。黄芪 30 g,白术 10 g,蝉衣 10 g,防风 10 g,黄精 10 g,菟丝子 10 g,山萸肉 10 g,茯苓 15 g,生地黄 15 g,泽泻 10 g,车前草 15 g。

2. 脾肾气虚

主症:疲乏无力,腰脊酸痛,水肿,纳少或脘胀,大便溏,尿频或夜尿多,舌质淡边有齿痕,苔薄白,脉细。

辨证分析:脾为后天之本,主运化,脾气亏虚无以健运,生化乏源,机体失养,故见疲乏无力;腰为肾之府,肾气虚衰,腰失所养,故腰脊酸痛;脾肾气化功能减弱,水液不行,泛溢肌肤,见水肿;脾气不升,胃失和降,气机瘀滞,故纳少脘胀,肾气不固,故尿频、夜尿多;舌淡边有齿痕,脉细,均为脾肾气虚之象。

治法:健脾益肾。

方药:异功散加减。黄芪30g,白术10g,云苓15g,薏苡仁30g,砂仁8g,杜仲10g,金毛狗脊10g,泽泻10g,淫羊藿10g,玉米须30g,蝉衣10g。

3. 脾肾阳虚

主症:水肿明显,面色㿠白,畏寒肢冷,腰酸腿软,神疲,纳呆或便溏,舌嫩淡胖,有齿痕,脉沉细或沉迟无力。

辨证分析:脾居中焦为气血生化之源,脾气虚弱而失健运致气血不足,见神疲肢倦;脾虚不运,脾阳不升,水湿下注,故纳呆、便溏;脾肾阳虚,脾不运化,肾失蒸腾,水液输化失常,停聚而为水肿;阳虚化源不足,肢体失于温煦则畏寒。肢冷;腰为肾之府,肾虚腰府失充则腰酸腿软;舌淡胖有齿痕,脉沉细亦为脾肾阳虚之象。

治法:温补脾肾。

方药:实脾饮加减。白术10g,干姜8g,生地黄15g,肉桂3g,黄芪30g,太子参15g,金毛狗脊15g,茯苓15g,泽泻10g,丹参15g,泽兰12g。

4. 气阴两虚

主症:面色无华,神疲乏力,易感冒,午后低热,或手足心热,口干咽燥或长期咽痛,舌质偏红,少苔,脉细或弱。

辨证分析:病程日久,耗伤气阴,损及营血。气虚无以充达机体抵御外邪,故神疲乏力,易感冒;血虚无以华色,则面色无华;肾阴亏虚,阴虚生内热,因其病在阴分,故于午后或夜间低热,手足心热;阴虚内热而口干咽燥;舌红少苔,脉细弱乃气阴两虚之象。

治法:益气养阴。

方药:四君子汤和二至丸加减。太子参15g,黄芪30g,白术10g,麦冬10g,旱莲草15g,女贞子15g,生地黄10g,山萸肉10g,茯苓15g,淮山药15g,丹皮10g,地骨皮15g。

5. 肝肾阴虚

主症:目睛干涩或视物模糊,头晕,耳鸣,五心烦热,口干咽燥,腰酸腿软,梦遗或月经失调,舌红少苔,脉弦细或细数。

辨证分析:肝肾阴虚,肝阳上亢,耳目失养,故见头晕,耳鸣,目涩等;虚热内扰,则五心烦热,口干咽燥;腰府失养,则腰酸腿软;湿热内扰,精关不固,故见梦遗;舌红少苔,脉弦细或细数乃为肝肾阴虚之象。

治法:滋补肝肾。

方药:杞菊地黄丸加减。菊花10g,甘枸杞10g,生地黄15g,淮山药15g,山萸肉10g,白芍10g,泽泻10g,茯苓15g,女贞子15g,旱莲草15g,谷精草15g,钩藤(后下)15g,川牛膝15g。

(二)标实

标实方面分为水湿内停、湿热壅盛、瘀血阻滞三型。

1. 水湿内停

主症:全身水肿,下肢明显,按之没指,小便短少,身体困重,脘腹闷胀,纳呆,泛恶,苔白腻,脉沉缓,起病缓慢,病程较长。

辨证分析:水湿浸渍,日久不退,伤及脾阳,脾失温运,停聚下注,故水肿以腰以下为甚,按之没指;脾阳不振,不能运化水湿,湿浊中阻,则见身体困重,脘腹闷胀,纳呆,泛恶;阳不化气,水湿不行,则小便短少;水湿属阴邪,其性黏滞,缠绵难除,故起病缓慢,病程较少;舌质白腻或白滑,脉沉缓乃为脾虚水湿内停之象。

治法:运脾化湿,通阳利水。

方药:五皮饮合胃苓汤加减。桑白皮10g,陈皮10g,大腹皮30g,

干姜4g,茯苓皮15g,苍术8g,厚朴10g,桂枝8g,白术10g,葶苈子10g,猪苓10g,泽泻10g。

2. 湿热壅盛

主症:遍体水肿,皮肤绷急光亮,胸脘痞闷,烦热口渴,小便短赤,或大便干结,舌红,苔黄腻,脉沉数或濡数。

辨证分析:水湿之邪内犯脏腑,郁而化热,阻滞三焦,三焦通调功能失常,湿热之邪壅于肌肤之间,故见遍身水肿而皮肤绷急光亮,胸闷;湿热内蕴,下注膀胱,故小便短赤或涩痛不利;热伤血络,血随尿出见血尿;烦热口渴,舌红,苔黄,脉滑数或濡数为湿热壅盛之象。

治法:分利湿热。

方药:疏凿饮子加减。羌活10g,秦艽10g,防风10g,丹皮10g,大腹皮30g,茯苓皮15g,猪苓10g,泽泻10g,黄柏10g,白茅根30g,桑白皮10g,生大黄(后下)6g。

3. 瘀血阻滞

主症:水肿延久不退,肿势轻重不一,四肢或全身水肿,以下肢为主,皮肤瘀斑,腰部刺痛,或伴血尿,舌紫暗,苔白,脉沉细涩。

辨证分析:湿热之毒邪内犯肝脾,日久不愈,郁而化热,灼伤经络,肝失疏泄,脾失健运,则气机阻滞,气滞血瘀水停而见水肿日久,肿势轻重不一,四肢或全身水肿;由于久病入络,气机紊乱,水湿内停,瘀血阻滞,肾络痹阻而见腰部刺痛,固定不移;皮肤瘀斑,面色晦暗或黧黑,舌紫暗或有瘀斑,脉沉涩为瘀血内结之象。

治法:活血祛瘀,化气行水。

方药:桃红四物汤合五苓散加减。桃仁10g,红花10g,当归10g,赤芍10g,川芎10g,丹参15g,莪术8g,泽兰10g,桂枝6g,茯苓10g,泽泻10g,车前子15g,干地龙10g,全蝎2g。

三、分 期 论 治

慢性肾炎多病程迁延,病情缠绵,病症复杂,因此在上述辨证论治的同时,注重从疾病的整体出发,强调与分期论治相结合。根据病程,临床表现和治法重点的不同,曹老在临证时将慢性肾炎分为起病期、进展期、恢复期三个阶段。

起病期为疾病的初始阶段,患者可有外感风、寒、湿邪或饮食、劳倦等诱发因素,或者从急性肾炎迁延而来,临床表现为水肿、血尿、蛋白尿、高血压等,此期当根据症状的偏重,治疗上以"清法"为主,兼以固护正气。水肿明显者予以清利法,以清邪热、利水湿;伴咳嗽,咽痛者,予以清宣法,以宣肺气、除邪气;中焦湿热者,予以清化法,以清湿热、和脾胃;下焦热盛,血尿为主者,予以清滋法,以清瘀热、和血络。

进展期为疾病的发展阶段,患者久病迁延,正气耗损,除水肿、蛋白尿、血尿、高血压等表现外,尚可出现乏力、腰酸、纳呆、失眠等症,正邪交争,当扶正祛邪共用,予以清补结合的治疗大法,即自立之"清补法"。基本方:生黄芪 30g,炒白术 10g,生地黄 10g,淮山药 10g,生薏苡仁 30g,丹参 10g,川芎 10g,金毛狗脊 10g,蝉衣 10g,全蝎 2g等。加减治之。这里的清法,有别于八法中的清热法,寓指清热、化湿、利水、化瘀、宣发等法,乃治标之法;补法,以补益脾肾为主,清补法中之"补",亦有别于一般的峻补、温补之法,而强调平补,注重脾肾功能的调和,用药多选轻灵平达之味。肾之阴阳为人身之水火,两者相互依存、相互资生、相互制约,处于动态平衡之中。若阴阳偏颇,则必产生阴虚、阳虚、阴阳俱虚之证候。曹老在重视补肾气、温肾阳、滋肾阴的同时,特别强调养脾胃的重要性,认为脾胃为后天之本,气血生化之源,脾胃得健,则生化之机犹存,疾病可望得到控制。如病邪伤及脾胃较甚,或者医药碍胃,则不利于疾病的恢复。

在疾病的恢复期,水肿、蛋白尿、血尿等症状减轻或消退,血压得到控制,但余邪未尽,正气尚未得到完全恢复,故此期以调护正气为主,兼以清邪,治疗上予以"脾肾双调法"(简称双调法)。同时此期尤其重视预防外邪(包括外感风、寒之邪,饮食、劳倦等加重因素)的侵袭,以免病情反复。

四、创 新 方 药

在长期的临床实践中,曹老创立"清补法"治疗慢性肾炎,并在临床应用中,采用现代中药制备工艺,研制出了治疗慢性肾炎以蛋白尿表现为主的肾康颗粒和以血尿(主要针对 IgA 肾病)表现为主的康肾止血颗粒两种院内制剂。

肾康颗粒由生黄芪、白术、薏苡仁、蝉衣等组成,由安徽中医学院第一附属医院药剂中心制备,每袋 10 g,每次 1 袋,每日 3 次,开水冲服,1 个月为 1 个疗程,连续治疗 3 个疗程。其功效为健脾行水化瘀,适用于慢性肾炎脾虚湿阻血瘀型。临床观察显示肾康颗粒治疗慢性肾炎在总有效率及改善中医证候、24 小时尿蛋白定量、尿红细胞、血脂、氧自由基、部分细胞免疫功能等指标方面均显著优于对照组,且未见明显不良反应。

康肾止血颗粒由生黄芪、白术、全蝎、牡丹皮等组成,由安徽中医学院第一附属医院制剂室生产,每袋 12 g,每次 1 袋,每日 3 次,开水冲服,1 个月为 1 个疗程,连续治疗 3 个疗程。其功效益气通络,清热凉血,适用于脾肾亏虚瘀热证。临床研究表明康肾止血颗粒对 IgA 肾病有显著治疗作用,且无副作用,并能下调尿白介素-6 水平;实验研究表明康肾止血颗粒剂能显著改善 IgA 肾病模型大鼠尿沉渣中的红细胞数和尿蛋白定量,显著降低血清白介素-6 及纤维连接蛋白水平,升高血清一氧化氮含量,对肾组织病理改善明显,以大剂量组效果最佳。

五、辨 治 特 色

(一)"虚、湿、瘀"概括本病的中医病理本质

通过对本病病因病机的认识,可以发现,"虚、湿、瘀"实际概括了本病的中医病理本质。正虚,尤以肺脾肾亏虚为发病之根本,其中三脏的亏虚又当责之气虚为主,三脏亏虚在疾病的不同阶段各有偏重。气虚则气化不利,水湿停聚,聚于肌肤,发为水肿;气虚则固摄无力,精微外泄,自小便出,而见蛋白尿、血尿;气虚无以升清,脑窍失充,则眩晕。湿郁化热,湿热蕴结,一则加重气的耗伤,诸症加重;二则气机

郁滞,气滞则血瘀,又添瘀血之兼症,血不利则为水。曹老还深刻体会到新安医家余淙所认识到的"热亦能化湿",认为湿亦有生于热者,概因热气熏蒸,水液不行,日久成湿,临证可见"脉细而首如裹,后重而粪稀溏""此热中之湿也"。湿、热、瘀相互纠结,如此循环往复。加之正邪互结,故病程迁延难愈,最终正气耗竭,邪浊不散,发展至终末期肾病。

(二)"清补法"为本病的治疗大法

结合上述认识,曹老认为治疗本病从"补虚、化湿、祛瘀"入手,打断疾病发展的关键环节,则有利于疾病的向愈。以此创立"清补相合"的治疗大法,即为清补法,根据具体病情辨证论治,当分清主次,有所侧重。治疗重点在以下几个方面。

1. 补益脾肾,注重扶正固本

早期健脾益气为主,兼以益肾;后期则脾肾同补。慢性肾炎病程较长,其病之早期,常因脾虚不能制水,水气泛滥肌肤而成水肿。由于肾为先天之本,脾为后天之本,先天之本要不断地得到后天之本的补充。因此,脾虚日久必然导致肾虚。脾虚不摄,肾虚不固,则精微物质如蛋白等自小便而出。故组方遣药上,以益气健脾为先,常用黄芪、太子参、白术、茯苓、山药、薏苡仁等,其中黄芪常用至 30～60 克。有人喜欢用人参、党参等益气之品,此二者药性峻烈,用后反而易致气机壅滞,不如太子参平和清淡。早期兼以益肾,常用生地黄、旱莲草、金毛狗脊等。随着病情的发展,逐渐过渡到补脾益肾并重,常加用淫羊藿、山萸肉、枸杞子等,但温阳慎用附子、肉桂一类温燥之品。滥用温燥,难于中病,而且容易耗伤阴液。因此,强调补益脾肾具有平衡阴阳,调理气血的作用,以增强机体抗病修复的能力,从而达到治疗的目的。同时还可调整机体免疫功能,预防各种外邪的入侵,避免诱发因素,减少病情的反复。此即《内经》所说"正气存内,邪不可干"之理。

2. 清热利湿,不可伐胃伤阴,注重调和脾胃

在慢性肾炎的病程中,最易并发湿热。由于湿性黏滞,痹着不

行,郁久化热,而形成湿热夹杂的病理变化。对此湿热,大多数医者施以苦寒之重剂如黄连、山栀等。由于苦寒太过,易伐胃气,耗伤阴液,不但不能利湿清热,反而导致阴伤更甚,患者往往不能耐受,使治疗难以维持。因此,要注意顾护脾胃,防止药物伐伤胃阴,故用药应轻灵透达,中病即止,常用连翘、淡竹叶、黄柏、茯苓、生薏苡仁、白茅根、泽泻等。尤其注重脾胃功能的调和,也是曹老临证施治的重要思想。

3. 不可忽视脾阴的固护

在慢性肾炎发展过程中,肺脾肾之气虚、阳虚较被重视,而脾阴虚则常被忽略。导致脾阴虚的病因主要有以下几种:感受暑邪、燥火或湿郁化热易销灼脾阴;思虑过度伤及脾阴;误用过用刚燥辛热之剂而致胃火充盛,损伤脾阴;又或他脏阴亏化火、伤及脾阴,尤以肾水亏虚和肝阴不足对脾阴影响最著。脾阴虚的临床症状主要为脾阴不足,统血失职而致食少虚羸,唾血吐血,手足烦热,大便秘结,脉细或数;脾阴亏虚,血虚津少则见心悸而烦,失眠多梦;脾阴亏虚,肺不滋则咳嗽少痰;脾阴不足,阴虚生热,虚火上扰则梦遗不寐等。《素问·刺法论》曰:“欲令脾实,气无滞,饱无久坐,食无太酸,无食一切生物,宜甘宜淡”,故当以“甘淡”作为治疗脾阴虚治法;清代吴澄在《不居集》中指出:“古代理脾胃,多偏补胃中之阳,而不及脾中之阴”,并根据“虚损之人,多为阴火所炼,津液不足”之病理特点,而新订补脾阴一法。慢性肾炎迁延不愈,或妄用温燥伤阴,或久服激素湿热内蕴,损及阴精,出现脾阴虚见证,温补则有助火动阴之弊,滋阴又有助湿碍脾之嫌,故应采用补而不燥、滋而不腻之法方为佳,用药多以山药、茯苓、扁豆、薏苡仁、白芍、芡实、黄精等甘淡之品为主。脾阴不足,甘能补之;脾恶湿浊,淡能渗之,甘淡合用,寓补于泻,阴中潜化,补而不腻。既无助湿碍脾之忧,又无温补助火劫津之弊。尤其山药,被视为补脾阴的要药,清代张锡纯谓:“重用山药,以滋脾之阴。”《慎斋遗书·卷之四·用药权衡》中亦云:“凡嘈杂,脾阴不足,山药宜多用。”山药为药食两用之品,药性平和,味甘、微酸,归脾、肺、肾经。不仅具有可靠的补气养阴的功效,能同补脾肾、先后天兼顾,而且微酸兼具收敛、固涩之功,滋敛并举,使滋脾生津力量尤佳,曹老临证尤其喜用。

4. 祛邪治标,化瘀贯穿始终

慢性肾炎病程较长,缠绵难愈。由于"久病入络""久病必瘀",同时"血不利则为水";加之现代医学研究证实,慢性肾炎患者普遍存在血液的高黏、高凝状态,故治疗上,活血化瘀之法当贯穿始终。活血化瘀药物分为两类:一为草类,如丹参、丹皮、川芎、三棱、莪术、益母草、泽兰等;另外一类则为虫类药,如地龙、僵蚕、全蝎、蝉蜕等,此类药物善于活血通络,搜剔驱邪,直达病所,还有平肝熄风、止痉利尿之效,少量应用可活血化瘀,改善微循环,调整功能,有益于病情的恢复。有时适当配合应用理气行气药物,有助于瘀血的改善。

5. 祛除外邪,防止病情反复

慢性肾炎的发生、发展和加重,均与外感之邪密切相关。临床上,上呼吸道及泌尿系统等感染为其常见的诱发因素。此乃"肺为娇脏"、又处上焦,"风邪上受,首先犯肺";且病位在肾,肾居下焦,湿邪重着而趋下,郁久易化热。治疗上,上呼吸道感染者,多表现为风热犯肺之证,治拟清宣法,常选用金银花、连翘、荆芥、紫苏、黄芩等品;泌尿系统感染者,多表现为湿热下注之证,治拟清利法,常选用白花蛇舌草、金钱草、海金沙、紫花地丁、石韦、车前草等。慢性肾炎患者的抵抗力一般都低下,平素易感冒、易疲劳,故在疾病的缓解期,适当加用具有增强免疫功能之剂,如百令胶囊、玉屏风颗粒剂,以减少或避免病情的反复。

6. 病证相合,辨证勿忘辨病

在分清标本主次、兼夹之证而立法处方的前提下,当重视辨病与辨证相结合。对某些慢性肾炎患者仅以尿检异常等为主症者,临床常常无证可辨,此时,可抓住本病脾肾亏虚的基本病机,以补益脾肾治之,往往事半功倍,获效明显。对有证可辨者,在辨证施治的基础上,根据病变特点而选加适当的药物:如血尿者,常加用琥珀粉、三七粉等;蛋白尿者,常选用蝉蜕、僵蚕、地龙、金樱子、菟丝子、生黄芪等。

不同的病期,治疗的目标迥异:在本病的起病期,以减轻或消除蛋白尿、血尿等异常为目标,治疗上偏重"清"法;疾病的进展期,正邪交争,当清补结合,即"清补法";疾病的恢复期,以调护正气为主,兼以清邪,治疗上予以"脾肾双调法"(简称双调法)。而对病程较长、病情复杂、肾功能衰竭、治疗困难者,主张以保护残余肾单位、提高患者生活质量、延长生存寿命为目的,不必强求改善尿检异常。

六、慢性肾炎常用古方剂

1. 六味地黄丸

出自《小儿药证直诀》。由熟地黄、山药、山茱萸、泽泻、牡丹皮、茯苓组成。其所治归纳起来,不外三个方面症状:其一表现为肾虚,其二表现为阳亢,其三则是水液失调。该方以熟地黄滋肾填精为君药,山茱萸养肝肾而涩精,山药补益脾阴而固精为臣药,三药同用,达到三阴并补之功;并配以茯苓淡渗脾湿,助山药之益脾,泽泻清泄肾火,防熟地之滋腻,丹皮清泄肝火,制山茱萸之温,共为佐使药。各药合用,使滋补而不留邪,降泄而不伤正,乃补中有泻,寓泻于补,相辅相成。阴虚火旺,小便短赤者,可加知母、黄柏,此乃知柏地黄丸;肝肾不足,视物昏花者,加枸杞、菊花、怀牛膝;有血尿者,可加大小蓟、二至丸、白茅根等;有蛋白尿者,加蝉蜕、玉米须等;耳鸣者,可加灵磁石;气阴两虚者,可加太子参、黄芪、麦冬等。

2. 杞菊地黄丸

出自《医级》,由六味地黄丸加枸杞、菊花而成,是治疗肝肾精血不足的名方。本方以熟地黄甘温滋肾填精,枸杞子甘平滋补肝肾精血,共为主药。山药甘平补益脾阴而固精,山茱萸酸温养肝肾精血,共为辅药。茯苓甘淡平,淡渗脾湿;牡丹皮辛苦凉,清泄肝火;泽泻甘寒,泄肾之湿浊;菊花甘苦微寒,清肝明目。四药共为佐使。全方有滋补,有清泄,共奏滋肾养肝,清头明目的功效。常用于治疗慢性肾炎,因肝肾阴虚而致头目眩晕、耳鸣耳聋、潮热盗汗、腰膝酸软、口咽干燥、舌红少苔、脉细数等症。

3. 参芪地黄汤

出自《沈氏尊生书》，由人参(党参代)、黄芪、熟地黄、山药、山茱萸、牡丹皮、茯苓、生姜、大枣组成。方中人参(党参代)味甘、微苦，功能补五脏，安精神，健脾补肺，益气生津，大补人体元气；黄芪味甘，性微温，本品甘温益气，有"补气之最"过誉之称，常与人参或党参同用，对体弱气虚之证有较好效果；熟地黄滋补肾阴，填精益髓而生血，共为方中之君；山茱萸补益肝肾、涩精、敛汗；山药补脾阴而固精，二药为臣；牡丹皮味辛、苦，性微寒，入心、肝、肾经，具有清热凉血之功，为佐药；茯苓清热利尿，泻火利湿为使药。全方组合有气阴双补之功效。若偏于气虚，肺卫不固，自汗恶风，易发感冒者，去熟地黄、牡丹皮，加防风、白术配合黄芪以达益气固表之功。偏于阴虚者，可加麦冬、五味子等以加强生津养阴之力。

4. 防己黄芪汤

出自《金匮要略》，由粉防己、黄芪、白术、甘草、生姜、大枣组成。方中黄芪、白术、大枣、甘草益气健脾调中；粉防己泄湿利水；生姜性温以调胃和中，味辛以燥湿，且其辛温能制约粉防己之苦寒涌泄。本方适用于脾虚微肿，而常自汗、恶风、易患感冒者。临床应用，常可加入太子参、连皮茯苓、薏苡仁、淮山药、白茅根、芦根、车前子等益气利水之品。

5. 小蓟饮子

出自《重订严氏济生方·小便门》方，由生地黄、小蓟、滑石、通草、炒蒲黄、淡竹叶、藕节、当归、栀子仁、炙甘草等组成。功能：凉血止血，利水通淋，治下焦结热、血淋。方中生地黄、小蓟、炒蒲黄、藕节凉血止血，兼能祛瘀，使血止而不留瘀；滑石、淡竹叶、通草、栀子仁清热通淋；当归养血和血；甘草缓急止痛，调和诸药。合用则能血清而血淋止，湿热可祛。

七、典型案例

案例 1 冯某，女，35 岁。2008 年 4 月 1 日初诊。反复双下肢水肿4年,曾服"雷公藤多苷片"数月,后因月经紊乱停服。期间尿常规检查示尿蛋白(＋)～(＋＋＋)、潜血(＋)～(＋＋＋)。平素易感冒。刻下:感冒2～3天,咳嗽,有痰不易咳出,无发热,时感乏力、腰酸。查体:咽部充血,双肺(一),双下肢轻度水肿,舌淡苔薄白,脉细。尿常规示蛋白(＋＋)、潜血(＋＋＋)、红细胞1～5/HP。西医诊断为慢性肾炎,中医辨病为水肿、上感,辨证属脾肾气虚,风寒犯肺证。治予宣肺解表,兼补肺肾法。处方:银花10g,连翘10g,玉苏子10g,杏仁10g,桑叶10g,桑白皮10g,全栝楼10g,化橘红10g,木蝴蝶10g,蝉衣10g,丹参10g,茜草15g,粉甘草8g,金毛狗脊10g,淮山药10g,三七粉(分吞)4g。水煎服,每日1剂。

2008年4月15日二诊:干咳,无痰,仍乏力,腰酸。体检:下肢轻度水肿,舌淡苔薄黄,脉细。尿常规示蛋白(＋＋)、潜血(＋)、红细胞0～1/HP。乃余邪未清,肺气失宣,继予前法出入,前方加生黄芪益气利水,云苓、泽泻健脾行水,炒黄芩、桑白皮清泄肺热:生黄芪30g,炒黄芩10g,川贝母8g,化橘红10g,款冬花10g,桑叶10g,桑白皮10g,淮山药10g,丹参10g,干地龙10g,蝉衣10g,全蝎2g,玉米须30g,云苓15g,泽泻10g,地榆15g,茜草15g,三七粉(分吞)4g。水煎服,每日1剂。

2008年4月29日三诊:无咳嗽、水肿、腰痛,时感乏力、易出汗。舌淡苔薄白,脉细。尿常规示蛋白(＋)、潜血(一)。予清补法,处方:生黄芪30g,生地黄10g,炒白术10g,粉防己8g,丹参10g,莪术8g,淮山药15g,玉米须30g,金毛狗脊10g,蝉衣10g,全蝎2g,川芎10g,干地龙10g,三七粉(分吞)2g。水煎服,每日1剂。黄芪、白术、粉防己起《伤寒论》中"防己黄芪汤"之益气利水功效。临证虽未见明显瘀血之象,然"血不利则为水",活血祛瘀法当贯穿肾脏病治疗的始终,故丹参、川芎、莪术、地龙、全蝎共用之。

2008年6月3日四诊:仍易出汗,余无不适。舌脉同前。尿常规(一)。予以清补法,处方:生地黄10g,生黄芪30g,丹参10g,炒白术10g,云苓15g,川芎8g,金毛狗脊10g,桑寄生15g,茯神15g,砂仁

8 g,蝉衣 10 g,全蝎 2 g,淮山药 15 g,益智仁 10 g,麻黄根 15 g。水煎服,每日 1 剂。汗为心之液,故用茯神一味以安心神,同时加用麻黄根固摄。

2008 年 6 月 17 日五诊:诸症缓解,无不适。尿常规(一),继予前法,处方:太子参 10 g,生黄芪 30 g,生地黄 10 g,淮山药 10 g,云苓 15 g,淫羊藿 15 g,丹参 10 g,川芎 8 g,蝉衣 10 g,地龙 10 g,全蝎 2 g,桑寄生 15 g。水煎服,每日 1 剂。配合中成药百令胶囊以补益肺肾。上方加减服用半年有余,未再感冒,症状和尿常规检查未见反复。

案例 2 陈某,男,27 岁。2005 年 7 月 22 日初诊。2005 年 4 月 16 日因"肉眼血尿 3 天"就诊于上海某医院,尿常规示蛋白(+)、红细胞(++++)。予抗感染治疗血尿改善不显,2 天后住院治疗,查 24 小时尿蛋白定量 0.624 g,肾功能轻度损害,血肌酐 150 μmol/L,行肾穿刺病理检查提示"系膜增生性肾炎"。予抗炎、保肾等治疗。刻下仍可见肉眼血尿,无水肿,无尿频、尿急、尿痛等不适,舌质淡、尖红,苔薄黄,脉弦。测血压 125/70 mmHg。肾功能已恢复正常:血肌酐 120 mol/L。尿常规检查示蛋白(+)、红细胞(++++)。西医诊断为系膜增生性肾炎;中医诊断为尿血,辨证为脾肾亏虚夹湿热。治予清补法。处方:生地黄 10 g,卷柏 30 g,丹皮 10 g,大蓟 15 g,小蓟 15 g,地榆 15 g,金毛狗脊 15 g,白茅根 30 g,旱莲草 15 g,连翘 10 g,淡竹叶 10 g,茜草 15 g,蝉衣 10 g,太子参 15 g,琥珀粉(分吞)1.5 g,三七粉(分吞)4 g。水煎服,每日 1 剂。

方中生地、金毛狗脊、太子参健脾益肾;卷柏、丹皮、大小蓟、地榆、白茅根、旱莲草、茜草凉血止血;连翘清上焦热,淡竹叶清心火,蝉衣清热利水,协助凉血之功;琥珀粉、三七粉化瘀止血,以防血络瘀阻加重病情之虞,如清·程钟龄所言:"凡治尿血,不可轻用止涩剂,恐积瘀于阴茎,痛楚难当也。"

2005 年 8 月 26 日二诊:无不适。复查尿常规示蛋白(一),潜血(++)。予清补法。处方:生地黄 10 g,卷柏 30 g,大蓟 15 g,小蓟 15 g,地榆 15 g,丹参 15 g,丹皮 15 g,白茅根 30 g,旱莲草 15 g,淡竹叶

10g,川芎 10g,金毛狗脊 15g,蝉衣 10g,全蝎 2g,淮山药 15g,琥珀粉（分吞）1.5g,三七粉（分吞）4g。水煎服,每日 1 剂。

2005 年 11 月 29 日三诊:复查尿常规(－),舌淡红苔薄白,脉细。处方:生地黄 10g,生黄芪 30g,炒白术 10g,丹参 10g,丹皮 10g,地榆炭 15g,藕节 30g,淮山药 15g,卷柏 30g,连翘 10g,金毛狗脊 15g,莪术 8g,蝉衣 10g,全蝎 2g。水煎服,每日 1 剂。疾病康复阶段,要注重脾胃的调护,故予以白术、黄芪健脾益气,所谓"脾旺不受邪"也。用地榆炭固涩,实邪已泄,并无留邪之虞。

2005 年 12 月 27 日至 2006 年 6 月 5 日半年余间,病情稳定,尿检均正常。

2006 年 6 月 6 日复诊:近期劳累后感乏力。舌质红苔薄,脉细。复查尿常规示蛋白(－)、潜血(＋＋＋)。予清化法。处方:生地 10g,生石膏(先煎)30g,连翘 10g,卷柏 30g,川连 4g,丹皮 10g,白茅根 30g,旱莲草 25g,砂仁 6g,杭白芍 10g,蝉衣 10g,地榆 15g,莪术 8g,生黄芪 30g,全蝎 2g。水煎服,每日 1 剂。

2006 年 7 月 24 日就诊:乏力明显改善,舌质淡红,苔薄,脉细。复查尿常规(－)。予清补法。处方:生地黄 10g,生黄芪 30g,菟丝子 10g,丹参 10g,连翘 10g,地榆 15g,金毛狗脊 10g,淡竹叶 10g,炒川柏 10g,莪术 8g,炒白术 10g,淮山药 15g,山萸肉 10g,蝉衣 10g,全蝎 2g。水煎服,每日 1 剂。上方加减服用 1 年,未见病情反复。

【按】对于遇劳累等诱因病情易反复的患者,说明机体正气仍虚,故虽症状改善,尿检再次转阴,治疗上仍不可大意,投之以平补脾肾之品。病症结合,考虑其病理为系膜增生性肾炎,中医微观辨证有瘀血内存,故仍继用丹参、莪术、全蝎等活血化瘀之剂。

案例3 沈某,女,59 岁,退休。2008 年 4 月 4 日初诊。发现蛋白尿半年,尿常规示蛋白(＋＋)~(＋＋＋)。在院外服中药疗效不显。主诉:腰酸、怕冷、乏力。体检:双下肢中度水肿,压之凹陷,不易起。舌淡苔薄,脉细。尿常规示蛋白(＋＋＋)、潜血(＋＋＋),血浆白蛋白32 g/L。西医诊断为慢性肾炎;中医诊断为水肿,辨证为脾肾阳虚夹水湿。处方:金毛狗脊10g,生黄芪30g,淮山药10g,雷公藤10g,生地黄10g,地榆15g,茜草15g,玉米须30g,大蓟15g,小蓟15g,茯苓15g,泽泻10g,卷柏30g,莪术8g,蝉衣10g,全蝎2g,三七粉(分吞)4g。水煎服,每日1剂。

2008年5月20日二诊:水肿、乏力诸症改善。尿检正常。继予前法出入:生地黄10g,生黄芪30g,炒川柏10g,雷公藤10g,炒白术10g,金毛狗脊10g,云苓15g,甘枸杞10g,淮山药15g,蝉衣10g,莪术8g,全蝎2g,三七粉(分吞)4g。水煎服,每日1剂。

2008年6月10日就诊:劳累后感乏力,小便灼热,舌红苔薄,脉细。尿常规示蛋白(+++)、潜血(++)、白细胞(+)、红细胞(+)。予以清利法。处方:蒲公英15g,蛇舌草15g,车前草15g,炒川柏10g,丹皮10g,淡竹叶10g,郁金10g,雷公藤10g,玉米须30g,生黄芪30g,川芎8g,蝉衣10g,全蝎2g,生草梢8g。水煎服,每日1剂。

2008年6月27日:诸症改善。尿常规示蛋白(++)。标急已解,继予清补法治疗本证。处方:生黄芪30g,漂苍术8g,丹参10g,川芎8g,雷公藤10g,甘枸杞10g,金毛狗脊10g,干地龙8g,砂仁8g,淮山药15g,蝉衣10g,金樱子10g,全蝎2g,益智仁15g,玉米须30g,炒川柏10g。水煎服,每日1剂,连服4周。上方加减又服2个月,尿蛋白转阴。复查血尿常规、肝肾功能正常。去雷公藤,继予清补法调治。至今未再复发。

【按】正气亏虚,脾失统摄,肾失封藏,故精微外泄,发为蛋白尿;久病失治,正气益损,加之患者年近花甲,天癸衰退,肾气虚甚。肾虚腰府失养,故腰酸,肾为水火之宅,内蕴元阴元阳,阴精丢失,阴损及阳,故怕冷,脾肾皆虚,无以运化濡养,故乏力。阳虚无力推动水行,水聚为肿。水湿为阴邪,加重阳气耗损。诸症较重。上方用药较平,未用如附子、干姜、肉桂等温性药,盖符合曹老一向用药"清轻"之特点,防止温燥之药灼伤阴液。

案例4 陈某,男,17岁。2008年3月14日初诊。外院肾穿刺病理检查示"局灶节段性肾小球硬化症",病史5年。诉时头晕,腰痛隐隐,纳食尚可,大便干。查体:血压148/95 mmHg,形体消瘦,轻度贫血貌,心肺(一),双下肢不肿。舌红有瘀点,脉弦细。辅检:尿常规示蛋白(＋＋)、潜血(＋＋);血常规示血红蛋白102 g/L;肾功能示尿素氮11.2 mmol/L、血肌酐203.2 μmol/L、尿酸321 mmol/L。西医诊断为慢性肾炎、慢性肾衰竭;中医诊断为虚劳,辨证为肝肾阴虚夹血瘀。治予清补相合,祛瘀泄浊之清降法。处方:菊花10 g,钩藤(后下)10 g,炒川柏10 g,生黄芪30 g,生大黄(后下)10 g,莪术8 g,丹参10 g,金毛狗脊10 g,干地龙8 g,泽兰8 g,天麻10 g,淮山药15 g,甘枸杞10 g,全蝎2 g,槐花米30 g,煅龙、牡各30 g。水煎服,每日1剂。

2008年4月15日二诊:无头晕腰痛,睡眠可,稍感纳差,脘腹胀。大便每日1～2次。血压130/85 mmHg。乃溺毒留存,脾阴受损。继予清降法出入,方药略作调整。处方:生黄芪30 g,生大黄(后下)10 g,丹参10 g,土茯苓15 g,生地黄10 g,炒川柏10 g,干地龙8 g,菊花10 g,甘枸杞10 g,淮山药15 g,白扁豆15 g,云苓15 g,薏苡仁30 g,蝉衣10 g,全蝎2 g,蔻仁6 g,砂仁6 g,莪术8 g,槐花米30 g,煅龙、牡各30 g。水煎服,每日1剂。方中施予云苓、山药、扁豆等甘淡实脾之味以养脾阴,蔻仁、砂仁醒脾燥湿。

2008年6月17日三诊:诸症缓解。血压120/80 mmHg。复查尿常规示蛋白(＋＋)、潜血(＋＋);血常规示血红蛋白112 g/L;肾功能示尿素氮17.8 mmol/L、血肌酐143 μmol/L、尿酸305 mmol/L。临床症状控制,化验指标改善,继予前法巩固疗效,前方继服。

2008年12月23日四诊:复查肾功能恢复正常。尿常规检查示蛋白(＋＋)、潜血(＋＋)。以清补法继续治疗。处方:生黄芪30 g,生地黄10 g,炒川柏10 g,炒白术10 g,云苓15 g,金毛狗脊10 g,玉米须30 g,蝉衣10 g,旱莲草15 g,淮山药15 g,莪术8 g,川芎8 g,全蝎2 g,丹参15 g,干地龙10 g,甘枸杞10 g,三七粉(分吞)4 g。水煎服,每日1剂。

【按】患者久病,阴液耗伤,肝肾俱损,肝肾阴虚,肝阳上亢,脑窍失养,故见头晕;腰府失养,则腰痛隐隐;舌红,脉弦细或细数乃肝肾阴虚之象;久病入络,而见瘀血之象,舌有瘀点。肾虚开阖失司,溺毒内留,加重诸症。病情发展到此阶段,一方面正气损伤极其严重,另一方面瘀血浊毒之标实之象明显,治当祛瘀泄浊,以期标实得缓,莪术、泽兰、地龙、全蝎共助祛瘀通络,炒川柏、槐花米、生大黄、煅龙牡清热降浊,同时以枸杞、山药、金毛狗脊等平补肝肾。

案例5 周某,女,32岁。2008年4月8日初诊。2006年出现肉眼血尿。2006年5月在苏州市某医院行肾穿刺病理示"IgA肾病(系膜增生型,少数伴新月体形成,间质病变轻)"。正规服用泼尼松治疗(初始剂量60 mg/d,12周后渐减量)1年半,期间尿常规示蛋白(+)~(+++)、潜血(++)~(+++)。就诊时已停服。刻下:乏力,腰痛,口干不欲饮,时咽痛,无水肿,舌红苔薄,脉细。尿常规示蛋白(++)、潜血(++)、红细胞1~5/HP。西医诊断为IgA肾病;中医辨病为尿血,辨证为气阴两虚夹瘀热。治予益气养阴,清热化瘀法。处方:生黄芪30 g,金毛狗脊10 g,生地黄10 g,卷柏30 g,连翘10 g,淡竹叶10 g,丹参10 g,丹皮10 g,大蓟15 g,小蓟15 g,地榆15 g,茜草15 g,雷公藤15 g,生石膏(先煎)15 g,莪术8 g,蝉衣10 g,全蝎2 g,三七粉(分吞)4 g,琥珀粉(分吞)1.5 g。水煎服,每日1剂。

2008年4月29日二诊:诸症改善,舌红苔薄,脉细。药证相安,继予清滋法。处方:生地10 g,生黄芪30 g,炒川柏10 g,大蓟15 g,小蓟15 g,地榆15 g,茜草15 g,雷公藤10 g,淡竹叶10 g,甘枸杞10 g,金毛狗脊10 g,生石膏(先煎)15 g,蝉衣10 g,炒白术10 g,全蝎2 g,三七粉(分吞)4 g,琥珀粉(分吞)1.5 g。水煎服,每日1剂。

2008年5月30日三诊:患者稍显焦虑,饮食、睡眠欠佳。复查尿常规示蛋白(++)、潜血(+)、红细胞0~1/HP。继予清滋法。处方:生地黄10 g,生黄芪30 g,漂苍术8 g,大蓟15 g,小蓟15 g,地榆15 g,茜草15 g,雷公藤10 g,淡竹叶10 g,金毛狗脊10 g,郁金10 g,酸枣仁30 g,莪术8 g,蝉衣10 g,全蝎2 g,三七粉(分吞)4 g,生石膏(先煎)15 g。水煎服,每日1剂。遇此类情志抑郁患者,曹老喜用郁金、绿梅花、台乌药等疏肝之品,慎用柴胡等过于升散的药物。

2008 年 7 月 1 日四诊：精神，饮食较前明显改善。舌淡红苔薄，脉细。尿常规示蛋白（＋）、潜血（－）。予清补法。处方：生黄芪 30 g，炒川柏 10 g，雷公藤 10 g，郁金 10 g，蝉衣 10 g，干地龙 8 g，金毛狗脊 10 g，丹皮 10 g，僵蚕 8 g，莪术 8 g，川芎 8 g，淮山药 15 g，全蝎 2 g，三七粉（分吞）4 g。水煎服，每日 1 剂。

2009 年 1 月 6 日十诊：就诊时无不适，饮食睡眠精神佳。尿常规示蛋白（－）、潜血（＋）；24 小时尿蛋白定量 0.15 g。予以双调法。处方：生黄芪 30 g，生地黄 10 g，炒川柏 10 g，郁金 10 g，金毛狗脊 10 g，川芎 8 g，炒白术 10 g，甘枸杞 10 g，淮山药 15 g，菟丝子 10 g，莪术 8 g，蝉衣 10 g，全蝎 2 g，金樱子 10 g，益智仁 15 g。水煎服，每日 1 剂。

【按】患者久病，正气亏虚。长期服用激素，易伤气阴，并致湿热壅盛，加重气阴的损耗。久病必瘀，瘀热互结，病情复杂，缠绵难愈。此时切不可见血止血，以防留邪，亦不可一派滋阴，妄投补益，否则只可加重病情。予以清滋之法，轻解邪气，平补气阴。以其久服激素，方中生石膏一味，以去体内湿热之邪，并无过于寒凉之虞，但若无长期服用激素的用药史，则非实热证者慎用。

第三章　肾病综合征

　　肾病综合征是概括多种肾脏病理损害所致的严重蛋白尿及其引起相应临床表现的一组症候群。其主要表现特点为：①大量蛋白尿（尿蛋白定量＞3.5g/d）；②低白蛋白血症（血浆白蛋白＜30 g/L）；③水肿；④高脂血症。其中大量蛋白尿及其导致的低白蛋白血症是诊断的必备条件。

　　肾病综合征根据病因分为原发性和继发性。原发性肾病综合征是在排除继发性肾病综合征后方可确定。继发性肾病综合征的原因很多，一般在儿童应着重排除遗传性疾病、感染性疾病和过敏性紫癜等引起的肾病综合征，中青年则应排除结缔组织病、感染、药物等引起的肾病综合征，老年人则应排除代谢性疾病及新生物相关的肾病综合征。原发性肾病综合征在原发性肾小球疾病如急性肾小球肾炎、急进性肾小球肾炎、慢性肾小球肾炎及肾小球肾病等过程中出现，可表现为微小病变肾病、膜性肾病、系膜增生性肾小球肾炎、肾小球局灶阶段性硬化症及系膜毛细血管性肾炎等多种病理类型。本节主要针对原发性肾病综合征进行讨论。

　　肾病综合征隶属中医"水肿"范畴。水肿是指因感受外邪、饮食不节、久病体虚等导致肺脾肾功能失调、三焦气化不利，引起体内水液潴留，泛滥肌肤而表现以头面、眼睑、四肢、腹背，甚至全身水肿为特征的一类病证。

一、病 因 病 机

1. 肺失通调,脾失转输,肾失开阖,三焦气化不利

　　中医学认为水肿是全身气化功能障碍的一种表现。其发病的基本病理变化为肺失通调,脾失转输,肾失开阖,三焦气化不利,乃本病之本;以风邪、水湿、湿热、疮毒、瘀血等病理因素阻滞,为本病之标,故临床多表现为本虚标实、虚中夹实证。由于正气亏虚,每易感受外

邪,而感受外邪,又常使病情诱发或加重。

(1)肺主一身之气,主治节、通调水道、下输膀胱。风邪夹寒或夹热袭表犯肺,肺气失于宣降,不能通调水道,而致风遏水阻,风水相搏,水溢肌肤,引起水肿。

(2)脾主运化,布散水精。外感水湿,困遏脾阳,或饮食劳倦损伤脾气,或湿郁化热,湿热久蕴,伤及于脾,而致脾失转输,水湿内停,泛滥肌肤,乃成水肿。

(3)肾主水,肾之阳气蒸腾气化水液、并主开阖。禀赋薄弱,肾气亏虚,或久病劳欲,损及于肾,均可引起肾失蒸化,开阖不利,水液泛滥肌肤,则成水肿。

(4)疮毒痈疖、乳蛾红肿、猩红斑疹等湿毒火热之邪内攻脾肺,肺失通调,脾失转输,而致水液停蓄,泛于肌肤,发为水肿。

恰如《景岳全书·肿胀》所云:"凡水肿等证,乃肺、脾、肾三脏相干之病。盖水为至阴,故其本在肾;水化于气,故其标在肺;水唯畏土,故其制在脾。今肺虚则气不化精而化水,脾虚则土不制水而反克,肾虚则水无所主而妄行。"

2. 阴水、阳水相互转换或夹杂

由于致病因素及患者体质的差异,水肿的病理性质有阳水、阴水之分,并可相互转换或夹杂。阳水属实,多由外感风邪、疮毒、水湿而成,病位在肺和脾;阳水每因迁延不愈,反复发作,正气渐衰,脾肾阳虚,或因失治、误治,损伤脾肾,而转为阴水。阴水属虚或虚实夹杂,多由饮食劳倦、禀赋不足、久病体虚所致,病位在脾和肾;阴水常因复感外邪,或饮食不节,使肿势加剧,呈现阳水的证候,而成本虚标实之证。

3. 水肿常见证候的演变规律

水肿各种证候之间互有联系。其常见证候的病机演变规律可归纳为:

风遏水阻—风去湿留→水湿浸渍—湿郁化热→湿热内蕴
　　　　　　　　　｜ 湿从寒化
　　　　　　　　　｜ 伤及脾阳
　　　　　　　　　↓
脾虚湿困—日久及肾，肾阳虚衰→阳虚水泛
　　　　　　　　　｜ 水壅经隧
　　　　　　　　　｜ 久病必瘀
　　　　　　　　　↓ 因虚致瘀
　　　　　　　瘀水互结

4. 糖皮质激素应用过程中的临床证候变化规律

糖皮质激素应用过程中，临床证候随着激素剂量的变化而改变，其证候演变规律可归纳为：随着激素"首始量→减量→维持量→停用"的剂量变化，一般而言，其机体亦相应出现的证候变化为"湿与热结、热盛伤阴→湿热内蕴、气阴两虚→脾肾亏虚→阴阳恢复平衡"。

如果病情迁延，正气愈虚，邪气愈盛，日久则可进展为癃闭、关格等病。

二、辨 证 论 治

1. 风遏水阻

主证：眼睑水肿，随即波及四肢和全身，来势迅速，多伴有恶寒，发热，咽喉红肿疼痛，肢节酸楚，小便不利，舌质红，苔薄黄，脉浮滑而数。微小病变型多见。

治法：疏风清热，宣肺行水。

方药：越婢加术汤加减。石膏（先煎）20 g，桑白皮 15 g，黄芩 10 g，麻黄 8 g，杏仁 8 g，防风 10 g，浮萍 10 g，白术 15 g，茯苓 10 g，泽泻 10 g，车前子（包）15 g。

加减：偏风寒者，去石膏，加苏叶、桂枝祛风散寒；偏风热者，加连翘、桔梗、金银花、板蓝根、鲜芦根清热利咽，解毒散结；咳喘明显者，加玉苏子、前胡降气定喘。

2. 水湿浸渍

主证:全身水肿,下肢明显,按之没指,小便短少,身体困重,胸闷,纳呆,泛恶,苔白腻,脉沉缓,起病缓慢,病程较长。膜性肾病多见。

治法:运脾化湿,通阳利水。

方药:五皮饮合胃苓汤加减。桑白皮15g,陈皮10g,大腹皮15g,茯苓皮10g,生姜皮10g,苍术8g,厚朴10g,草果10g,桂枝8g,白术10g,茯苓10g,猪苓10g,泽泻10g。

加减:外感风邪,肿甚而喘者,加麻黄、杏仁宣肺平喘;面肿,胸满,不得卧者,加苏子、葶苈子降气行水;湿困中焦,脘腹胀满者,加白豆蔻、干姜温脾化湿。

3. 湿热内蕴

主证:遍体水肿,皮肤绷急光亮,胸脘痞闷,烦热口渴,小便短赤,大便干结,舌红,苔黄腻,脉沉数或濡数。

治法:清热利湿,逐水消肿。

方药:疏凿饮子加减。羌活10g,防风10g,大腹皮15g,猪苓10g,茯苓10g,泽泻10g,生石膏20g,黄柏10g,丹皮10g,白茅根30g,生大黄6g。

加减:肿势严重,兼见喘促不得平卧者,加葶苈子、桑白皮泻肺利水;湿热下注膀胱,伤及血络者,加石韦、大蓟、小蓟、茜草等;湿热久羁,化燥伤阴,而症见口燥咽干者,加生地、芦根。

4. 脾虚湿困

主证:身肿日久,按之凹陷不易恢复,脘腹胀闷,纳减便溏,面色不华,神疲乏力,四肢倦怠,小便短少,舌质淡,苔白腻或白滑,脉沉缓或沉弱。

治法:健脾温阳利水。

方药:实脾饮加减。干姜10g,炮附子8g,草果仁10g,桂枝10g,白术15g,茯苓10g,甘草6g,泽泻10g,车前子15g(包),木瓜10g,木香10g,厚朴10g,大腹皮15g。

加减:脾虚甚者,加太子参、黄芪健脾益气。

5. 阳虚水泛

主证:水肿反复消长,面浮身肿,按之凹陷不起,尿量减少或增多,腰酸冷痛,四肢厥冷,怯寒神疲,面色㿠白,腹大胀满,舌质淡胖,苔白,脉沉细或沉迟无力。

治法:温肾助阳,化气行水。

方药:济生肾气丸合真武汤加减。炮附子8 g,肉桂6 g,巴戟肉10 g,菟丝子15 g,白术15 g,茯苓10 g,泽泻10 g,车前子(包)15 g,牛膝15 g。

加减:小便清长量多,去泽泻、车前子,加淫羊藿、益智仁、补骨脂以温固下元;症见面部水肿为主,表情淡漠,动作迟缓,形寒肢冷,治以温补肾阳为主,方用右归丸加减;病至后期,因肾阳久衰,阳损及阴,可导致肾阴亏虚,出现肾阴虚为主的病证,如水肿反复发作,精神疲惫,腰酸遗精,口渴干燥,五心烦热,舌红,脉细弱等,治当滋补肾阴为主,兼利水湿,方用左归丸加泽泻、茯苓、冬葵子等。

6. 瘀水互结

主证:水肿延久不退,肿势轻重不一,四肢或全身水肿,以下肢为主,皮肤瘀斑,腰部刺痛,或伴血尿,舌紫暗,苔白,脉沉细涩。

治法:活血祛瘀,化气行水。

方药:桃红四物汤合五苓散加减。当归10 g,赤芍10 g,川芎8 g,丹参10 g,红花10 g,三棱8 g,莪术8 g,桃仁10 g,干地龙8 g,水蛭4 g,桂枝10 g,茯苓10 g,泽泻10 g,车前子(包)15 g。

加减:全身肿甚,气喘烦闷,小便不利,乃为血瘀水盛,肺气上逆证,加葶苈子、泽兰以逐瘀泻肺;腰膝酸软,神疲乏力,乃脾肾亏虚之象,合用济生肾气丸以温补脾肾,利水肿;对气阳虚者,加黄芪、肉桂益气温阳,以助化瘀行水之功。

三、糖皮质激素应用中的分阶段辨治

1. 首始剂量阶段,清热解毒为主,辅以益肾利湿

由于糖皮质激素属阳刚之品,大剂量使用势必生热,邪热伤肾,

加之患者发病时即已潴留的水湿,进而生热助湿,引起湿与热结、热盛伤阴之证。临床表现除肢体水肿外,还常见咽干咽痛,面色红赤,心烦失眠,口苦口黏,口干口渴,不欲多饮,舌红,苔黄腻,脉滑数。治拟清热解毒、益肾利湿法,常用黄柏、知母、金银花、紫花地丁、野菊花、连翘、丹皮、生地、山药、山茱萸、六月雪、泽泻、茯苓、白茅根、赤芍、丹参、益母草等,以减轻大剂量糖皮质激素所致的热毒炽盛副作用,使糖皮质激素得以顺利应用,又可调整机体免疫功能,减少诱发感染等,从而协助糖皮质激素消减尿蛋白,缩短病情缓解时间,提高缓解率。

2. 减量阶段,清热利湿、益气养阴

由于糖皮质激素首始剂量阶段邪热伤阴之象逐渐显著,同时糖皮质激素逐渐撤减,脾气亏虚渐现,热毒之邪渐除,故常表现为湿热内蕴、气阴两虚之证。症见体倦乏力,易感冒,口苦而黏,纳食减少,口干咽燥,午后低热,或手足心热,舌红,苔微黄厚或微黄腻,脉细弱或濡数。治拟清热利湿、益气养阴法,早期常用连翘、黄柏、六月雪、茯苓、清半夏、黄芪、太子参、白术、麦冬、生地、女贞子、旱莲草、砂仁、泽泻、白茅根、丹参、玉米须、泽兰、三棱、莪术等;随着糖皮质激素量的逐渐减少,随之加用金毛狗脊、黄精等益肾之品,以配合黄芪、太子参、白术等增强机体免疫功能,促进肾上腺皮质功能的逐渐"觉醒",减少撤减糖皮质激素时病情的反跳。

3. 维持阶段,补益脾肾

由于糖皮质激素撤减至最小维持量,外源性激素的阳热之性消退,邪热渐去,而自身内源性激素的分泌功能尚未完全恢复,故气虚加重,由脾及肾,而致脾肾亏虚之证。症见倦怠乏力,腰膝酸软,大便溏薄,纳食减少,舌淡胖边有齿印,脉沉细或沉迟无力。治拟补益脾肾法,常用金毛狗脊、菟丝子、淫羊藿、黄芪、白术、黄精、生地、茯苓、山茱萸、牛膝、薏苡仁、淮山药、砂仁、地龙、全蝎等,以促进肾上腺皮质分泌激素功能的恢复,减少病情的反复。现代药理研究表明,补益脾肾的中药有助于减少机体对激素的依赖,防止病情反跳,具有拮抗外源性激素的反馈抑制,以免出现激素撤减综合征的发生,并有调节下丘脑－垂体－肾上腺皮质轴的功能,还能增强细胞免疫和增加抗体的形成,以调整机体免疫功能的状态,进而起到预防感染发生的作用。

4. 停止阶段,阴阳双调

停用糖皮质激素,患者病情基本痊愈,外邪尽去,只是自身阴阳才刚刚恢复到新的平衡状态。为使其阴阳平衡得以进一步巩固,则拟阴阳双调之法,常用黄芪、白术、金毛狗脊、菟丝子、山茱萸、熟地、白芍、知母、旱莲草、女贞子、茯苓、芡实等,以使阴平阳秘,巩固临床治疗效果,防止病情的复发。

四、对环磷酰胺应用的辨治

1. 对肝功能损害的辨治

多见于环磷酰胺冲击治疗后1～2周,除血谷丙转氨酶(ALT)明显升高外,症状常见脘腹胀满,口干而苦,恶心欲呕,纳食减少,小便黄赤,大便秘结,舌苔黄腻,脉弦数等,乃肝胆湿热,困遏脾胃之证。治拟清热利湿,健脾和胃法,茵陈蒿汤合五苓散加减,常用药物为黄柏、虎杖、平地木、垂盆草、茵陈、茯苓、生地黄、白茅根、郁金、白蔻仁、姜竹茹、姜半夏、泽泻、车前草、大黄。

2. 对性腺抑制的辨治

尤其是女性闭经等,常在未出现前即在年轻女性应用环磷酰胺过程中,就要注意预防,一般在中药治疗时,适当加用益气养血,化瘀调经之品。若一旦发生,则更要积极治疗。临证时,多表现为肝肾阴虚之证,故常拟补益肝肾,化瘀调经法,常用一贯煎合知柏地黄汤及桃红四物汤加减治疗。

五、活血通络法贯穿治疗的始终

肾病综合征患者常存在血液的高黏、高凝状态。疾病初期,因湿热内蕴,经络郁滞,势必存在着血瘀的病理变化。因此,于病之初期常用丹参、川芎、泽兰、赤芍等活血化瘀之品;随着病情的迁延,由于"久病必瘀""久病入络""因虚致瘀",以致脉络瘀阻逐渐加重,因此应在活血化瘀的基础上,加用破血通络之品,如莪术、三棱、地龙、全蝎等。尤其对难治性肾病综合征、水肿顽固难退者,此乃"血不利则为水也",更应尽早地加用破血通络之品,以使血行水去肿消。现代药理研究证实,活血通络药物具有降低血小板聚集、改善血液黏稠度和高凝状态、扩张肾脏血管、提高肾脏血流量、改善肾脏微循环的作用,从而调节了局部肾组织供氧及其功能状态,因而提高了肾病综合征的临床效果。

六、典 型 案 例

案例1 董某,男,19岁。2000年8月8日初诊。反复面部及双下肢水肿2个月,曾在当地医院查尿常规示蛋白(++++),24小时尿蛋白定量5.62 g,诊断为肾病综合征,予"泼尼松60 mg,每日1次"治疗1个月,病情缓解,尿蛋白转阴,随之泼尼松减量,很快减至15 mg,每日1次。近半个月来,病情反复,肢体水肿复现,尿常规示蛋白(++++),24小时尿蛋白定量5.22 g,血清白蛋白23.8 g/L,甘油三酯(TG)2.51 mmol/L,总胆固醇(TC)8.26 mmol/L,血糖、肝肾功能及自身抗体全套检查均无异常,血压正常,诊断为原发性肾病综合征,给予"泼尼松60 mg,每日1次"治疗。结合患者面部红赤,口干咽燥,心烦寐差,舌红,苔黄厚,脉滑数,辨证属热毒炽盛,邪湿内蕴,治拟清热解毒,益肾利湿法。处方:金银花20 g,紫花地丁、野菊花、白茅根各30 g,知母、连翘、山茱萸、泽泻、茯苓、茯神各10 g,生地、赤芍、益母草各15 g,每日1剂,水煎服。

1个月后二诊:尿蛋白转阴,水肿消退,继续原方案治疗。

2000年10月4日三诊,复查尿常规正常,24小时尿蛋白定量0.14 g,血浆白蛋白37.6 g/L,TG1.98 mmol/L,TC等正常,改泼尼松55 mg,每日1次。此后按每周减5 mg/d速度减至45 mg/d,改为2周减5 mg减至40 mg/d,再改为3周减5 mg减至30 mg/d。然后将2天量合并为 60 mg,隔日顿服,再按 2～3 周减 5 mg,当减至 25 mg/2d 时维持。每次减量前均复查尿常规,其蛋白(一)时方可减量。在泼尼松减量初期,仍以清热解毒,利湿化瘀为主,随着泼尼松量的减少,患者逐渐出现口苦而黏,纳食减少,倦怠乏力,口干咽燥,手足心热,舌红苔黄腻,脉濡数,为湿热内蕴,气阴两虚证,治法改为清热利湿,益气养阴法。处方:连翘、黄柏、清半夏各 10 g,六月雪、太子参、生地各 15 g,黄芪、女贞子、旱莲草各 20 g,泽泻、泽兰各 12 g,玉米须、白茅根各 30 g。当泼尼松量逐渐接近维持量时,患者手足心热、口干咽燥、舌红苔黄腻等症渐渐消退,而乏力明显,时感腰酸肢软,因而于上方去连翘、黄柏、清半夏、女贞子、旱莲草,加金毛狗脊、黄精各 15 g,蝉蜕 10 g。

2001 年 4 月 18 日四诊:查尿常规正常,予泼尼松 25 mg/2d 以维持。症见体倦乏力,纳少便稀,腰酸肢软,舌淡边有齿印,脉细弱,乃脾肾亏虚之候,治拟健脾益肾法。处方:金毛狗脊 15 g,黄芪 20 g,菟丝子、淫羊藿、白术、生地、茯苓、山萸肉、怀牛膝、莪术各 10 g,砂仁 6 g,生薏苡仁 30 g。并嘱每月复查 1 次尿常规,避免劳累、感冒。服上方半年后,诸症渐除,嘱守上方隔日 1 剂服用。

2002 年 3 月 6 日五诊:查尿常规正常,无不适主诉,泼尼松逐渐减量至停用。为巩固疗效,改阴阳双调法。处方:黄芪、旱莲草各 15 g,金毛狗脊、山茱萸、白芍、熟地、知母、茯苓、芡实、地龙各 10 g。3 个月后停药。2002 年 12 月 10 日复查尿常规正常,无不适主诉。

【按】本例肾病综合征患者,经过激素规则治疗,配合了中医药的分期辨证施治,治疗过程顺利,获得了如期的治疗效果。由于该例患者治疗过程中没有出现病情的反复,所以中医药在激素治疗过程中充分体现出了分阶段或分期辨治的规律性,从而印证了曹老在糖皮质激素治疗肾病综合征中分阶段辨治的经验。

案例 2 王某某,女,26 岁。2004 年 8 月 12 日初诊。因"肾病综合征"于南京某医院行肾组织活检,其病理学诊断为轻度系膜增生性肾小球肾炎,经泼尼松 50 mg,每日 1 次;潘生丁每次 75 mg,每日 4 次等治疗 8 周,病情缓解,尿蛋白转阴,泼尼松按每 2 周减 5 mg 的速度逐渐减量,当减至每日 20 mg 时,病情反复。近 10 天来,双下肢体水肿又现,尿常规示蛋白(＋＋＋＋),24 小时尿蛋白定量 5.86 g,血清白蛋白 22.6 g/L,考虑肾病综合征复发,给予泼尼松 50 mg,每日 1 次,并给予环磷酰胺 0.8 g 加入 5% 葡萄糖溶液 250 ml,静脉滴注。1 周后复查肝功能示 ALT96U/L、谷草转氨酶(AST)72U/L,患者时感脘腹胀满,口干口苦,纳食减少,体倦乏力,小便黄赤,大便干结,舌质红,苔黄腻,脉弦数,为肝胆湿热,困遏脾胃之证,拟清热利湿,健脾和胃法,给予茵陈蒿汤合五苓散加减:黄柏、平地木、生地黄、郁金、白蔻仁、姜竹茹、泽泻各 10 g,茵陈、虎杖、茯苓、车前草各 15 g,垂盆草、白茅根各 30 g,大黄(后下)8 g。每日 1 剂,水煎服。

1 周后二诊:脘腹胀满等症明显减轻,复查肝功能示 ALT 62 U/L、AST 46 U/L,中药守上方加减再服 2 周,上述诸症缓解,肝功能恢复正常,尿常规示蛋白(＋＋)。患者面部红赤,口干喜饮,心烦易怒,双下肢轻度水肿,舌质红,苔黄厚,脉滑数,辨证属热毒炽盛,邪湿内蕴之水肿,治拟清热解毒,益肾利湿法。处方:紫花地丁、野菊花、白茅根各 30 g,金银花、连翘、山茱萸、郁金、茯苓、茯神各 10 g,生地、赤芍、车前草、丹参各 15 g,每日 1 剂,水煎服。

2004 年 9 月 28 日又诊:肢体水肿消退,时感口干欲饮,舌质红,苔薄黄,脉滑数。复查肝功能正常,尿常规示蛋白(－)。泼尼松减至 40 mg,每日 1 次;仍规律给予环磷酰胺 0.8 g 加入 5% 葡萄糖溶液 500 ml,静脉滴注(每次给药时,注意配合保肝治疗,以免肝功能受损)。中医辨证为热盛阴虚,拟清热养阴化瘀法。于上方去金银花、紫花地丁、野菊花、茯苓、车前草,加丹皮、知母、麦冬、白芍各 10 g,旱莲草15 g,每日 1 剂,水煎服。此后,泼尼松每 2～3 周减量 5 mg,直至减到 25 mg/d 时放缓速度,4 周后减 2.5 mg,减至 20 mg/d 时以维持。泼尼松减量过程中,患者热盛阴虚证候逐渐减轻,时伴纳食减少、易疲劳等脾气亏虚表现,从而呈现气阴两虚证,故治宜益气养阴法。于上方逐渐去除清热之品,减轻养阴之剂,加用黄芪、太子参、白术、益智仁等以健脾益气。

2006年1月10日复诊:患者无明显不适,舌质淡红,苔薄白,脉缓,肝肾功能正常,尿常规示蛋白(一),24 h尿蛋白定量0.14g,泼尼松减至17.5 mg/d,拟健脾益肾法。处方:黄芪、金毛狗脊、淮山药各15g,菟丝子、白术、生地、茯苓、山萸肉、怀牛膝、莪术、丹参各10g,生薏苡仁30g。每日1剂,水煎服。4周后减至15 mg/d,改30 mg隔日服;再以每4周减2.5 mg,减至20 mg隔日一次以维持(每次尿常规正常时减量);中药守上方适当加减。

2006年8月6日再诊:患者无不适,尿常规正常,嘱再减泼尼松,按每2周减5mg,直至停服。2006年9月26日来诊,泼尼松已停服1周,患者无不适,为巩固疗效,给予阴阳双调法。处方:黄芪、淮山药、旱莲草各15g,金毛狗脊、山茱萸、白芍、熟地、知母、茯苓、芡实各10g。3个月后停药。2007年3月17日复查尿常规正常。

【按】本例患者在激素治疗过程中病情出现了反复,因而在恢复激素足量治疗的同时,加用了细胞毒药物环磷酰胺。第一次应用环磷酰胺时,患者出现了肝功能损害,配用清热利湿、健脾和胃法之茵陈蒿汤合五苓散加减治疗后,肝功能恢复了正常。此后配合中医药分阶段辨证治疗,同时在使用环磷酰胺时加强保肝治疗,从而顺利完成了整个激素的规则性撤减,获得了满意的治疗效果。此则病案既反映了曹老在糖皮质激素治疗肾病综合征中中医药分阶段辨治的规律性,又体现了曹老在环磷酰胺应用中使用中医药辨治的经验。

案例3 黄某某,男,18岁。2008年1月8日初诊。因"肾病综合征"于外院行肾组织活检术,病理诊断为IgM肾病,给予泼尼松50 mg/d治疗1个月后减量,9个月减至10 mg/d,致病情反复。近日查24 h尿蛋白定量5.26 g,血浆白蛋白24.8 g,肝肾功能均正常。就诊时查尿常规示蛋白(+++),小便量少而黄,双下肢轻度水肿,舌质暗红苔黄厚,脉滑。泼尼松恢复至50 mg/d,晨起顿服;配合氢氯噻嗪25 mg/d,分2次服。中医辨证为湿热内蕴夹瘀之水肿,治拟清热利湿化瘀法。处方:炒川柏、淡竹叶、生地、蝉衣、泽泻、丹参各10 g,云苓皮、益母草各 15 g，玉米须、生黄芪各 30 g，漂苍术、川芎、泽兰、莪术各 8 g，全蝎 2 g。每日 1 剂，水煎服。

2008 年 1 月 29 日二诊：患者肢体水肿消退，尿量明显增多，舌边尖红而暗，苔微厚，脉濡数。拟清热养阴，化湿祛瘀法。处方：炒川柏、连翘、郁金、土茯苓、益母草、甘枸杞、蝉衣各 10 g，生石膏（先煎）、六月雪、淮山药、旱莲草各 15 g，漂苍术 6 g，生黄芪、玉米须各 30 g，莪术、干地龙各 8 g，全蝎 2 g。每日 1 剂，水煎服。停用氢氯噻嗪。

2008 年 3 月 11 日复诊：患者无不适主诉，尿蛋白转阴，舌边尖红，苔薄，脉细。泼尼松减量至 40 mg/d，晨起顿服，此后每 2～3 周减去 5 mg。邪热伤阴之证，拟清热养阴化瘀法。处方：生石膏（先煎）20 g，炒川柏、赤芍、丹皮、丹参、郁金、蝉衣各 10 g，土茯苓 15 g，川芎、莪术、泽兰、干地龙各 8 g，生黄芪、玉米须各 30 g，全蝎 2 g。每日 1 剂，水煎服。随后此方加减治疗 2 个多月。

2008 年 5 月 20 日又诊：患者无不适，泼尼松已减至 25 mg/d，复查尿常规（-），血浆白蛋白 48.6 g/L，肾功能示尿素氮 2.49 mmol/L、血肌酐 54 μmol/L，舌质淡红，苔薄腻，脉细。拟健脾化湿祛瘀法。处方：生黄芪 30 g，淮山药、郁金、蝉衣、丹参、淡竹叶各 10 g，益智仁、土茯苓各 15 g，漂苍术、蔻仁（后下）、砂仁（后下）、川芎、莪术、干地龙各 8 g，全蝎 2 g。每日 1 剂，水煎服。并嘱患者每 2～3 周减泼尼松 2.5 mg。

2009 年 3 月 6 日就诊：患者无不适，泼尼松 10 mg/d 已维持 4 个多月，尿常规正常，中药仍以上方加减治疗。6 个月后复查尿常规正常，泼尼松渐减量至停用，中药以健脾益肾法调补 1 月余，尿常规仍正常而停药观察。

【按】本例 IgM 肾病之肾病综合征患者，属病情复发者，因激素不规则减撤所致，故再用足激素剂量后仍获效满意，只是中医药在辨证论治过程中，没有完全遵循激素应用中分阶段论治的规律，而是本着中医辨证论治的理论，"有是证，用是方"，同时也是个体化治疗的具体体现。

第四章　膜性肾病

膜性肾病是一病理形态学诊断名词,其病变主要局限于肾小球基底膜,以免疫复合物沿肾小球基底膜外侧(上皮下)沉积,刺激基底膜增殖,致使钉突形成,基底膜增厚。迄今为止,膜性肾病的病因及发病机制尚不清楚,绝大多数患者临床上因无法明确其病因或相关疾病,而被诊断为特发性膜性肾病;其他膜性肾病改变继发于全身性疾病或其他病因,如系统性红斑狼疮、肝炎病毒感染(病毒 B 或 C 感染)、肿瘤、中毒(重金属)和服用某些药物(青霉胺或金盐),这类膜性肾病归属继发性膜性肾病。临床上特发性者占 55.7%,继发性者占 38.3%。

特发性膜性肾病好发于成年人,临床多表现为肾病综合征,部分患者可伴镜下血尿,约 1/3 患者在病程中可自发缓解。由于本病病程迁延,病情易于反复,预后差别较大,存在肾功能逐渐恶化和自发缓解两种倾向,且药物治疗时间长,敏感度不一,副作用多,加之对其发病机制不十分清楚,缺乏病因性治疗方法,因此对特发性膜性肾病的治疗一直存在很大争议,至今尚无公认的最佳治疗方案。本病多归属于中医"水肿、腰痛、尿浊"等范畴。

一、病因病机

本病的发病原因关乎内外两端。内因多为禀赋不足、七情内伤等损伤正气,而致脾肾亏虚;外因多由湿热之邪乘虚侵袭,内外合邪,致机体水液气化障碍而发为水肿、腰痛、尿浊等。本病多为本虚标实之证,脾肾亏虚为其本,湿热侵袭为其标。脾居中州,斡旋三焦,主运化水湿,为制水之脏,脾气亏虚,运化无力,水无所制而泛滥,则发为水肿,正如《内经》所云"诸湿肿满,皆属于脾";肾处下焦,为先天之本,主水液,《素问·水热穴论》说:"肾者,胃之关也,关门不利,故聚水而从其类也,上下溢于皮肤,故为肿";脾不敛精,肾不固精,精微外泄,则发为尿浊。湿热之邪侵袭人体,阻碍三焦之决渎,气道为之不利,水湿内停亦发为水肿。

在本病的演变过程中,瘀血停滞是贯穿始终的重要病理因素,一则正气亏虚,无以行血,血滞为瘀,或阳气不足,血寒而凝,而成病理产物;再则,瘀血既成,阻碍气机运行,致使三焦不利,水道不通,又可导致或加重病情,而成为致病因素。瘀血与湿邪相合,湿瘀胶结,则使病情更为复杂和缠绵难愈。

二、分 期 论 治

根据病程、临床表现和治法重点的不同,可分为早期、中后期两阶段论治。

1. 早期

多属脾虚湿热证。

主证:下肢水肿,口干咽燥,纳差口苦,乏力,大便干结,或见面部痤疮、皮肤湿疹,舌质红,苔薄黄,脉濡或濡数。

治法:清热利湿,益气活血。

方药:党参、白术、丹参、当归、益母草、白花蛇舌草、黄芩、石韦、茯苓、车前草、苍术等。

加减:咽喉红肿疼痛者,加金银花、射干、蒲公英;水肿甚者,加冬瓜皮、白茅根、猪苓;伴血尿者,加仙鹤草、白茅根、大蓟、小蓟、马鞭草。

2. 中后期

多属脾肾阳虚证。

主证:下肢水肿,腰酸乏力,畏寒怕冷,面色少华,易感外邪,小便清长,纳差腹胀,大便溏薄,舌淡,苔白腻,或舌边有齿痕,脉沉细无力。

治法:健脾补肾,益气活血。

方药:黄芪、党参、白术、山药、金毛狗脊、肉苁蓉、薏苡仁、苍术、丹参、益母草、泽兰等。

加减:水肿甚者,加茯苓、泽泻、猪苓;畏寒怕冷者,加肉桂、巴戟天;食欲不振者,加谷芽、麦芽;失眠者,加酸枣仁、柏子仁;腹胀重者,加广木香、陈皮;伴血尿者,加琥珀粉冲服。

三、典型案例

案例 1　李某,男性,56 岁。2004 年 9 月 10 日初诊。发现膜性肾病 10 年,临床表现为大量蛋白尿。曾用大剂量泼尼松治疗 1 年,蛋白尿消失,病情缓解。2 年前肾病复发,予泼尼松、环磷酰胺等治疗 1 年,水肿减轻,查尿常规示蛋白(＋＋),24 h 尿蛋白定量 2.8 g,肾功能正常,因血糖增高而停用泼尼松,求诊中医。刻下双下肢水肿,腰酸乏力,畏寒怕冷,面色少华,小便混浊,胃纳欠佳,舌淡,苔白腻,脉沉细无力。中医诊断为水肿,证属脾肾阳虚,治宜健脾补肾,化瘀利水法。处方:生黄芪 40 g,白术 10 g,川芎 10 g,赤芍 12 g,地龙 10 g,红花 10 g,桃仁 10 g,川牛膝 12 g,肉桂 6 g,蝉衣 12 g,全蝎 2 g,金毛狗脊 10 g,云苓 15 g,漂苍术 8 g,玉米须 30 g。水煎服,每日 1 剂。

2004 年 10 月 8 日复诊:神倦乏力消失,尿液转清,胃纳增加,复查尿常规示蛋白(＋＋),24 h 尿蛋白定量 1.4 g。以原方加减治疗 3 个月,水肿消退,无明显不适,复查尿常规示蛋白(＋),24 h 尿蛋白定量波动在 0.3～0.8 g。

【按】患者为膜性肾病中后期,脾肾气虚是膜性肾病发病的基本病机。脾主升清,若脾虚则精微失升而下陷,肾司封藏,肾虚则精微失藏而外泄,导致蛋白尿。而脾肾阳虚是病变中后期病情久延,气伤及阳的病理转变。脉络瘀滞、湿热内蕴是膜性肾病反复发作、缠绵难愈的病理基础。气虚无以推动,则血行瘀滞;瘀血既成又可作为新的致病因素而阻滞经络,妨碍气化,从而形成瘀水互结。故治以扶正祛瘀利水法,方证合拍,收效显著。

案例 2　王某某,男,57 岁。2009 年 8 月 14 日初诊。外院肾组织病理学诊断为"膜性肾病",已用雷公藤多苷片、降脂药等治疗,引起转氨酶升高而就诊于我院名医堂。刻下双下肢轻度水肿,舌质淡红,苔薄,脉弦。予以健脾通络法。处方:生黄芪 40 g,炒白术 10 g,丹参 10 g,粉防己 8 g,干地龙 8 g,僵蚕 10 g,云苓皮 15 g,玉米须 30 g,莪术8g,川芎8g,地榆15g,泽兰10g,泽泻10g,蝉衣10g,砂仁(后下)8g,全蝎2g。水煎服,每日1剂。

2009年9月11日二诊:药症相安,水肿明显减轻,夜寐欠佳,舌质淡红,苔薄,脉细。于上方出入:生黄芪30g,天麻10g,丹参10g,漂苍术8g,炒白术10g,云苓15g,干地龙8g,僵蚕10g,泽兰10g,川芎8g,玉米须30g,蝉衣10g,郁金10g,山萸肉10g,酸枣仁15g,全蝎2g。水煎服,每日1剂。6周后又诊,患者水肿消失,无明显不适,舌质淡红,苔薄腻,脉弦。守上方加减,再调治3个月。于2009年12月18日复查尿常规示蛋白trace,无不适主诉,舌质淡,苔薄,脉弦。予以清补法善后。

【按】膜性肾病临床表现以蛋白尿、水肿为主要症状。蛋白尿为机体水谷精微物质的外泄。《素问·通评虚实论》认为"精气夺则虚"。大量蛋白尿为精微物质流失,与脾肾亏虚关系密切。脾不敛精,肾不固精,则使精微物质外泄。"土为水之制","肾主水",脾虚则水湿失运而内停于内,肾虚则主水无权,气化失司,而出现水肿。由此可见,脾肾亏虚为膜性肾病的发病根本及主要的病机,在治疗上宜健脾补肾、扶正固本为主。现代医学认为,补肾健脾药能改善免疫状态,减少脂质过氧化物产生,从而改善肾小球基底膜的损害,减少蛋白尿。

第五章　局灶性节段性肾小球硬化症

局灶性节段性肾小球硬化症(FSGS)特指一类原发性肾小球疾病,只有部分肾小球受累,且限于肾小球的部分小叶或毛细血管襻。病变特点是肾小球硬化,呈局灶性和节段性分布。临床上以蛋白尿或肾病综合征为主要表现,易出现慢性进展性肾功能损害,终可致慢性肾衰竭。病理特征是光镜下肾小球病变呈局灶性、节段性分布,以系膜基质增多、血浆蛋白沉积及球囊粘连为主要表现,可伴有少量系膜细胞增生,同时伴有相同单位肾小管萎缩和肾间质纤维化。免疫病理可见 IgM 和 C3 在肾小球病变部位呈团块状沉积。电镜下可见系膜基质增多,病变部位电子致密物沉积,肾小球上皮细胞广泛足突融合。局灶性节段性肾小球硬化症的病理改变存在不均一性,可分为多个亚型,不同亚型的临床表现与治疗反应及预后可有差异。

一、病　因　病　机

本病多见于中医"水肿"范畴,其形成与正气不足,气滞、血瘀、水停等有关,肺脾肾功能失调,三焦气化失司,水道失畅,引起水液代谢障碍,水湿停滞日久不去,可化热形成湿热壅滞,入于脉道形成瘀血内阻,湿热瘀血同阻脉络可形成高脂、高黏血症。日久正气不足,脾虚不能升清或肾虚不能藏精,或湿热困扰,均可导致精微下泄而形成蛋白尿;脾失健运,气血化生不足而形成低蛋白血症,最终形成正气不足,气滞、血瘀、水停及湿热阻滞。

FSGS 是一个病理诊断,临床属于肾小球疾病。其病机的中心环节是肾虚和血瘀。肾虚以气阴两虚在本病的证候及其病机演变规律上最为关键。血瘀诊断的确立,除了传统的中医辨证外,还源于中西医结合的微观辨证,主要依据肾脏病理。FSGS 的病理改变,诸如足突融合、肾小球基底膜剥离、细胞外基质积聚,肾小球与包曼氏囊粘连、小球节段硬化,毛细血管塌陷,肾间质纤维化等形态学的改变,从中医学的角度去认识,无一不是发生在肾脏的微型癥积,只是必须借助肾穿刺及显微镜检测而已。癥积属于血瘀范畴,它不仅是诊断的重要依据,还是衡量疾病轻重、判断预后吉凶、决策治疗方案的重要指标。

二、典型案例

案例 1 王某某,男,21 岁,2000 年 11 月因腰酸、乏力,夜尿增多,双下肢水肿,尿检异常来我院就诊,测血压 160/100 mmHg,舌红苔少脉弦细。查尿蛋白(＋＋)～(＋＋＋),尿红细胞(＋),呈多形型,尿蛋白定量 2.23g/24 h,血肌酐 185.6 μmol/L,内生肌酐清除率 50.3 ml/min,血清总胆固醇 8.1 mmol/L。肾活检:光镜下可见 10 个肾小球,1 个球性硬化,3 个节段硬化,伴包曼氏囊增厚,其余小球节段性系膜细胞轻度增生,系膜基质轻中度增多,间质轻度纤维化,肾小管轻中度萎缩,间质灶性炎细胞浸润,个别入球小动脉透明变性,免疫病理示 IgM(＋)～(＋＋),C3(＋＋)、团块状沉积。电镜下可见系膜、基膜基质节段性增生,上皮细胞足突融合,系膜区电子致密物沉积。西医诊断为慢性肾小球肾炎、局灶性节段性肾小球硬化症、慢性肾功能不全(失代偿期)。给予血管紧张素转化酶抑制剂(ACEI)及血管紧张素Ⅱ受体拮抗剂口服,疗程中给予辛伐他汀调节血脂。中药予益肾活血清降法:生黄芪 15 g,淮山药 15 g,茜草 15 g,旱莲草 15 g,丹参、皮各 10 g,莪术 8 g,生地黄 15 g,生大黄(后下)10 g,槐花米 30 g,炒川柏 10 g,蝉衣 10 g,干地龙 8 g,菊花 10 g,钩藤(后下)10 g。每日 1 剂,水煎服,连服 21 剂。

二诊:患者诉腰酸乏力好转,血压 140/80 mmHg,尿常规示蛋白(＋＋)、红细胞(＋),舌淡红苔薄,脉弦细。守上方去菊花、钩藤,加生地榆 10 g,赤、白芍各 10 g。每日 1 剂,水煎服。

三诊:腰酸基本缓解,体力增加,夜尿有所减少,水肿减轻。血压 135/75 mmHg。尿常规示蛋白(＋＋),红细胞 3～5/HP,血肌酐 169 μmol/L,舌淡红苔薄白,脉弦细。于上方加减:生黄芪 30 g,太子参 15 g,生地 10 g,淮山药 15 g,旱莲草 15 g,赤芍 10 g,淡竹叶 10 g,茜草 15 g,丹参 15 g,泽兰 10 g,地榆 10 g,生大黄(后下)10 g,槐花米 30 g,煅龙、牡各 30 g。每日 1 剂,水煎服。

3 个月后临床诸症状缓解,血压 125/70 mmHg 左右,尿蛋白(一)~(+),尿红细胞 0~1/HP,血肌酐 132.8 μmol/L,守上方加减继服 1 年余,患者尿常规转阴性,尿蛋白定量 0.10g/24 h,血肌酐 86μmol/L,内生肌酐清除率(Ccr)逐步上升至 87.1 ml/min。后经临床复查,病情持续稳定。

【按】肾病患者病本在肾。患者就诊时即表现有腰酸痛,疲乏无力,夜尿增多,双下肢水肿,舌红苔少,脉弦细,肾气阴两虚之候。肾水亏虚,水不涵木则肝木化风鼓动,肝阳亢逆于上,形成高血压。初诊时阴虚重,阳亢轻,治以滋阴为主,潜阳为辅,合并清降之法。治疗后血压下降,而去菊花、钩藤。后期标实祛除,当以扶正为主,以益气养阴,活血降浊为法,疗效显著。

案例 2 段某某,男,26 岁。2002 年 6 月 22 日初诊。双下肢水肿,尿量减少,尿蛋白(++++),尿蛋白定量 6.31 g/24 h,尿红细胞(+),呈多形型,血清白蛋白 20 g/L,当地医院诊断为肾病综合征,予"泼尼松龙 60 mg/d[1.2 mg/(kg·d)]8 周,环磷酰胺(CTX)1.0 g 冲击治疗",后因肝功能损伤(谷丙转氨酶增高),未续用,疗效不著,转南京某医院,B 超示双肾大小正常,双肾肾内结构不清楚,行肾活检术,光镜下可见 9 个小球,2 个全球硬化,2 个小球节段硬化伴球囊粘连,其余小球系膜细胞轻度增生,系膜基质轻度增多;部分肾小管上皮空泡变性,灶性炎症细胞浸润;肾间质灶状纤维化;部分小动脉透明变性;免疫病理示 IgM(++)、C3(+),团块状沉积;电镜足突部分融合,足细胞空泡变性,微绒毛形成;部分毛细血管腔狭窄;间质纤维化,诊断为肾病综合征、局灶性节段性肾小球硬化症、肾功能衰竭。减泼尼松龙为 30 mg/d,但水肿日渐严重,后就诊我院。当时全身水肿,血压 150/105 mmHg,舌质淡红,苔薄,脉细。血红蛋白 89 g/L,血肌酐 506 μmol/L,Ccr17.52 ml/min;复查 B 超示双肾未缩小。继予泼尼松龙,结合应用 CTX＋ACEI,并用调脂、补钙治疗。中药予补肾活血,祛湿降浊法。处方:生黄芪 30 g,金毛狗脊 10 g,杜仲 10 g,丹参 10 g,炒白术 10 g,云苓 15 g,干地龙 8 g,莪术 8 g,川芎 8 g,生大黄(后下)10 g,玉米须 30 g,粉防己 8 g,泽兰 10 g,蝉衣 10 g,槐花米 30 g,煅龙、牡各 30 g。14 剂,水煎服,每日 1 剂。

二诊时,双下肢水肿减轻,尿量增加,尿蛋白(＋＋＋),尿红细胞(＋),舌质淡,苔薄,脉细。继守原法,于上方去金毛狗脊、川芎、粉防己,加淮山药 15 g,蝉衣 10 g,土茯苓 15 g。21 剂,水煎服,每日 1 剂。

三诊时,双下肢轻微水肿,血压 130/85 mmHg,尿蛋白(＋＋),尿红细胞 5～10/HP,血肌酐 382.5 μmol/L,舌质淡红,苔薄,脉细。守前法加减,于上方加川芎 10 g,郁金 10 g。28 剂,水煎服,每日 1 剂。

四诊时,双下肢轻微水肿,血压 130/70 mmHg,尿蛋白(＋＋),尿红细胞 2～5/HP,血肌酐 301.7 μmol/L,舌质淡红,苔薄,脉细。守前法,于上方稍作加减。

后定期在我院服用中西医药治疗,药症相安,期间泼尼松龙服用24 周,后逐渐减量至 5 mg/2d 维持,CTX0.8g/4 周静脉冲击治疗,累积量为 8.8g。患者尿蛋白在治疗 20 周时转阴,蛋白定量 0.16g/ 24 h,血肌酐缓慢下降至 92.89 μmol/ L,血红蛋白 121 g/L,至今多次复查,病情持续稳定。

【按】患者为青年男性,就诊时表现为肾病综合征并肾功能衰竭、高血压,重度水肿,肾气亏虚较甚。肾气亏虚,气化不利,水液停留,泛溢肌肤而形成水肿。水湿不化,湿邪浊毒内生,留蓄机体。而依据肾活检病理,瘀证明显。综观病例,肾虚湿瘀是其基本病理改变,故中药治疗以补益肾气,祛湿降浊为法。因病变复杂,同时配合西医治疗,通过综合一体化治疗,患者预后令人满意。

临床通过对 FSGS 患者的观察,肾虚湿瘀是本病的基本病机,肾虚为本病发生发展的基础,湿瘀既是病理产物又是致病因素,湿瘀互结是本病进展的中心环节。临床观察辨证湿瘀表现较重的患者,疗效欠佳。中医药治疗重在补气益阴,活血化瘀,清利湿热。

第六章　IgA 肾 病

IgA 肾病为免疫病理学诊断,是指具有相同免疫病理特征的一组疾病,不伴有系统性疾病,肾活检病理检查在肾小球系膜区有以 IgA 为主的颗粒样沉积,同时有系膜细胞增多,基质增生,系膜区电子致密物沉积,临床上以血尿为主要表现的一组肾小球疾病。IgA 肾病的特点是反复发作性肉眼血尿或镜下血尿,是我国最常见的原发性肾小球疾病,约占原发性肾小球肾炎的 1/3。近年来对 IgA 肾病的追踪观察,证明它不是一种良性疾病,有不少患者可进展至肾衰竭,但发展的快慢有很大的个体差异。

一、病 因 病 机

IgA 肾病在临床上多表现为镜下血尿或肉眼血尿,小便泡沫增多,腰部疼痛等,故可归属于中医"尿血""尿浊""腰痛""虚劳"等范畴。由于 IgA 肾病起病隐匿,主要表现为持续性镜下血尿,临床症状较轻,多于体检或偶然情况下尿常规检查时发现。因此,在 IgA 肾病血尿临床辨证时应注意疾病特点,尤其对于无证可辨者更应结合疾病的中医病理本质。本病早期多因感受外邪,劳倦过度等诱发,但其久延难愈,或屡经反复,邪势虽衰,精微下泄却难止,而致病情较为缠绵。日久可致气阴两虚,肝肾不足,脾肾两亏,瘀血内停,湿热阻滞之虚实夹杂证候。

1. 脾肾气阴亏虚为本

IgA 肾病病因有主因与诱因之分,主因多由于脾肾虚损,因先天不足、饮食失常、七情内伤等多种因素耗伤正气,以致机体免疫功能失调。诱因则责之外邪与过劳,以致血尿反复发作呈迁延性。正气不足为内在因素,外感所伤为发病的必要条件。若先天不足,肾阴亏乏,下焦阴虚火旺,病久灼伤血络而为血尿;若肾阳不足,或阳无阴助,生化无源,则气化失常,固摄无力,血从尿出;若后天脾气虚弱,脾虚则统摄无权,血不循常道而自下行。先、后天的匮乏,易招致外邪侵袭。如外感风邪,从口鼻、皮毛而入,肺气失于宣降,表邪化热下迫,灼伤脉络,导致小便出血,如《诸病源候论·小便血候》言"风邪入少阴,则尿血";"邪之所凑,其气必虚",邪从虚入,热毒客咽或湿热侵肠以引发此疾。如《诸病源候论》言:"心主于血,与小肠合,若心象有热,结于小肠,故小便血也。"故正气强弱是疾病发展和转化的关键,正气盛则外邪不能感,正气虚则外邪不能拒。本病正虚,尤以气虚、阴虚或气阴两虚最为常见,病位在脾肾。"气主摄血"故而统领血液运营于血脉之中而不溢于络外,气虚则肾络失充,血失裹摄而渗溢尿中;阴虚则虚火灼络,迫血妄行,血溢脉外。

2. 热瘀内蕴为标

本病血尿发作之前,常伴上呼吸道感染或肠道感染。究其病因,总为风热外邪或湿热下注所致。风热之邪首先犯肺,母病及子,邪热入肾;湿热之邪,留注下焦,内舍于肾,灼伤肾络,迫血外溢,而致血尿诸证。热毒久羁伤津,损伤营血,虚火炽燔,灼伤肾络而见尿血。正如《景岳全书·血证》曰:"血本阴津,不宜动也,而动则为病……盖动者多由于火,火盛则迫血妄行。"如平素嗜食辛辣或素体阳盛之人,外邪侵袭,入里极易化热,迫血妄行,下溢水道而成尿血;如情志内伤、忧愁、惊恐,扰乱心神,郁而生火,移热小肠,迫血妄行而致尿血;如热病津伤,劳损肾精,或素体阴虚,肾阴亏耗,水不济火,相火妄动,灼伤脉络,小便带血;如饮食不节、思虑劳倦,损伤脾胃,脾失健运,中气不足,统摄无力,血不循经,渗于膀胱,发为血尿;离经之血未能及时消散,壅阻脉络,络破血溢,注于膀胱,发为尿血。

IgA 肾病病程冗长,诚如叶天士所谓"久病入络",故肾络瘀阻是其病机中不可忽视的重要方面。征之临床,络脉瘀阻有因实致瘀和因虚致瘀之异,前者是以热毒竭津灼液,烧炼其血,导致络中之血黏、浓、凝、聚;或湿热壅滞气机,阻碍血行。因虚致瘀者,或因阴虚血少脉涩,或因气虚血缓脉滞,或因阳虚血寒脉凝。瘀血阻络,血不循经则尿血不止。或瘀血阻滞脉络,致腰府失于濡养,而发生腰痛。离经之血不能及时消散、排出或邪热虚火耗津炼液均可导致瘀血内停。瘀血与湿热毒邪交织为患则使病势加重,病情缠绵。由此,瘀血既是 IgA 肾病的病理产物,又可成为新的致病因素。临床上常可见患者面色晦暗、肢体麻木,腰痛固定,脉涩,舌质暗红或有瘀斑、瘀点等血瘀证的表现。现代医学研究也认为病程中免疫复合物的沉积、系膜基质增生、肾小球硬化、凝血纤溶异常等均可视为瘀血证的微观指标。

总之,本病病机错综复杂,为本虚标实之证。故临床辨证时,首当明辨虚实、标本之主次。本虚以气阴亏虚为主,尤见脾肾气阴亏损为多;标实主要是热毒、湿热、瘀血。一般急性发作阶段尿血一证突出,多为风热犯肺或火热炽盛,或湿热瘀阻,终致络伤血溢,以邪实为主,须辨风热、火热、湿热之偏盛,而慢性持续阶段尿血不甚或仅见镜下血尿,多因脾肾气虚,或气血双亏,或阴亏阳伤,或因虚致瘀,以致脉络损伤,血溢于外,以正虚为主,当辨气、血、阴、阳之不足。由于脾肾虚损,每于感受外邪或劳倦过度而诱发,热、瘀、虚三者相合,常使病情缠绵,迁延难愈。

二、辨 证 论 治

1. 风热犯肺

主证:发热咽痛,咳嗽,尿血鲜红,舌质淡红,苔薄微黄,脉浮数。

治法:宣肺清热,凉血止血。

方药:银翘散加减。金银花 15 g,连翘 12 g,豆豉 10 g,牛蒡子 10 g,薄荷 10 g,荆芥穗 9 g,桔梗 10 g,甘草 6 g,竹叶 10 g,芦根 20 g,大蓟 15 g,小蓟 15 g,白茅根 30 g,藕节 30 g,蒲黄 10 g。

加减:咳甚者,加桑叶、枇杷叶;痰多者,加杏仁、川贝母;咽痛者,加射干、玄参、山豆根;尿血量多者,加茜草、三七粉(分吞)、琥珀粉(分吞);热盛者,加生地、丹皮、炒川柏。

2. 下焦湿热

主证:小便黄赤灼热,尿血鲜红,心烦口渴,面赤口疮,夜寐不安,舌质红,苔黄厚,脉数。

治法:清热利湿,凉血止血。

方药:小蓟饮子加减。大蓟、小蓟、滑石、地榆各 15 g,生地、蒲黄、淡竹叶、丹皮、茯苓各 10 g,藕节 30 g,卷柏 30 g,白茅根 30 g,甘草 6 g。

加减:热盛而心烦口渴甚者,加连翘、天花粉清热生津;风热外感,鼻塞咽痛者,加菊花、连翘、金银花、荆芥、牛蒡子疏风清热利咽;尿中夹有血块者,加桃仁、红花、牛膝活血化瘀;大便秘结者,加大黄通腑泻热。

3. 阴虚内热

主证:尿血鲜红,或镜下血尿,头晕目眩,耳鸣,五心烦热,口干咽燥,腰酸腿软,舌红苔少,脉细数。

治法:滋阴清热,凉血止血。

方药:知柏地黄丸加减。黄柏、知母、地黄、山茱萸、茯苓、泽泻、丹皮、茜草各 10 g,淮山药、旱莲草、大蓟、小蓟各 15 g,白茅根 30 g,藕节 30 g。

加减:颧红潮热者,加地骨皮、白薇清退虚热;热毒壅盛,咽喉肿痛者,加连翘、金银花、紫花地丁清热利咽;夹有湿热,小便时有灼热者,去旱莲草,加石韦、六月雪、车前草清利湿热;心烦失眠者,加夜交藤、酸枣仁;头晕目眩者,加钩藤、菊花。

4. 气阴两虚

主证:病久尿血或镜下血尿,甚或兼见齿衄、肌衄,小便泡沫多,体倦乏力,头晕耳鸣,口干口渴,手足心热,午后颧红,舌质淡红,脉细弱或细数。

治法:益气养阴,固摄止血。

方药:四君子汤合二至丸加减。黄芪、太子参、女贞子、旱莲草、大蓟、小蓟各 15 g,茯苓、白术、生地黄、丹皮、地骨皮各 10 g,白茅根、藕节炭各 30 g,甘草 6 g。

加减:颧红潮热者,加银柴胡、白薇清退虚热;气虚下陷而且少腹坠胀者,加升麻、柴胡以助黄芪、太子参、白术健脾益气养阴;血虚而见面色少华者,加当归、阿胶以养血补血;心神失养而见夜寐不宁者,加酸枣仁、远志、龙眼肉补心益脾,安神定志;出血绵绵不止者,加仙鹤草、槐花、紫珠草等收敛以加强止血。

5. 脾肾两虚

主证:小便带血,色淡红,小便泡沫多,纳食减少,精神疲惫,面色萎黄,头晕目眩,腰膝酸痛,舌质淡红,苔白,脉虚弱。

治法:健脾益气,补肾固涩。

方药:补中益气汤合无比山药丸加减。黄芪20g,党参12g,白术9g,甘草6g,当归9g,陈皮9g,升麻6g,柴胡6g,山药15g,肉苁蓉12g,山萸肉12g,赤石脂12g。

加减:血虚者,加熟地、何首乌、阿胶;尿血量多者,加三七粉、茜草、地榆、琥珀粉;尿血日久不止者,加全蝎、益智仁、金樱子;头晕耳鸣,腰膝酸冷者,加鹿角胶、金毛狗脊、杜仲。

6. 瘀血阻滞

主证:病程日久,持续镜下血尿或蛋白尿,腰痛如刺,痛有定处,日轻夜重,舌质暗红,或有瘀斑,脉沉涩。

治法:活血化瘀,通络止痛。

方药:桃红四物汤加减。桃仁、红花、当归、川芎、郁金、川牛膝、地龙各10g,丹参15g,太子参15g,三七粉(冲服)3g,琥珀粉(冲服)1.5g。

加减:尿血绵绵不止者,加仙鹤草、槐花、紫珠草等收敛以加强止血;脾气不足者,加生黄芪、党参、白术以健脾益气;兼有风湿,而见肢体困重,阴雨天加重者,加独活、秦艽、金毛狗脊以祛风除湿;日久肾虚,兼见腰膝酸软无力,眩晕,耳鸣,小便频数者,加桑寄生、杜仲、续断以补肾强腰;腰痛引胁,胸胁胀痛不适者,加柴胡、佛手以疏肝理气;瘀血明显,腰痛入夜尤甚者,加全蝎、蝉衣、僵蚕等虫类药以通络止痛。

三、辨 治 体 会

1. 补益脾肾,益气养阴为本

"邪之所凑,其气必虚",邪从虚入,热毒客咽或湿热侵肠以诱发此病,故正气强弱是本病发展和转化的关键。正虚以气虚、阴虚或气阴两虚最为常见,病位在脾肾。气虚则肾络失充,血失裹摄而渗尿中;阴虚则虚火灼络,血溢脉外而随尿出,故治当顾护脾肾之气阴。健脾益气常用生黄芪、太子参、薏苡仁、白术、茯苓等。在补气药中重用生黄芪,其性甘微温,益气生津,既能达表固卫,又能充络摄血,且生品入药更无生热伤络之虞。少用人参、党参,此二者药性峻烈,用后反可阻滞气机运行,不如太子参性平清淡,且气阴双补。补肾养阴多选金毛狗脊、菟丝子、旱莲草、女贞子、甘枸杞、生地等。血尿病程较长,治疗用药非一日之功,投药切勿峻猛性烈。补肾药物避免辛燥之品,如附子、肉桂等辛燥伤阴,多用金毛狗脊、菟丝子、淫羊藿、淡大云等平补之品。

2. 清热凉血,息火宁络为急

IgA 肾病血尿发作之前,多有上呼吸道感染或肠道感染。究其病因,总为风热外邪或湿热下注所致。风热之邪从外而侵,肺脏先受,母病及子,邪热入肾;湿热之邪内侵,留注下焦,内舍于肾。风热和湿热均可灼伤肾络,迫血外溢,产生血尿诸证。热毒久羁伤津,血尿日久损伤营血,虚火炽燔,灼伤肾络而见尿血。如《景岳全书·血证》曰:"血本阴津,不宜动也,而动则为病……盖动者多由于火,火盛则迫血妄行。"因此,治疗上应注重清热息火。

风热外侵,肺先受之,故多用入上焦肺经之品以疏风宣肺,使热从上而解,常选用银花、连翘、蝉蜕、黄芩、防风、荆芥等以辛凉疏风宣散,取"治上焦如羽""火郁发之"之意;因肾阴亏虚,虚火灼络者,则应滋阴清热,药用黄柏、知母、丹皮、玄参、生地等品以滋阴潜阳,壮水制火;因气分实火,火入营血者,药用生石膏、丹皮、赤芍、大小蓟、地榆等寒凉之品以凉血止血;由湿热邪毒下注者,多选入下焦膀胱之品以清热利湿通淋,使邪热随尿而解,药用六月雪、白花蛇舌草、车前草、石韦、扁蓄、白茅根等;湿重者,常加藿香、佩兰、蔻仁、砂仁、苍术等芳香宣化之品,取其"湿去热孤",孤热易除之意。同时,清热利湿一定要顾护脾胃,不可伐胃伤阴。黄连、山栀、黄芩等苦寒之品,易伤阴伐胃,患者往往无法耐受,因此多投以连翘、竹叶等轻灵透达之品,既可清心经之火,又可使入营之热透营转气而解。

3. 活血化瘀,通络止血为要

血尿病程日久,诚如叶天士所谓"久病入络",瘀血阻络,血不循经则尿血不止。离经之血不能及时消散、排出或邪热虚火耗津炼液均可导致瘀血内停。瘀血与湿热毒邪交织为患则使病势加重,病情缠绵。由此,瘀血既是 IgA 肾病的病理产物,又可成为新的致病因素,故活血化瘀止血应贯穿治疗始终。临床上常可见患者面色晦暗,肢体麻木,腰痛固定,脉涩,舌质暗红或有瘀斑、瘀点等血瘀证的表现。现代医学研究也认为病程中免疫复合物的沉积、系膜基质增生、肾小球硬化、凝血纤溶异常等均可视为瘀血证的微观指标。活血化瘀能提高肾脏血流量,改善肾脏血液循环,促进纤维组织的吸收。活血化瘀药常用丹参、丹皮、赤芍、琥珀粉等凉血化瘀,三七粉、莪术、蒲黄、茜草等化瘀止血,且有止血不留瘀之功;少量应用通络药,如地龙、全蝎、蝉蜕、僵蚕、水蛭等,起到增强化瘀通络、延缓病情进展的作用。

四、康肾止血冲剂治疗 IgA 肾病血尿的临床应用

临证所见,IgA 肾病患者多有阵发性肉眼血尿(肉眼血尿过后为持续性镜下血尿)、倦怠乏力、口干咽痛、尿道灼热、舌质暗红或有瘀斑,故认为与气虚、血热、瘀血有关。气虚则血溢,瘀久正亦虚,瘀血不消又可郁而化热,故瘀、热、虚三者相合常使本病缠绵难愈。因此,益气通络、清热凉血常为治疗关键。笔者根据此法而拟康肾止血冲剂(为安徽中医学院第一附属医院院内制剂),可针对 IgA 肾病血尿发生的诸多环节发挥作用。康肾止血冲剂主要由太子参、赤芍、丹皮、茜草、连翘、三七粉、大蓟、小蓟、白茅根等组成。方中太子参性平偏凉,益气生津,既补气摄血,又防火热伤阴;丹皮清热凉血,活血祛瘀,《本草经疏》谓之"苦寒除血热,如血分,凉血热之要药也"。配伍赤芍更添凉血消瘀之力。茜草味苦气寒,善走血分,凉血以和阴,泻

火以制阳,既能清血中之热以止血,又能消壅积之瘀以行血,配伍三七更有止血而不留瘀之功效;连翘清热解毒又兼利尿,《医学衷中参西录》云其"具升浮宣散之力,流通气血……能透肌解表,清热逐风",使血分之热透出气分而解;大、小蓟凉血止血,《本草正义》曰:"二蓟主治,皆以下行导瘀为主。"合以白茅根清热利尿,使火热之邪从下而走。诸药合用,共奏益气通络、清热凉血之效。本方凉血之中寓以化瘀,清利之中寓以清补,乃祛邪兼以扶正,达到正充邪退之目的。

大量临床也验证了康肾止血冲剂对 IgA 肾病血尿有肯定的疗效,但其对 IgA 肾病血尿确切的作用机制及其能否干预 IgA 肾病长期的病程发展,能否确切改善 IgA 肾病的病理转归,尚需待今后进一步临床验证及探讨研究。

五、典型案例

案例1 张某某,男,32 岁。2002 年 5 月 16 日初诊。体检发现尿检异常 4 周。4 周前体检时,尿常规示蛋白(一)、红细胞(＋＋),此后连续 2 次复查结果均如此,尿相差示多形性红细胞＞80％,于外院经肾组织活检诊断为 IgA 肾病(轻度系膜增生型)。患者既往体健,无慢性病史,病程中无水肿、高血压,肾功能正常。刻下患者自觉体力较前下降,稍事劳作后,常感疲乏,未见肉眼血尿,平时口干喜饮,舌质红,苔薄少,脉细弱。西医诊断为 IgA 肾病(轻度系膜增生型);中医辨证为气阴两虚之尿血。治法:益气养阴,佐以化瘀止血。处方:生黄芪 30 g,太子参 15 g,白术 10 g,生地 10 g,女贞子 15 g,旱莲草 15 g,赤、白芍各 10 g,丹皮 10 g,茜草 15 g,丹参 15 g,泽兰 10 g,地榆炭 15 g,三七粉(吞服)4 g。每日 1 剂,水煎分 2 次服。

2002 年 5 月 30 日二诊:自觉口干、口渴减轻,体力有所增加,尿常规检查示红细胞仍为(＋＋),舌边红苔薄,脉细弱。于上方去丹皮、白芍,加藕节炭 30 g。

4 周后三诊:易疲倦、口干喜饮诸症基本缓解,尿常规示蛋白(一)、红细胞(＋),较前好转,舌尖偏红,苔薄,脉细。于上方加减:生黄芪 30 g,太子参 15 g,生地 10 g,淮山药 15 g,旱莲草 15 g,赤芍 10 g,淡竹叶 10 g,茜草 15 g,丹参 15 g,泽兰 10 g,地榆 15 g,藕节炭 30 g,三七粉(吞服)4 g。连服 5 周,临床无不适主诉,复查尿常规示红细胞 3～5/HP。上方稍作加减,又用 6 周,尿常规转阴,红细胞消失。巩固治疗 3 个月,反复检查尿常规均正常。

【按】IgA 肾病正虚以气虚、阴虚或气阴两虚最为常见,病位在脾肾。气虚则肾络失充,血失裹摄而渗尿中;阴虚则虚火灼络,血溢脉外而随尿出,故治当顾护脾肾之气阴。健脾益气常用生黄芪、太子参、薏苡仁、白术、茯苓等。在补气药中重用生黄芪,因其性甘微温,益气生津,既能达表固卫,又能充络摄血,且生品入药更无生热伤络之虞。少用人参、党参,此二者药性峻烈,用后反可阻滞气机运行,不如太子参性平清淡,且气阴双补。补肾养阴多选金毛狗脊、菟丝子、旱莲草、女贞子、甘枸杞、生地等。血尿病程较长,治疗用药非一日之功,投药切勿峻猛性烈。补肾药物避免辛燥之品,如附子、肉桂等辛燥伤阴,多用金毛狗脊、菟丝子、淫羊藿、淡大云等平补之品。

案例 2 周某,女,22 岁。2002 年 10 月 16 日初诊。患者于 2 个月前受凉感冒后出现血尿,无尿频、尿急、尿痛、腰痛。曾多处求医,服用中药汤剂或成药均未见好转。在南京某医院做肾活检示 IgA 肾病(轻度系膜增生型)。初诊时,患者腰酸乏力明显,舌质尖红、唇红,苔薄,脉细。体检无阳性体征。尿常规示红细胞(＋＋＋)、蛋白(＋)。中医辨为尿血(阴虚内热)。治拟滋阴清热为主,辅以凉血活血。药用:生地、川柏、连翘、竹叶、丹皮、赤芍、泽兰各 10 g,莪术 8 g,六月雪、旱莲草、大蓟、小蓟、地榆各 15 g,藕节 30 g,琥珀粉(分吞)1.5 g。水煎服,每日 1 剂,连服 14 剂。

2002 年 11 月 30 日二诊:患者前症减轻,舌尖红,苔薄,脉细。尿常规示红细胞(＋)、蛋白(－)。原方加生黄芪 20 g,甘枸杞 15 g,以益气补肾,连服 1 个月。

2002 年 12 月 30 日三诊:患者诸症皆退,尿检阴性。原方加减维持 3 个月,继以知柏地黄丸调理,病情稳定,临床症状控制,未再复发。

【按】IgA 肾病血尿发作之前,多有上呼吸道感染或肠道感染。究其病因,总为风热外邪或湿热下注所致。风热之邪从外而侵,肺脏先受,母病及子,邪热入肾;湿热之邪内侵,留注下焦,内舍于肾。风热和湿热均可灼伤肾络,迫血外溢,产生血尿诸证。热毒久羁伤津,血尿日久损伤营血,虚火炽燔,灼伤肾络而见尿血。治当滋阴清热,药用黄柏、知母、丹皮、玄参、生地等品以滋阴潜阳,壮水制火。

案例 3 王某,男,14 岁。2003 年 2 月 20 日初诊。患者 1 年前发热后出现肉眼血尿,曾就诊南京某医院,肾穿组织病理学诊断为 IgA 肾病(轻度系膜增生型),服用“泼尼松”“雷公藤多苷片”等治疗,近 1 年来镜下血尿持续难去。1 周前,感冒后血尿加重,遂来就诊。自诉伴咽痛,咳嗽少痰,腰酸。查体:咽部充血,扁桃体无肿大,双肾区无叩击痛,双下肢无水肿。尿常规示蛋白(＋)、红细胞(＋＋＋)。舌质暗,舌尖红,苔薄黄,脉浮数。辨证为尿血(外感风热兼瘀),治以疏风清热,兼以化瘀止血法。药用:金银花、连翘、桑叶、炒川柏、丹皮、大小蓟、茜草、蝉蜕各 10 g,仙鹤草 15 g,莪术 8 g,藕节 30 g,琥珀粉 1.5 g(分吞)。水煎服,每日 1 剂,连服 7 剂。

二诊:患者咳嗽、咽痛已除,自觉乏力,口干,腰酸不适,舌质暗红,苔薄,脉细。尿常规示红细胞(＋＋)、蛋白(＋)。辨证为气阴两虚夹瘀血,治以益气养阴,化瘀通络法。药物:生黄芪、太子参、金毛狗脊各 15 g,生地黄、丹参、丹皮、郁金、莪术、干地龙各 10 g,女贞子、旱莲草、卷柏各 30 g,琥珀粉 1.5 g(分吞),全蝎 2 g。每日 1 剂,连服 28 剂。

三诊:患者症状悉除,舌质淡暗,苔薄,脉细。尿常规示红细胞 4～5/HP、蛋白(－)。继守上方,再服 14 剂。患者再次就诊,无明显不适,舌质淡红,苔薄,脉细。予以滋阴益气法巩固疗效。原方去郁金、卷柏,加淡竹叶 10 g,桑寄生 15 g。连服 1 月后就诊,尿检转阴,以后随证加减,巩固疗效,至今未再复发。

【按】患者初诊时风热袭肺之候明显,治疗选用入上焦肺经之品,以疏风宣肺,使热从上而解,常选用银花、连翘、蝉蜕、黄芩、防风、荆芥等以辛凉疏风宣散,取"治上焦如羽""火郁发之"之意;风去热留,耗伤气阴,虚火内生,治当遵循滋阴潜阳,壮水制火,兼以益气。后期气虚血瘀,治疗以扶正活血祛瘀为法。

案例4 蒋某某,女,16岁。2004年12月14日初诊。患者出现血尿10个月,伴间歇性肉眼血尿,曾就诊某医院肾病中心,肾穿刺组织病理学诊断为IgA肾病(局灶增生型),病程中虽经治疗(具体药物不详),但疗效不显。平时易疲劳,查体:咽部不充血,扁桃体无肿大,双肾区无叩击痛,双下肢无水肿。尿常规示蛋白(++)、红细胞3~4/HP(未离心)。舌质淡红,苔薄白,脉细。辨证为尿血(气阴两虚),治以益气养阴,兼以清热止血法。药用:生黄芪、金毛狗脊、旱莲草、淮山药、地榆、大蓟、小蓟、茜草各15g,生地黄、炒川柏、连翘、蝉蜕各10g,莪术8g,白茅根30g,琥珀粉1.5g(分吞)。水煎服,每日1剂,连服14剂。

2004年12月28日二诊:患者诉咽干,仍易疲劳,复查尿常规示蛋白trace、红细胞1~2/HP(未离心),舌质淡红,苔薄,脉细。于上方加减:生黄芪、卷柏、白茅根、藕节各30g,旱莲草、地榆、大蓟、小蓟、茜草各15g,生地黄、丹皮、丹参、连翘、蝉蜕各10g,莪术、泽兰各8g,琥珀粉1.5g(分吞)。每日1剂,连服21剂。

2005年1月18日三诊:患者诉大便偏稀,余无不适,复查尿常规示蛋白(-)、红细胞2~3/HP(未离心),舌质淡红,苔薄,脉细。于上方去生地黄、藕节、连翘,加太子参15g,川芎8g,三七粉4g(分吞),继续服用。

2005年3月4日四诊:患者无不适,复查尿常规正常,舌质淡红,苔薄,脉细。守上方加减以巩固疗效。随访半年未见复发。

【按】IgA肾病临床辨证时,首当明辨虚实、标本之主次。该患者平素易疲劳,正虚即以气虚为主,日久气阴两虚,而无标实之征,故治疗以扶正为主,益气养阴为法,配以清虚热之品以制阴虚生内热之嫌,使扶正而不助邪,祛邪而不伤正,以达治疗目的。

第七章　糖尿病肾病

糖尿病肾病通常指糖尿病引起的肾小球硬化症,是糖尿病的严重并发症之一,其基本病理改变为肾小球毛细血管基底膜增厚和系膜区扩张。糖尿病肾病起病隐匿,早期肾功能正常,通常无明显的临床表现,一旦进展为临床期,肾功能则进行性恶化,已成为糖尿病患者的主要死亡原因之一。据报道,美国肾移植者中33％为糖尿病肾病患者,约60％的糖尿病发生终末期肾病。国外报道糖尿病肾病患病率为25％,国内报道糖尿病肾病总发生率为47.66％,其中早期糖尿病肾病发生率为13.5％～34.58％,因糖尿病肾病导致尿毒症死亡者占糖尿病患者的27％～31％。

糖尿病肾病的原发病是糖尿病,属于中医学"消渴"之范畴。消渴之初,多呈肺燥胃热之上中二消,往往迁延数载,久病及肾,肾失封藏,精微下泄,而逐渐成为本病。按"三消"分类,糖尿病肾病阶段多属于"下消"范围,亦有称之"肾消""消肾"者;发展至后期肾衰竭,患者出现水肿、贫血、少尿等症,则又归属于"水肿""虚劳""关格"等范畴。临床上,早期糖尿病肾病仅表现为易疲乏,临床糖尿病肾病则主要表现为疲乏无力,腰膝疲软或腰痛,视物模糊,蛋白尿,水肿,高血压,氮质血症等,肾外表现可有典型的多饮,多食,多尿,消瘦,皮肤瘙痒,或不出现典型的多饮,多食,多尿症状。因此,糖尿病肾病早期可归入中医学不同病症范畴讨论,如以微量蛋白尿和蛋白尿为主者可归入中医"精气下泄""虚损"等范畴;伴典型的多饮、多食、多尿,消瘦时当属"消渴""肾消"范畴;主要表现为水肿,肾功能不全者,当属中医"虚劳""水肿""关格"等范畴;若后期合并动脉硬化、冠心病等,应同时考虑中医的"眩晕""心悸""胸痹"等病症。

一、病　因　病　机

古人已认识到消渴病日久可累及肾,出现水肿、尿浊。《圣济总录》云："消渴病多转变"，"此病久不愈，能为水肿痈疽之病……消渴病久，肾气受伤，肾主水，肾气虚寒，气化失常，开阖不利，水液聚集于体内而为水肿。"糖尿病肾病病因归同消渴病，与禀赋不足、饮食不节、情志失调、劳伤太过、肾元亏虚密切相关。先天禀赋不足，五脏虚弱，尤其是脾肾亏虚，是该病发病的内在基础。如《灵枢·五变》指出："五脏皆柔弱者，善病消瘅。"其次饮食不节、贪食甘美、劳倦内伤是导致本病的直接因素。如《素问·奇病论》谓："此人必数食甘美而多肥也，肥者令人内热，甘者令人中满，故其气上溢，转为消渴。"而七情失调、五志过极、劳欲过度在消渴发生中也有重要影响。

本病病机为本虚标实，本虚是指阴阳、气血、五脏亏虚，主要是气阴两虚；标实是指瘀血、痰浊等，主要是病变过程中由于各种原因导致这些病理产物的生成，交互为患而致瘀浊内阻，即谓"奇恒柔弱、内热熏蒸、伤津耗气、血稠液浓、蓄浊失精"。初发时以阴虚燥热为主，逐渐转化为气阴两虚或阴阳两虚，夹瘀、夹湿、夹浊毒，即"本虚标实"之证。目前学者认为糖尿病早期以气阴两虚为多见；中期在早期基础上气虚及血，阴损及阳，血不利而为水，痰湿、水气、瘀血互结体内；晚期病情继续发展，气血阴阳俱衰，五脏皆病，三焦阻滞，升降失常，水湿浊毒泛滥，多生变证，成为气机逆乱之关格重症。

1. 气阴两虚是基本病机

先天禀赋不足，五脏虚弱是糖尿病的发病基础，气阴两虚是糖尿病及糖尿病肾病的基本病机，是病理转机的关键。在糖尿病及糖尿病肾病的全过程中，尽管可以出现燥热、阴虚、血瘀、湿浊等不同的病理变化，但这些变化或是阶段性的，或是该病之"标"而非其"本"，唯有气阴两虚才是贯穿于糖尿病及糖尿病肾病全过程的基本病理变化。阴虚、气虚又是血瘀、痰湿形成的重要基础。由于阴虚内热，津液不足，不能载血循经畅行，使血液黏滞，致阴虚血瘀并存。周学海在《读医随笔》中说："夫血犹舟也，津液水也。""津液为火灼竭，则血行愈滞。"论述了热灼津亏导致血瘀的病理过程。同时气虚运血无力而致血流缓慢，共同导致血脉瘀阻。而血不利则为水，瘀血又可加重水液代谢障碍。

总之,病变早期阴虚为本,日久耗气,致气阴两虚,病变后期阴损及阳,阴阳俱虚。气虚运行无力,阴虚血行涩滞,早期气阴两虚证得到有效控制,可以转化为气虚或阴虚,疾病逐渐向愈;否则可由气及血致瘀血阻滞,或阴损及阳致阴阳两虚造成变证丛生,使病情恶化。

2. 瘀血阻络贯穿始终

糖尿病肾病发病中,瘀血、痰浊等致病因素可在病变某个阶段同时并存或相继出现,且相互作用,相互影响,错综复杂,是导致糖尿病肾病发生、发展的重要因素。脾胃气虚,水谷精微化生不足致人体气虚,气为血帅,气行则血行,气虚不能鼓动血液运行,血液停滞则气虚致瘀;喜食肥甘厚味,易生痰湿,其性黏滞,易阻滞气机;或情志失调,肝失条达,气机阻滞,阻碍血之运行则气滞致瘀;阴液流失,阴虚燥热,煎熬津液,更加津亏液少,而津血同源,互为滋生,津亏则不能载血畅行而阴虚致瘀;消渴日久,阴损及阳而致阴阳两虚,血宜温,温则通,阳虚则寒,寒则血凝而阳虚致瘀;消渴为久病顽疾,久病入络,血脉瘀滞,则久病致瘀。脾肾气虚,对水液的蒸腾、输布、气化功能失司,以致水湿停聚,湿浊潴留;或气阴两虚,阴阳两虚以致中焦升降之枢、下焦出入之窍失于气推、阴滋和阳运,致使升降开合之机失常,肾关不开,小便不得泄而导致湿浊、溺浊内储。

糖尿病肾病之瘀浊作为病理产物一经形成,又可成为新的致病因素作用于机体。阻气碍津,影响气化、化热伤阴,使糖尿病肾病之消渴加重;阻滞于肾,阻碍气化,使肾主水之功能不能正常发挥,导致水肿发生;阻塞肾关,使肾主开阖之职失常,精微失摄而下泄,形成糖尿病肾病的蛋白尿;壅塞三焦,阻碍气机,导致脏腑功能失调加重;阻塞经络,壅滞气血,又成为引起和加重血瘀证的要素;蕴结日久,而化热生毒,浊毒上逆,可引起神志不清、恶心呕吐等症状。

3. 脾肾亏虚是病理基础

脾为后天之本,肾为先天之本。脾肾两脏亏虚,多由消渴日久调治失当,加之先天肾元禀赋不足,后天脾胃因饮食失节或消渴病后的各种病因直接导致其虚损,脾虚则健运失权。水谷精微失于运化输布。水湿潴留,精微下泄,肾虚封藏失职,气化不利,水湿浊毒内停。病情若继续发展,脾肾劳衰,所用失司,气血俱伤,血脉瘀阻,浊毒积聚,诸症四起,最终阴阳皆损,升降失常,三焦阻滞,转为气机逆乱之关格。所以脾肾亏虚是本病的病理基础。本病蛋白尿的出现与脾肾两脏功能关系密切。脾主升清,脾气散精,主运化、统摄;肾主封藏,司职开合。精微物质的升清输布主要由脾肾二脏主持。由于消渴日久,阴损及阳,渐至肾阳亏虚。脾阳失肾阳之温煦,则脾阳不振;或患者平素过食寒凉,久则伤及脾阳,则脾阳自虚;终至脾肾阳气俱虚。若脾阳不足,脾失健运,则脾不散精、失于统摄;若肾阳不足,肾失封藏,开阖失常,则精气下泄,清浊混下,形成蛋白尿。因此糖尿病肾病其脾肾气血阴阳亏虚为本,水湿浊毒瘀滞为标;标与本的此消彼长,影响着本病的发展与变化。

总之,本病病位主要在脾肾(尤其在肾),关及肝心肺胃。早期以肝肾气阴两虚为主;中期则以脾肾气虚多见,逐渐肾体虚损劳伤,肾用失司,气血俱伤,脉络瘀阻,湿浊瘀血内蕴化毒;晚期肾气衰败,五脏损极,浊毒壅塞三焦,升降失常,水湿泛滥,气机逆乱而成危候。血瘀、痰湿是在脾肾(或肝肾)气阴两虚的基础上发展成的,阴虚、气虚是血瘀、痰浊形成的重要基础。

二、辨 证 论 治

1. 气阴两虚

主证:小便频数,口渴多饮,体形消瘦,倦怠乏力,大便干结,五心烦热,脉细无力,舌质红,苔薄。伴有蛋白尿和肢体水肿。

辨证分析:消渴病患者多先天不足,脏腑虚弱,病久更是耗气伤津,故糖尿病肾病早期常见气阴两虚。气虚,对水液的蒸腾、输布、气化功能失司,以致水湿停聚,湿浊潴留;气虚统摄无力,精微下泄,则小便频数,出现蛋白尿;阴虚则津亏失润,出现消瘦,大便干结;脉细无力、舌质红、苔薄,更为气阴两虚之征象。

治法:益气养阴。

方药:生黄芪 15g,太子参 15g,生地 15g,茯苓 10g,丹参 10g,炒白术 10g,白茅根 30g,女贞子 15g,旱莲草 10g,泽泻 10g,莪术 8g,干地龙 8g,蝉衣 10g。

2. 肝肾阴虚

主证:头晕耳鸣,腰膝酸软,尿频量多,混浊如膏,口干咽燥,舌红,苔少,脉细数,伴有少量蛋白尿。

辨证分析:肝主藏血,体阴用阳。肾主藏精,为阴阳之本。肝之与肾,乃母子相生,乙癸同源。肝失疏泄,肾失固摄之权而见尿频量多,精微随尿下泄,致尿混浊如膏;肝肾之精血不足,不能濡养精窍,致头晕、耳鸣;肾虚腰失所养则腰膝酸软;肾水亏虚,水不涵木则肝木化风鼓动,肝阳亢逆于上,形成头晕、耳鸣等证。脉细数、舌红、苔少,为阴虚内热之征象。

治法:滋肝益肾。

方药:天麻 10g,钩藤(后下)15g,菊花 15g,生地 20g,茯苓 10g,泽泻 10g,女贞子 15g,旱莲草 15g,淮山药 15g,郁金 10g,川芎 8g,丹参 10g,丹皮 10g,炒川柏 10g。

3. 脾肾亏虚

主证:气短乏力,纳呆腹胀,腰膝酸软,耳鸣耳聋,夜尿清长,大便溏薄,面色萎黄,舌淡胖大,边有齿痕,苔白,脉沉弱或虚细。

辨证分析:脾肾亏虚是本病的病理基础,肾为先天之本,生命之根;而脾胃为后天之本,气血生化之源。脾肾二脏在生理上相互资助,相互调养,在病理上也相互影响,互为结果。脾胃虚弱,生化无源,先天之精得不到后天之精的充养,致肾更虚,精气不固,摄纳无权,精气下泄,见夜尿清长,大便溏薄;反之,命门火衰,脾失温煦,脾阳亦虚,后天气血化源亏乏,诸脏皆失其充养,故见气短乏力、面色萎黄等;舌淡、苔白,脉沉细弱,皆为阳虚之象。

治法:健脾益肾。

方药:生黄芪 30g,炒白术 10g,丹参 15g,甘枸杞 10g,太子参

15 g,淮山药 15 g,白茅根 30 g,茯苓 15 g,竹茹 10 g,泽兰 15 g,莪术 8 g,全蝎 2 g。

4. 肾阳衰败

主证:全身水肿,形寒肢冷,面色晦暗或白,精神委靡,头晕目眩,腰酸背痛,神疲嗜睡,胸闷纳呆,恶心呕吐,口有秽臭,大便溏泄,尿少或无尿,舌质淡胖大,苔白腻或垢腻,脉沉细无力。

辨证分析:肾为藏精泄浊之总司,脾为水谷运化之枢纽。疾病后期病情加重,脾肾衰败,精浊相干,水谷不化,水湿痰浊丛生,积久不化,阻滞三焦,从而导致三焦气机不利,清阳不升,浊阴不降,引起胸闷、呕恶等证。肾阳衰微,浊毒壅闭三焦,肾关不开,则少尿或无尿。水湿潴留,泛溢肌肤,则水肿,甚则出现胸水、腹水。

治法:健脾益肾,化湿降浊。

方药:生大黄(后下)10 g,漂苍术 8 g,竹茹 10 g,白茅根 30 g,土茯苓 15 g,六月雪 10 g,丹参 10 g,丹皮 10 g,川芎 8 g,生薏苡仁 30 g,生黄芪 30 g,桑寄生 15 g,淮山药 10 g,莪术 8 g,煅龙、牡各 30 g。

三、兼症的治疗

恶心呕吐者,加用代赭石、半夏、竹茹降逆止呕;皮肤瘙痒者,用地肤子、白鲜皮、赤芍祛风养血止痒;水肿者,加粉防己、大腹皮、玉米须、车前草利水消肿,并配以温肾药淫羊藿、巴戟天达到温肾利水之功;夜尿频多者,加桑螵蛸、黄精缩尿;眠差者加酸枣仁、茯神、夜交藤助眠;腰酸者加用金毛狗脊、川牛膝强腰;耳鸣者,加用葛根、钩藤、川芎、灵磁石;腹胀者,加用佛手、绿梅花、枳壳;血脂高者,加用绞股蓝、山楂、银杏;视物模糊者,加用杭菊花、谷精草、干枸杞养阴明目。

四、辨病治疗

曹恩泽教授在临床诊治时,重视中医辨证与现代医学病理分型相结合,治疗上兼具针对性与全局性,把握糖尿病肾病不同类型之间的共性和个性,分别予以辨病治疗,糖尿病肾病最突出的共同病理特征有二。

1. 高凝状态贯穿始终

现代医学研究认为,高凝状态是绝大多数肾脏病的共性,糖尿病肾病也不例外,因此治疗的过程中重视活血化瘀药物的应用。常用药物有丹参、益母草、桃仁、红花、川芎和三七等。另外,曹恩泽教授还重视地龙、全蝎等虫类药物和三棱、莪术等破血化瘀药物的应用,常配伍使用益气、温阳和滋阴药物。

2. 持续存在的蛋白尿

糖尿病肾病后期肾小球滤过率进行性下降的同时,尿蛋白往往持续存在。大量的蛋白尿进一步加重肾损害,造成恶性循环,此时西医无有效的治疗方法。曹恩泽教授在活血化瘀治疗的同时,常辨病使用雷公藤消减尿蛋白。雷公藤有效成分雷公藤多苷能维持肾小球滤过膜的阴电荷屏障,降低肾脏合成血栓素 A_2 水平,抑制血管内皮细胞生长因子的生存与分泌;降低肾小球滤过膜的通透性,减少蛋白的排出;具有抗炎,抑制免疫反应,抑制细胞区基质细胞及基底膜的增生等作用,从而改善糖尿病肾病的病理改变。同时选用黄芪、党参、芡实、金樱子、杜仲、牛膝等补肾益气中药辅助治疗。另外,在糖尿病肾病的治疗过程中,多应用虫草类制剂(如百令胶囊等)。现代医学研究表明,百令胶囊为人工虫草制剂,具有抗衰老,增强 SOD 活性,降低 LPO 水平,抑制血小板聚集,降低血黏度等作用。另有研究表明,虫草能刺激肾小管上皮细胞增殖,加速肾细胞修复,保护肾功能,降低尿蛋白,同时还有降糖功效。

五、益气养阴、活血通络为治疗之核心

气阴两虚为糖尿病肾病基本病机,瘀血阻络贯穿糖尿病肾病始终,故糖尿病肾病治疗以益气养阴,活血通络为关键。糖尿病肾病初期,阴虚为主,阴损及气,气阴两虚;消渴病日久,由于阴津亏耗,无以载气而致气散气耗。燥热之邪也能伤阴耗气,再加久病不复,损伤正气,均可导致气虚。明代医家戴元礼指出:"三消久久不治,气极虚。"

明确指出本病迁延日久势必伤气。症见神疲乏力,少气懒言,头晕等。肾气亏虚,失于固摄,故见尿频,尿多,夜尿尤多,尿浊,尿有泡沫。

本病病程较长,久病入络,故肾络瘀阻是其病机中不可忽视的重要方面。证之临床,络脉瘀阻或因阴虚血少脉涩,或因气虚血缓脉滞,或因阳虚血寒脉凝,从而导致糖尿病肾病之瘀血证。血瘀可贯穿糖尿病肾病全过程。消渴病由于阴虚内热,津液不足,不能载血循经畅行,使血液黏滞,致阴虚血瘀并存。周学海在《读医随笔》中说:"夫血犹舟也,津液水也。""津液为火灼竭,则血行愈滞。"论述了热灼津亏导致血瘀的病理过程。同时气虚运血无力而致血流缓慢,共同导致血脉瘀阻。因肾乃人体先天之本,主藏精而寓元阴元阳。元阳温煦推动、激发脏腑与组织器官的功能活动,而元阴受承五脏六腑之精而藏之,有濡养、滋润脏腑与组织器官的功能。如《景岳全书》曰:"五脏之阴气非此不能滋,五脏之阳气非此不能发。"故由于素体禀赋不足,饮食失节,情志失调,劳欲过度,消灼脏腑之阴液等多种原因导致阴津亏损,燥热偏胜之病机。肾阴亏虚则使肾失濡养,开阖固摄失权,则水谷精微直趋下泄,随小便而排出体外,故有尿甜之症。故本病治疗当以益气养阴,活血通络为主。

滋补肾阴常用生地、熟地、枸杞、山萸肉、旱莲草、女贞子等,而慎用辛燥之品,以防竭阴耗液。益气之品,药性也宜平和清淡,如黄芪、太子参、白术等,人参、党参药性峻烈,用后易致气机壅滞;对肾阳虚者,健脾益肾常可加用淫羊藿、金毛狗脊、益智仁等,但温阳慎用附子、肉桂温燥之品。滥用温燥,难于中病,且易耗伤阴液。补益脾肾还应注意平衡阴阳、调理气血,以增强机体抗病能力,同时调整机体免疫功能,预防各种外邪的入侵,避免诱发因素,减少病情的反复。活血化瘀除草本类药物如丹参、川芎、泽兰、莪术等可多药并举外,另可加用虫类药,如地龙、僵蚕、全蝎、蝉蜕等,此类药物善于活血通络,搜剔驱邪,直达病所,还有平肝熄风,止痉利尿之效;少量应用可起到活血化瘀、改善微循环、调整机体功能的作用,有益于病情的恢复。曹恩泽教授根据多年临床经验,创立验方制剂糖肾康颗粒,该方由黄芪、生地黄、丹参、全蝎、大黄、太子参等组成,具有益气养阴、活血通络的作用。实验研究表明该方对实验性糖尿病大鼠早期肾脏病变的作用及肾脏组织中转化生长因子 β_1(TGF-β_1)表达的影响的观察,结果显示糖肾康颗粒可降低糖尿病大鼠肾重/体重比值($P<0.05$);糖尿病模型大鼠尿微量白蛋白排泄明显减少,血 β_2-MG 水平降低,尿 β_2-MG 含量减少,减轻/延缓电镜下肾脏超微结构损害,抑制鼠肾组织中 TGF-β_1 表达。表明糖肾康对实验性糖尿病肾病有防治作用,其机制可能与抑制组织中 TGF-β_1 的表达有关。临床观察也表明糖肾康对糖尿病肾病患者各项肾损害实验指标有明显的改善作用。

六、典型案例

案例1 武某,女,64 岁。2003 年 8 月 17 初诊。患者 4 年前出现口渴多饮、乏力,空腹血糖为 9.38 mmol/L,诊断为 2 型糖尿病。间断服格列喹酮等治疗,血糖不稳定。1 年前间断出现下肢水肿,尿常规示尿蛋白(＋＋),肾功能正常。以后曾多次查尿蛋白均为(＋)～(＋＋),2 周前因劳累后症状加重,水肿明显,化验尿蛋白(＋＋),尿红细胞 8～10/HP。症见为腰酸、疲乏无力,口渴,双下肢轻度水肿,舌质暗红,苔薄,脉细无力。西医诊断为糖尿病肾病;中医诊断为消渴、水肿(气阴两虚)。治宜益气养阴,利水消肿。处方:生黄芪 15 g,太子参 15 g,丹参 10 g,炒白术 10 g,白茅根 30 g,金毛狗脊 15 g,川芎 8 g,泽兰 10 g,莪术 8 g,干地龙 8 g,蝉衣 10 g,玉米须 30 g。连服 20 剂。

二诊:服药后,症状好转,水肿消失,尿红细胞消失,尿蛋白(＋)。原方去玉米须、白茅根、泽兰,加淮山药 15 g,甘枸杞 10 g,女贞子 15 g,以补肝肾之阴,连服 2 周。

三诊:病情稳定,空腹血糖 6.1 mmol/L,尿蛋白转阴,在上方基础上加全蝎 2g 以加强活血通络巩固疗效,连续服用稳定病情。

【按】病情发展到糖尿病肾病阶段,气阴两虚是主要病机,对于早期糖尿病肾病应以补为主,扶助正气,气阴并重,冀正气旺而抗邪,是防止病情恶化,稳定、缓解病情的关键。同时,气为血帅,气行则血行,气虚不能鼓动血液运行,血液停滞成为瘀血;津亏则不能载血畅行而致瘀血,因此,瘀血阻络是病机发展之必然。"上工治未病",故疾病早期予以化瘀通络之品可使气血调和,经脉畅通,驱毒邪外出,使机体整体功能恢复。

案例2 盛某,男,61岁。糖尿病病史10年,腰酸、头晕2年于2002年10月14日就诊。症见头晕耳鸣,腰酸乏力,舌质红苔少,脉细数。测血压150/100 mmHg,双下肢无明显水肿。实验室检查示空腹血糖8.1 mmol/L,尿蛋白(++),24小时尿蛋白定量2.5 g,肾功能正常。双肾B超示轻度弥漫性病变,右肾囊肿。心脏彩超示老年性主动脉瓣钙化并轻度二尖瓣关闭不全,主动脉瓣关闭不全。西医诊断为2型糖尿病、糖尿病肾病、高血压病;中医诊断为消渴、腰痛、眩晕,辨证为肝肾阴虚。肝肾阴亏,阳亢于上,形成头痛、眩晕等症,耳为肾之外窍,肾精损耗,不能上濡清窍,而无根之火上浮引起耳鸣。拟以滋肝益肾,平肝潜阳。处方:天麻10 g,钩藤(后下)15 g,菊花15 g,生地20 g,女贞子15 g,旱莲草15 g,淮山药15 g,郁金10 g,川芎8 g,丹参、皮各10 g,炒川柏10 g,煅龙、牡各30 g。连服20余剂。

二诊:服药后,腰痛明显减轻,头晕、耳鸣好转。测血压140/90 mmHg,尿常规示蛋白(+),舌质淡红,苔薄,脉弦细。仍以滋补肝肾为主,并在原方基础上加活血通络之莪术8 g,干地龙10 g,全蝎2 g以防阴亏瘀结。再服20余剂。

三诊:临床症状已消失。舌质淡红,苔薄,脉弦细。测血压124/75 mmHg,尿常规已基本转阴。此期在补益肝肾的基础上,并佐以健脾益气之品,以实气血生化之源。处方:生黄芪30 g,太子参15 g,生地黄10 g,炒白术10 g,淮山药15 g,丹参10 g,白茅根30 g,川芎8 g,赤芍10 g,泽兰10 g,蝉衣10 g,全蝎2 g。连续服用以稳定病情,巩固疗效。

【按】 此证多见于糖尿病肾病伴高血压者。中医学认为,肝主藏血,体阴用阳;肾主藏精,为阴阳之本;乙癸同源,肝肾交融,则阴阳升降有序,气血平和。糖尿病肾病常见肾水亏虚,则水不涵木,肝木化风鼓动,肝阳亢逆于上。若肝之阳气升腾太过、无以制约,妄动而成上实下虚之证候,如《临证指南医案》载:"夫阳动莫制,皆脏阴少藏,自觉上实下虚。""因精血衰耗,水不涵木,木不滋荣,故肝阳偏亢。"因此,本证重在滋补肝肾,调理气血,平衡阴阳。由于阴液亏虚及亢阳上扰的程度不同,在具体应用上要根据病情轻重权衡主次,如阴虚重、阳亢轻,应以滋阴为主、潜阳为辅,同时肝肾同补以纳肝阳;若阳亢重、阴虚轻者,应以潜阳为主、滋阴为次,同时可在潜阳药中,佐以泻火以抑肝火;若阴虚与阳亢并重,在处方用药上应滋、潜并重。

阴虚阳亢,津液亏损进一步发展可引起血行不畅,经脉滞塞,形成夹瘀证候,故活血化瘀必不可少。针对以上病机,制定滋肝益肾、活血化瘀治法。补益之品常用生地、枸杞、山药、旱莲草、女贞子等,而慎用辛燥之品,以防竭阴耗液。活血化瘀除草本类药物外,更可加用虫类药,如地龙、僵蚕、全蝎等,此类药物善于活血通络,搜剔驱邪,直达病所,还有平肝熄风,止痉利尿之效,少量应用可起到活血化瘀、改善微循环、调整机体功能的作用。

案例3 方某,女,54岁。2002年3月18日初诊。患者5年前出现口渴多饮,测空腹血糖为10.57 mmol/L,尿糖(+++),诊断为糖尿病,间断服消渴丸、二甲双胍等药物治疗。1个月前出现间断双下肢水肿,化验尿蛋白(+++)。初诊时证见神疲乏力,畏寒头晕,腰酸,纳呆,恶心,舌淡胖,苔薄腻,脉沉无力。查体:双下肢稍肿,肾区叩击痛(-)。实验室检查示肾功能正常,尿常规示蛋白(++),红细胞2~3/HP。西医诊断为糖尿病肾病;中医诊断为水肿,证属脾肾亏虚夹湿浊。脾肾亏虚,健运失司,湿浊中阻,清气不升,而见纳呆,眩晕乏力;腰为肾之府,肾失所养则腰酸;舌质淡胖,苔薄腻均为瘀浊内蕴之征象。拟以化湿降浊,健脾益肾为治。处方:漂苍术10 g,竹茹10 g,白茅根30 g,丹参10 g,丹皮10 g,川芎8 g,生薏苡仁30 g,茯苓15 g,生黄芪30 g,桑寄生15 g,莪术8 g。连服20剂。

二诊:服药后,神疲乏力有好转,纳呆减轻,但仍感头晕,腰酸,舌质淡红,苔薄,脉弦细。原方去苍术、竹茹,加怀牛膝、天麻。再服20

余剂。

三诊:胃纳转佳,头晕消失,乏力腰酸均减轻,舌质淡红,苔薄,脉细。尿常规示蛋白(+),红细胞消失。予以益肾健脾为主。处方:生黄芪30g,炒白术10g,丹参15g,甘枸杞10g,太子参15g,淮山药15g,白茅根30g,茯苓15g,泽兰15g,莪术8g,全蝎2g。连服20余剂。

四诊:前述诸症消失。继用上方益肾健脾中药。以后随访并随证加减,病情稳定。

【按】糖尿病肾病脾肾亏虚为本,此证患者需补益脾肾,以扶正固本。益气之品,药性宜平和清淡,如太子参等,人参、党参药性峻烈,用后易致气机壅滞;健脾益肾常可加用淫羊藿、山茱萸、枸杞等,但温阳慎用附子、肉桂温燥之品。滥用温燥,难于中病,且易耗伤阴液。补益脾肾还具有平衡阴阳、调理气血的作用,以增强机体抗病能力,同时调整机体免疫功能,预防各种外邪的入侵,避免诱发因素,减少病情的反复。

案例4 钱某,女,60岁。因糖尿病11年伴肾功能下降2年,于2002年3月18日就诊。初诊时症见面色晦暗,头晕,乏力,腰酸,纳呆,恶心,舌质暗红,苔薄腻,脉弦细。测血压155/95 mmHg,双下肢未见明显水肿,肾区叩击痛(-)。B超提示双肾缩小。实验室检查:肾功能示尿素氮20.8 mmol/L、肌酐308 μmol/L、尿酸696 mol/L,尿常规示蛋白(++)、红细胞2~3/HP。西医诊断为糖尿病肾病、慢性肾功能不全(失代偿期)、肾性高血压;中医诊断为虚劳,证属肾阳衰败夹湿浊。脾肾衰败,健运失司,湿浊中阻,清气不升,而见纳呆、眩晕乏力;腰为肾之府,肾失所养则腰酸。面色晦暗,舌质暗红,苔薄腻均为瘀浊内蕴之征象。拟以化湿降浊,健脾益肾。处方:生大黄(后下)10g,漂苍术10g,竹茹10g,白茅根30g,土茯苓15g,菊花10g,钩藤(后下)10g,丹参、皮各10g,川芎8g,生薏苡仁30g,生黄芪30g,桑寄生15g,淮山药10g,莪术8g,煅龙、牡各30g。连服20剂。

二诊:药后面色晦暗好转,纳呆减轻,但仍感头晕乏力,腰酸。舌质淡红,苔薄,脉弦细。血压 120/95 mmHg。原方减去化湿之苍术、竹茹。再服 20 余剂。

三诊:胃纳转佳,头晕消失,乏力腰酸均减轻,舌质淡红,苔薄,脉细。血压 130/80 mmHg,肾功能示尿素氮 10.8 mmol/L,血肌酐 210 μmol/L,尿酸 600 μmol/L,予以益肾降浊为主。处方:生黄芪30 g,炒白术 10 g,竹茹 10 g,丹参 15 g,甘枸杞 10 g,太子参 15 g,淮山药 15 g,菊花 10 g,钩藤(后下)15 g,白茅根 30 g,炒川柏 10 g,泽兰 15 g,莪术 8 g,生大黄(后下)10 g,全蝎 2 g,煅龙、牡各 30 g。连服 20 余剂。

四诊:前述诸症消失。血压稳定,波动于 130/(70~80)mmHg。继用上方益肾健脾降浊中药。以后随访并随证加减,肾功能稳定。

【按】糖尿病肾病患者,尤其发展至慢性肾衰竭时,脾肾衰败不可避免。肾为藏精泄浊之总司,脾为水谷运化之枢纽。脾肾衰败,精浊相干,水谷不化,水湿浊毒丛生,积久不化,阻滞三焦,清不得升,浊不得降。当此之时,及时降逆泄浊,祛除水湿浊毒,保持三焦气机通畅,升降有序,显得尤为重要。此时掌握扶正与祛邪的法度,辅以通利之品,消除或减轻患者的痛苦是非常必要的。中药利水消肿有明显的疗效,且具有稳定、持久、循序渐进、副作用少的特点,但应采用淡渗利湿之品,如白茅根、泽兰、茯苓等,切勿滥用峻逐利水药物,以防止病情恶化。如是则水湿除而三焦畅,浊毒消而气机达。另外,此证患者多病程较长,《医林改错》曰"久病入络为血瘀",且久病多虚,正气不足,气无力帅血也进一步加重瘀血。故活血化瘀应贯穿本证治疗的始终。

第八章　狼疮性肾炎

系统性红斑狼疮(SLE)是一种临床表现有多系统损害症状的慢性系统性自身免疫病,其血清具有以抗核抗体为主的大量不同的自身抗体。本病病程以缓解和急性发作交替为特点,好发于青年女性,男女之比为1∶9,在我国的患病率为1/1000,高于西方国家报道的1/2000。SLE常累及多系统、多器官,但以肾脏为最常见。高达75%的SLE患者有肾脏损害的临床表现,称为狼疮性肾炎(LN),是常见的继发性肾脏疾病之一。

近年来,随着医学的发展和进步,早期诊断及综合性治疗使本病的临床治疗水平有了较大的提高,预后已较前明显改善。狼疮性肾炎的治疗可分缓解诱导和缓解维持两个阶段,目前主张在糖皮质激素的基础上,以环磷酰胺治疗活动性LN,而硫唑嘌呤为LN维持治疗的有效药物。糖皮质激素、硫唑嘌呤和环磷酰胺三药组成的治疗方案,疗效高,费用低,但上述药物的毒副作用严重影响了疗效的取得及患者对治疗的耐受性。对此,在上述治疗的基础上,运用辨证论治和辨病论治,充分发挥中西医结合治疗LN的优势,通过诸多医家及曹教授多年的临床实践与观察表明:中西医结合是巩固疗效、预防复发及提高LN尿毒症抢救成功率的有效途径和重要手段。

祖国医学虽无狼疮性肾炎的病名,但根据其病程经过及临床表现特点来看,可归属于"阴阳毒""红蝴蝶""日晒疮""水肿""痹证""虚劳"等范畴。

一、病 因 病 机

中医认为本病虽然复杂多变,但仍有规律可循,其病机可概括为本虚标实,本虚主要表现为阴虚,标实为热毒、湿毒和瘀血。

1.肝肾阴虚乃发病之本

中医认为本病患者系先天禀赋不足,肾精亏虚;或因七情内伤、劳累过度,阴阳失调;或房事不节,伤及肾精,复感湿毒之邪;或服食毒热之品(如药物、日晒等),以致气血运行不畅,气滞血瘀,经络阻隔,又因毒邪久稽,灼伤阴血,终致五脏六腑受损。

患者素体阴虚,阴虚则易生内热,邪热内伏,郁久化毒,客邪再至,适逢诱因,内外相引,故而发病。湿热毒邪内舍营血,盘踞阴分,深伏下焦肝肾,使阴津愈耗,正气愈亏,则毒邪猖獗,灼津炼液,耗血动血,化毒化瘀,毒瘀交结,阻滞脉络,内熏脏腑。外感热毒,加之大剂量具有阳刚之性激素的服用,势必生热耗液,而致阴虚火旺或热毒之证进一步加重。而阴虚火旺或热毒炽盛,日久均可伤津耗液,从而致使阴液亏损之象更加突出。阴虚火旺与热毒炽盛,一为虚火,一为实热,两者同气相求,肆虐不已,戕害脏腑,损伤气血,且随病情的迁延,日久阴损及阳,导致阳气不足,脾肾阳虚,开阖不利,水液停聚而为水肿。正愈虚则邪愈横,邪愈盛则正愈耗,互为因果,形成恶性循环,终致五脏俱损,整个机体气化功能衰惫,从而使病情缠绵难愈。

2. 热毒瘀血为发病之标

LN的发生,是由内外因综合所致,内因为先天禀赋不足,肝肾阴亏,气阴两虚,络脉瘀阻;或七情内伤,阴阳失调,气血逆乱,营卫不和,卫外不固。外因多为热毒乘虚而入,燔灼肌肤,或湿毒之邪内困,郁久化热。正如《医宗金鉴》中说:"异气者,此气适中人之阳,则为阳毒,适中人之阴,则为阴毒。"热毒有内、外之分,属外感者,多为六淫风、寒、燥、湿等邪气,皆能郁滞而化热化火,如寒郁化热、湿郁化火等;属内生者,常由脏腑阴阳气血失调,阳气亢盛而成。平素嗜食辛辣、荤腥、刺激之品,或长期情志内伤,或因日晒或药物所致,或劳逸失度,日久蕴热而生,加之肝肾阴亏,内生热毒。内外合邪,灼伤阴血,扰动血络而肆虐为患。热毒伤于血络,血热外溢,凝滞于肌肤则见皮肤红斑。热毒内侵营血,热陷心包,热甚动风,或劫灼营血,动血耗血。毒热凝滞,阻隔经络则关节肿痛,毒热内陷则五脏六腑均受累。

此外血瘀病机贯穿LN病变始终,或因感受外邪而致瘀,如热毒乘虚而入,燔灼肌肤,迫血妄行,血溢脉外可致瘀;或是血热而使血行壅聚或血液受煎熬,以及湿热、痰火阻遏,脉络闭阻,导致血液运行不畅而形成瘀血。或因虚致瘀,如病久正虚,气不足则血行不利致瘀,阳不足则血失温煦而为瘀,阴不济则血失濡润而为瘀。或因病情的迁延,由于"病久入络""久病血瘀",加之气虚无以推动血液的运行,以致脉络瘀阻逐渐加重。

二、辨 证 论 治

1. 热毒炽盛

主证:壮热口渴,喜冷饮,躁扰不安,甚则神昏谵语,关节疼痛,面部皮肤发斑,颜色紫红或衄血,关节酸痛,肢体水肿,脱发,溲黄便结,舌红绛或紫暗,苔黄腻或黄干,脉弦数。

辨证分析:本证型多见于系统性红斑狼疮的急性发作期,或由于治疗过程中因撤减激素不当,引起暴发性发作,或由于患者在疾病的稳定期感受外邪、劳累过度等而诱发红斑狼疮的急性发作。本病由于患者素体阴虚,阴虚则易生内热,邪热内伏,郁久化毒,复感热毒之邪,两热相搏而成本病。阴血不足,热毒炽盛而伤津则发热不退,口渴,热扰神明则躁扰不安;热灼营血,心主血其华在面,故面部红斑,色鲜红,遇热则内外阳热之邪相激,则红赤更甚;热伤血络,迫血妄行,致血溢脉外而为瘀血,则见皮肤红斑;邪热伤气,血行瘀滞,毒瘀交结,阻滞脉络,血运不行,血不养发则脱发;气血不通则腰痛、关节痛、双下肢水肿;舌红绛或紫暗,苔黄腻或黄干,脉弦数均为热毒炽盛,阴虚血热所致。

治法:清热凉血,解毒消斑。

方药:犀角地黄汤合五味消毒饮加减。犀角6 g(或水牛角60 g),生地20 g,赤芍12 g,丹皮9 g,银花20 g,野菊花12 g,紫花地丁15 g,紫背天葵15 g,蒲公英20 g,生石膏30 g,知母15 g,紫草15 g,白花蛇舌草30 g,连翘10 g。

加减:神昏谵语可用安宫牛黄丸或紫雪丹;高热抽搐可加羚羊角粉、钩藤、全蝎;关节红肿加桑枝、海桐皮、牛膝、片姜黄;热毒盛加生大黄、板蓝根、贯众;衄血、尿血加藕节炭、白茅根、侧柏叶、生地榆、三七粉、琥珀粉。

2. 肝肾阴虚

主证:两目干涩,视物昏花,五心烦热,咽干口燥,发脱齿摇,腰膝酸软或疼痛,或长期低热,颧红,盗汗,头晕耳鸣,溲黄便结,舌嫩红,苔少或光剥,脉细数。

辨证分析:本证型多见于系统性红斑狼疮的较轻型患者或疾病的慢性活动期,或应用糖皮质激素类药物治疗,虽取得一定疗效而疾病尚未完全控制的患者。患者素体阴虚或热毒日久伤阴或误用过用温燥之品耗灼阴精,致阴精亏损。肝阴不足,精血亏损,不能濡养肝络,肝开窍于目,故两目干涩,视物昏花;腰为肾之府,肾主骨生髓,齿为骨之余,其华在发,肾阴亏虚故发脱齿摇,腰膝酸软;阴虚而气血不足,脑失所养故头晕耳鸣;阴虚生内热而出现低热,五心烦热;阴虚津液不能上承出现口干咽燥之症;舌嫩红,苔少或光剥,脉细数均为阴虚火旺之象。

治法:滋阴清热,补益肝肾。

方药:二至丸合知柏地黄汤加减。女贞子 15 g,旱莲草 15 g,知母 10 g,黄柏 10 g,生地黄 15 g,山药 15 g,山萸肉 12 g,泽泻 10 g,茯苓 10 g,丹皮 8 g,蝉蜕 10 g,枸杞子 15 g。

加减:神疲体倦加生黄芪、太子参;头晕耳鸣加菊花、磁石;低热加白薇、地骨皮;热盛加六月雪、金银花;关节痛加海风藤、桑枝、海桐皮、片姜黄、秦艽;脱发加何首乌、熟地;腰膝酸痛加牛膝、狗脊、杜仲、续断、桑寄生、补骨脂;盗汗加牡蛎、浮小麦、麻黄根;夜寐不安加炒枣仁、夜交藤、青龙齿、合欢皮。

3. 气阴两虚

主证:倦怠乏力,少气懒言,恶风易感冒,低热盗汗,五心烦热,口燥咽干而饮水不多,脱发,大便先干后稀,舌红少津,脉细数。

辨证分析:本证型多见于经长期正规的糖皮质激素治疗后,疾病基本不活动,身体较虚弱者。由于邪热郁久,耗气伤阴,元气亏虚,脏腑功能低下。脾气虚则倦怠乏力,少气懒言;气虚卫表不固则恶风易感冒;久病耗及肾阴,真阴不足,脑髓空虚,水火不济,相火妄动,则头晕耳鸣;阴虚内热,阴不敛阳,故自汗、盗汗;热盛伤津,阴液不足,故见口干咽燥、五心烦热、便结。舌红少津,脉细数均为气阴两虚之象。

治法:益气养阴。

方药:四君子汤合六味地黄汤加减。党参15g,白术9g,茯苓9g,生地15g,山茱萸10g,山药15g,泽泻10g,丹皮8g,枸杞子15g,甘草6g。

加减:易感冒加生黄芪、防风;恶风怕冷、自汗盗汗,加牡蛎、浮小麦、麻黄根;腰脊酸痛加牛膝、狗脊、杜仲、续断、桑寄生、补骨脂;脱发加桑葚子、何首乌、熟地、侧柏叶;长期低热不退加鳖甲、龟板。

4. 脾肾气(阳)虚

主证:两颧红斑色暗,面色不华,眼睑或全身水肿,腰以下肿甚,倦怠懒言,甚则畏寒肢冷,腰膝酸软,纳少腹胀,头发无光泽,易脱落,小便短少或不利,便溏,舌质淡或淡胖有齿痕,苔白腻,脉沉迟。

辨证分析:本证型多见于系统性红斑狼疮长期不愈,或长期大量应用免疫抑制剂,机体的抵抗力降低者。病程日久,湿毒之邪困伤于脾,脾气虚损,脾病及肾,出现脾肾两虚,水谷精微失于运化,气血生成不足,不能上充与营养机体,而见面色不华或㿠白,乏力倦怠;进而形成脾肾阳虚,气不化水,水湿内停,溢于肌肤则四肢沉重疼痛,甚则全身水肿;水属阴邪,其性下趋,故其身半以下肿甚;水湿内阻,气机不畅,故而小便不利,胸腹胀满;肾阳虚则不能温心阳,心阳虚则两颧红斑色暗不华;因脾阳虚则面色㿠白、气短懒言、食少便溏、四肢乏力;脾肾阳虚则阴寒偏盛,清阳不展故腹胀便溏,阳虚不能温煦于外,故畏寒、肢冷、腰酸软;肾阳虚,膀胱气化不利,故小便短少;舌淡胖有齿痕,苔白腻,脉沉迟均为阳虚水湿内停之象。

治法:温补脾肾,化气行水。

方药:济生肾气丸合附子理中汤加减。生地15g,泽泻10g,山茱萸6g,山药15g,茯苓9g,丹皮9g,炮附子6g,肉桂3g,生黄芪15g,

党参15g,白术12g,干姜6g,甘草6g,淫羊藿10g。

加减:蛋白尿加白茅根、六月雪、蝉蜕;血压升高加菊花、钩藤、天麻;面部升火潮红加知母、黄柏;腰膝酸软加杜仲、狗脊、桑寄生、川断;恶心、呕吐加砂仁;全身肿胀明显者,加玉米须、猪苓、赤小豆;腹胀、腹大如鼓者,加大腹皮、粉防己、厚朴。

三、辨 治 体 会

1. 养阴解毒法的运用

中医认为热毒侵入,蕴聚于脏腑经络;正气不足,情志抑郁,气血运行失常,滞结壅塞。气滞血瘀,经络受阻,发于外则皮肤红斑,袭于内则脏腑受损。临床活动期为热毒炽盛,气血两燔。症见发热咽痛,身疼关节痛,面赤斑斑如绵纹,类似于"阳毒"。继而内损脏腑,邪盛正衰,为多脏腑损害,如肢体水肿、小便不利的肾虚证;心悸气短的心肺虚证;呕吐食少的脾胃虚证等。缓解期则热毒互结,发为面目黧黑,紫斑隐隐,身痛咽痛,类似于"阴毒"之证。以肾虚见证为耳鸣、腰酸、脱发,月事紊乱;阴盛阳亢乃低热不退,两颧潮红,肢麻肉𥆞,闭经、眩晕等。本病病机关键为阴虚热毒,且贯穿始终。活动期热毒为急为标,缓解期以阴虚为本,两者互为因果,恶性循环。虽五脏皆可受损,但主要病位在肝肾。

活动期治疗以清热解毒为主,养阴化瘀为辅,选用水牛角粉、紫草凉血解毒;白花蛇舌草、金银花、连翘清热解毒,透热转气;益母草、六月雪、半枝莲、瞿麦、金荞麦解毒利水;生地黄养阴清热。方中白花蛇舌草性甘凉,既可清热解毒,又有益气养阴之功,扶正寓于祛邪之中,尤擅采用;益母草清瘀血而不伤新血,有寓泻于补之效。缓解期治疗以益气养阴,滋补肝肾为主,佐以解毒化瘀。常选旱莲草、女贞子、生地黄、枸杞子、黄芪益气养阴、滋补肝肾,仙茅、淫羊藿平补肾阳,佐以紫草、六月雪、益母草等解毒利水化瘀。现代药理研究表明:益气药能提高机体非特异性免疫功能,促进淋巴细胞转化,增加单核巨噬系统吞噬功能,增加激素调节作用,促进免疫功能;温补肾阳药物具有激素样作用,可促进抗体形成,增加机体免疫功能,对体液免疫具有一定影响。结果证明,养阴解毒加小量糖皮质激素来治疗狼疮性肾炎与正规剂量糖皮质激素比较有着类似的疗效,实验室指标改善、临床总有效率比较无差异,但治疗后症状积分值和症状出现百分率都低于激素对照组。临床症状缓解快,特别是减少了激素用量和副作用,易为青年女性患者接受。

2. 活血化瘀法的应用

虽然热毒是狼疮性肾炎病机变化的关键,但血瘀病机贯穿 LN 病变始终。如《灵枢·营卫生会》中说:"营在脉中,卫在脉外,营周不休,五十而复大会,阴阳相贯,如环无端。"导致血失却生理功能成为瘀血,主要有以下几种原因:感受外邪而致瘀,如热毒乘虚而入,燔灼肌肤,迫血妄行,血溢脉外可致瘀;或血热而使血行壅聚或血液受煎熬,以及湿热、痰火阻遏,脉络闭阻,导致血液运行不畅而形成瘀血。或因虚致瘀,如病久正虚,气不足则血行不利而致瘀,阳不足则血失温煦而为瘀,阴不济则血失濡润而为瘀。或因病情的迁延,由于"病久入络""久病血瘀",加之气虚无以推动血液的运行,以致脉络瘀阻逐渐加重。因此在治疗过程中,无论选择什么法则,均应加用活血化瘀类药物。草类药如丹参、丹皮、川芎、三棱、莪术、益母草、泽兰等;虫类药如地龙、僵蚕、全蝎、蝉蜕等,善于活血通络,搜剔驱邪,直达病所,还有平肝熄风、止痉利尿之效,少量应用可起到活血化瘀、改善微循环、调整机体功能的作用,有益于病情的恢复。现代药理研究也证实,活血化瘀药物具有降低血小板聚集、改善血液黏稠度和高凝状态、扩张肾脏血管、提高肾脏血流量、改善肾脏微循环的作用,从而调节了局部肾组织供氧及其功能状态,进而提高了狼疮性肾炎的治疗效果。

四、典型案例

案例 1 曹某,女,21 岁。2002 年 8 月 26 日初诊。患者 2 年前在无明显诱因下出现面部红斑、膝肘关节对称性肿胀疼痛,伴发热不适,就诊我院,查尿蛋白阳性,自身抗体一套示 ANA(＋)、抗 ds-DNA(＋)、抗 Sm(＋)。确诊为"系统性红斑狼疮,狼疮性肾炎"。予泼尼松治疗后病情缓解,后反复发作,尿常规示蛋白(＋)～(＋＋＋)。今年 4 月予"环磷酰胺"冲击治疗一次,现"泼尼松 20 mg,每日 2 次"维持服用。3 天前劳累后,再次出现面部红斑、周身关节疼痛,发热,口干咽燥,口腔见多个溃疡,脱发,失眠,心烦,大便正常,小便色黄。查体:体温 37.8℃,心率 102 次/分,血压 115/65 mmHg。神清,精神软,库欣面容,脱发,颧部大片红斑,双下肢可见散在出血点,无水肿。舌红,苔薄黄,脉数。辅检:尿常规示蛋白(＋);24 h 尿蛋白定量 0.48 g。血常规示白细胞 $4.9×10^9$/L、红细胞 $3.18×10^{12}$/L、血红蛋白 108 g/L、血小板 $71×10^9$/L。自身抗体一套正常;心电图示窦性心动过速。根据患者发热,面部红斑,关节疼痛,口干,舌红苔薄黄,脉数等症,辨证为热毒炽盛,瘀血阻滞脉络,治以清热解毒、化瘀通络。拟方:生地 20 g,赤、白芍各 10 g,丹皮 9 g,银花藤 20 g,野菊花 30 g,紫花地丁 30 g,黄柏 10 g,桑枝 15 g,威灵仙 10 g,桑寄生 30 g,土茯苓 15 g,六月雪 30 g,连翘 10 g,蝉衣 10 g。每日 1 剂,水煎服,配合原激素治疗。

　　一周后复诊:体温恢复正常,面部红斑消退,仍有面部暗灰色斑,口干咽燥,口腔见多个溃疡,脱发、关节疼痛及精神好转,舌暗红,苔薄白,脉弦。在前方基础上减银花藤、野菊花、紫花地丁用量,加丹参 10 g,益母草 10 g。每日 1 剂,水煎服。

　　2002 年 9 月 16 日三诊:面部红斑已退尽,口腔溃疡已愈,已不再脱发,无关节痛,仍睡眠欠佳,舌暗红,苔薄白,脉弦,尿常规已转阴。药用:生地 20 g,赤、白芍各 10 g,丹皮 9 g,黄柏 10 g,桑寄生 30 g,丹参 10 g,益母草 10 g,蝉衣 10 g,旱莲草 15 g,女贞子 15 g,菟丝子 15 g。每日 1 剂,水煎服。连服 4 周后,诸症消失。后一直在此基础上加减以巩固治疗。

　　【按】狼疮性肾炎病机关键为阴虚热毒,且贯穿始终。本证为外感火毒之邪,与体内阴虚火旺之内热相搏,毒火相煽,即可出现热毒炽盛之证,属于急性活动期,"急则治其标",以清热解毒为主,佐以化瘀。清热解毒常用金银花、野菊花、连翘、紫花地丁、白花蛇舌草、六月雪,化瘀常用赤芍、白芍、丹参、益母草、蝉衣等。待标证缓解后,需顾护阴精,以养阴透邪,常用女贞子、旱莲草、玄参等透邪之品,扶正而不助邪,使病情好转。

案例 2 王某,女,30 岁。2005 年 4 月 10 日初诊。患者有系统性红斑狼疮病史 10 余年,7 年前发现狼疮性肾炎,曾用泼尼松治疗,最大剂量用至每日 80 mg,病情反复发作,尿常规示蛋白(＋)～(＋＋)。1 个月前予"环磷酰胺"每日 0.6g 冲击治疗 2 次,现泼尼松维持量每日 30 mg。2 天前出现面部潮红有灼热感,五心烦热,腰酸,小便浑黄并有沉淀物,头晕乏力,时有胃脘不适,阴道有痒感,带下色黄量多,经行小腹不适。查体:体温 36.7℃,心率 98 次/分,血压 120/70 mmHg。神清,精神软,库欣面容,头发稀疏,面部有红斑,无水肿。舌红苔腻,脉细。辅检:尿常规示蛋白(＋);24 h 尿蛋白定量 0.56 g。血常规示白细胞 $5.4×10^9$/L、红细胞 $3.48×10^{12}$/L,血红蛋白 108 g/L,血小板 $82×10^9$/L。自身抗体一套正常;心电图示窦性心动过速。根据患者面部有红斑,五心烦热,腰酸,头晕乏力,时有胃脘不适,阴道有痒感,舌红苔腻,脉细等症,辨证为肝肾阴虚,下焦湿热。治以滋补肝肾,清热化湿。拟方:女贞子 15 g,旱莲草 15 g,生黄芪 15 g,知母 10 g,黄柏 10 g,桑寄生 30 g,生地黄 15 g,苍术 10 g,萆薢 10 g,山药 15 g,山萸肉 12 g,泽泻 10 g,土茯苓 10 g,丹皮 8 g,蝉蜕 10 g。每日 1 剂,水煎服。

一周后复诊:面部红斑消退,头晕乏力症状好转,阴道仍有痒感,带下色黄,舌淡红苔腻,脉细。在上方基础上加苦参 10 g。每日 1 剂,水煎服。

2005 年 5 月 1 日三诊:小便转清,月经周期不定,舌红苔黄腻,脉细,尿常规已转阴。药用:山药 15 g,苍术 10 g,黄柏 10 g,山萸肉 12 g,茯苓 10 g,丹皮 8 g,旱莲草 15 g,知母 10 g,桑寄生 30 g,生地黄 15 g,萆薢 10 g,泽泻 10 g,枸杞子 15 g,蝉衣 10 g。

2005年5月29日四诊：月经周期正常，多次尿常规化验均正常，平素偶有乏力感，后一直在此方基础上加减以巩固治疗。

【按】本例患者久病以肝肾不足、阴血耗损为本，下焦湿热、络热瘀血为标，治疗应分为两个阶段，先以治标为主，兼以培补正气，用二至丸加减，佐以清利下焦湿热为标，而少配黄芪等辅助正气，固护脾胃。待标证缓解后，则用六味地黄丸以滋补肝肾之本，用二至丸等祛未尽之湿热邪气，久病络瘀还需佐入化瘀通络之剂。

案例3 汤某，女，33岁。2006年12月25日初诊。患者10年前在无明显诱因下出现全身肌肉酸痛，肩、肘、膝、指间及趾间关节肿痛，伴水肿，恶寒发热，就诊安徽某省级医院，经检查，确诊为"系统性红斑狼疮，狼疮性肾炎"。予泼尼松治疗（具体剂量不详）后临床症状逐渐缓解。并于1996年生育一女孩，在妊娠期间及产后未见尿检异常、关节肿痛等症状。后至北京打工，在北京某医院就诊，嘱停泼尼松，予中药内服。近2月再次出现全身肌肉关节疼痛，疲乏无力，五心烦热，口干咽燥，失眠，刷牙时偶有牙龈出血，腰部有酸困感，无脱发，饮食及二便正常，月经量少，色淡。查体：体温36.2℃，心率76次/分，血压105/65 mmHg。神清，精神差。肩、肘、膝、指间及趾间关节无明显肿胀，有轻压痛，活动尚可。舌淡红，苔薄黄，脉细。辅检：尿常规示蛋白(±)、红细胞(++)；24 h尿蛋白定量0.27 g。血常规示白细胞 3.1×10^9/L、红细胞 3.48×10^{12}/L、血红蛋白 98 g/L、血小板 112.3×10^9/L；血沉 58 mm/h；自身抗体一套示 ANA(+)、抗 ds-DNA(+)、抗 SSA(+)。辨证为气阴两虚夹瘀，治以益气养阴，佐以化瘀。拟方：生黄芪30 g，太子参15 g，白术15 g，生地15 g，丹参10 g，黄柏15 g，枸杞子15 g，山药15 g，秦艽10 g，茯苓10 g，女贞子10 g，银花藤20 g，桑枝20 g，桑寄生30 g，土茯苓15 g，连翘10 g，蝉衣8 g。每日1剂，水煎服。

一周后复诊：关节疼痛好转，乏力减轻，舌淡红，苔薄黄，脉细。守上方继续治疗。

2007年1月15日三诊：无关节疼痛，五心烦热消退，睡眠正常，月经来潮量少,舌淡红,苔薄黄,脉细,尿常规已转阴。药用:生黄芪30 g,太子参 15 g,白术 15 g,生地 15 g,丹参 10 g,黄柏 15 g,枸杞子15 g,山药 15 g,茯苓 10 g,女贞子 10 g,桑寄生 30 g,土茯苓 15 g,当归15 g,蝉衣 8 g。每日 1 剂,水煎服。

2007 年 1 月 29 日四诊:月经来潮,量、色基本正常。复查尿常规正常;血常规示白细胞 $7.53×10^9$/L、红细胞 $3.78×10^{12}$/L、血红蛋白109 g/L、血小板 $135.3×10^9$/L;血沉 39 mm/h。现患者病情稳定,门诊随访巩固治疗。

【按】狼疮性肾炎患病日久或误用、过用温燥之品耗灼阴精,耗损气阴,加之用激素、细胞毒类药物日久而进一步耗气伤阴,同时久病必夹瘀,辨证应为气阴两虚夹瘀证,故扶正同时兼以祛邪,治以益气养阴,活血清利,疗效显著。

案例 4 刘某,女,27 岁。2007 年 5 月 13 日初诊。患者 3 年前在无明显诱因下出现面部红斑、膝肘关节对称性肿胀疼痛,伴发热不适,就诊我院,查尿蛋白阳性,自身抗体一套示 ANA(+)、抗 ds-DNA(+)、抗 Sm(+)。确诊为"系统性红斑狼疮,狼疮性肾炎"。予泼尼松治疗后病情缓解,后反复发作,尿常规示蛋白(+)~(++)。3 天前劳累后,再次出现面部红斑,眼睑、下肢水肿,倦怠懒言,腰膝酸软,小便少,大便溏。查体:体温 36.7℃,心率 78 次/分,血压 130/75 mmHg。神清,精神萎,面色不华,头发无光泽,易脱落,颧部大片红斑,双下肢水肿,表皮光亮,指压凹陷。舌质淡胖有齿痕,苔白腻,脉沉迟。辅检:尿常规示蛋白(++)、红细胞(+++)、透明管型少许;24 h 尿蛋白定量0.61 g。血常规示白细胞 $5.6×10^9$/L、红细胞 $3.24×10^{12}$/L、血红蛋白 105 g/L、血小板 $86×10^9$/L;血沉 34 mm/h。肝功能正常,B 超报告有少量腹水。根据患者眼睑、下肢水肿,倦怠懒言,腰膝酸软,小便少,大便溏,舌质淡胖有齿痕,苔白腻,脉沉迟等症,辨证为脾肾阴阳两虚,治以温补脾肾。拟方:生地 15 g,泽泻 10 g,大腹皮 12 g,桑寄生 30 g,山茱萸 6 g,山药 15 g,茯苓 9 g,丹皮 9 g,炮附子 6 g,肉桂 3 g,白术 12 g,淫羊藿10 g。每日 1 剂,水煎服。

2007年5月27日二诊：面部红斑渐退，下肢水肿减轻，仍有倦怠懒言，舌淡苔白，脉沉。在上方基础上加生黄芪15g，每日1剂，水煎服。

2007年6月10日三诊：下肢水肿基本消失，腰酸耳鸣，舌淡苔白，脉沉，尿常规示蛋白（＋＋）、红细胞（＋＋）、透明管型少许。药用：杜仲10g，桑寄生30g，大腹皮12g，蝉蜕10g，泽泻10g，山茱萸6g，山药15g，茯苓9g，丹皮9g，白术12g，生黄芪15g，草薢10g，菟丝子10g。

2007年7月28日四诊：病情明显好转，精神振作，食欲增进，尿常规已转阴，血沉14mm/h。守上方加减继续巩固治疗。

【按】本例患者以脾肾两虚为主，尤以肾阳亏虚为突出，故以健脾温肾为其治疗要点。然而，在具体运用中，当脾虚时，补之于脾；肾虚时，补肾顾脾；两者俱虚时，宜脾肾并补，而重在补脾。

第九章　紫癜性肾炎

　　过敏性紫癜是全身性以小血管炎为主要病理改变的疾病,是机体对某些致敏物质发生变态反应,导致毛细血管脆性及通透性增加,血液外渗,产生皮肤紫癜、黏膜及某些器官出血,可同时伴有血管神经性水肿、关节炎、腹痛、肾炎等。临床患有 20%～60% 患者有肾小球损害。紫癜性肾炎是过敏性紫癜最严重的并发症,也是决定其预后的主要因素,是临床常见的继发性肾小球疾病,仅次于狼疮性肾炎。可发生于任何年龄,尤其以儿童为多见,在儿童继发性肾小球疾病中占第一位。紫癜性肾炎肾脏损害主要表现为血尿、蛋白尿,严重者可表现为急性肾炎综合征、肾病综合征及急进性肾炎综合征,肾活检有助于本病的诊断。其症状可出现于过敏性紫癜的整个病程,但多数发生于紫癜出现后 2～4 周。

　　因本病多表现为皮肤紫癜、血尿,故属于中医"肌衄""紫斑""尿血""溲血"等范畴,归于"血证"中。早在《内经》中即有对血的生理及病理较深入的认识。《灵枢·决气》说:"中焦受气取汁,变化而赤,是谓血。"血液生化于脾,藏受于肝,总统于心,输布于肺,化精于肾,脉为血之府。血液生成之后,在脉中运行不息,环周不休,以充养全身。当各种原因导致脉络损伤或血液妄行时,就会引起血液溢出脉外而形成血证。

一、病 因 病 机

　　本病初期多由于六淫之邪扰动血络,或因食异物,秉体不受,或因药物过敏,以致热毒乘虚而入,血液外溢肌肤而为紫斑,内侵肾脏,阴虚火旺,损伤肾络,迫血妄行而为尿血;久则热伤及阴、气阴两亏或脾肾气虚,固摄失权;晚期可导致脾肾两亏,浊邪内停而成尿毒症。

1. 正虚乃发病之本,以气虚为最

　　正虚是紫癜性肾炎发病的内因。《素问·评热病论》说:"邪之所

凑,其气必虚。"《灵枢·百病始生》更进一步指出:"风雨寒热,不得虚,邪不能独伤人。卒然逢疾风暴雨而不病者,盖无虚,故邪不能独伤人。此必因虚邪之风,与其身形,两虚相得,乃客其形。"正所谓"正气存内,邪不可干"。

"虚"是紫癜性肾炎发生的根本原因和始动因子。邪从虚入,从而热毒客咽,湿热侵肠引发此病。病随虚变,则正消邪长,而见病情反复发作或加重。故正气强弱是本病发展和转化的关键,正气盛则外邪不能感,正气虚则外邪不能拒。同时,"虚"又是血证发生和加重的重要因素,其中阴虚则络脉失养,气虚则络脉失充,阳虚则络脉失煦,皆可导致络脉裹血功能失职,从而血溢络外。诸虚之中,以气虚与紫癜性肾炎最为密切。"气主卫外",是机体屏障外邪,防邪深陷的关键。此气与现代医学的免疫功能密切相关。有人认为,免疫调节功能的异常,责之于脾气虚弱,气失所养。"气主摄血",从而统领血液运营于血脉之中而不溢于络外。气虚则肾络失充,血失裹摄而渗溢尿中。诚如《景岳全书·血证》中所说:"血主营气,不宜损也,而损者为病……损者多由于气,气伤则血无以存。"

正气虚弱与脾肾关系密切。脾为后天之本,气血生化之源。脾气健运,化源充足,则气血旺盛,五脏六腑和筋骨肌肉等皆得其养;若脾气虚弱,运化无力,气血化源亏乏,生血不足,则脏腑肢体失养。脾、肾二脏相互资生,相互促进,相互协同。肾主藏精,赖脾运化水谷精微以滋养;脾主运化,又赖肾阳以温煦。此谓后天养先天,先天生后天。若后天脾失健运,谷精不化,则肾失所养而精亏;若先天肾精亏虚,则脾失其温,则后天之精不生;若脾肾两虚,则正气虚弱,卫外不固,外邪内侵或药物过敏、秉体不受,从而导致紫癜性肾炎的发生。故本病除多发生于儿童外,也可发病于其他任何年龄。

2. 热瘀内蕴为致病之标

火热之毒有内、外之分。属外感者,多为六淫风、寒、燥、湿、火等邪气,除火邪本身之外,皆能郁滞而化热化火,如寒郁化热、湿郁化火等。正如王秉衡《重订广温热论》云:"风寒燥湿,悉能化火。"亦与刘河间之"六气皆从火化"相合。属内生者,常由脏腑阴阳气血失调,阳气亢盛而成。正如《素问·调经论》所说"阴虚生内热,阳盛生外热"及朱丹溪所说"气有余便是火"等。平素嗜食辛辣、荤腥、刺激之品,或长期情志内伤,或劳逸失度,日久蕴热而生,加之脾肾亏虚为致病之本,内生热毒,或阴虚火旺。内外合邪,扰动血络而肆虐为患。

病程长者,久病入络,故肾络瘀阻是其病机中不可忽视的重要方面。证之临床,脉络瘀阻有因实致瘀和因虚致瘀之异,前者热毒竭津灼液,烧炼其血,导致络中之血黏、浓、凝、聚;或湿热壅滞气机,阻碍血行。因虚致瘀者,或因阴虚血少脉涩,或因气虚血缓脉滞,或因阳虚血寒脉凝。其瘀血一经形成,又可作为新的致病因素而作用于肾脏,一则可导致血不归经,溢于络外;二者瘀久化热,逼血外渗,从而引发或加重血尿、肌衄。此外,络中瘀血极易与湿、热、毒邪相互攀援,进而使病机更趋复杂,治疗越发困难。现代医学研究表明,血液高黏滞状态和凝血机制紊乱对肾小球炎症的发生、发展具有重要影响,在临床上则表现为血液流变学的改变,与祖国医学的血瘀证病机相吻合。临床上,宏观辨证常可见此类患者有面色晦暗,肢体麻木,腰痛固定,脉涩,舌质暗红或有瘀斑、瘀点等血瘀证的表现,而病理上常表现为系膜细胞增殖,细胞外基质增加,部分患者合并有不同程度的血管及肾小管间质病变,诸如新月体形成、小管萎缩、间质纤维化以及小血管病变等,凡此皆可作为微观辨证之血瘀证的内容。

综上所述,本病病因病机最终可归纳为两种情况:一为热邪内盛,或实火或虚火,迫血妄行而致尿血、肌衄;二为脾肾气虚,固摄无权,血不循经而出现尿血、肌衄。而瘀血、湿热毒邪既是紫癜性肾炎的病理产物,又是加重病情的重要因素。

二、辨 证 论 治

1. 血热妄行

主证:病程短,皮肤鲜红色紫癜,肉眼或镜下血尿。症见双下肢鲜红色瘀斑、瘀点,或有发热,心烦,口渴,便秘,或伴尿血、便血,舌红苔黄,脉数。

治法:凉血化瘀,清热解毒。

方药:犀角地黄汤合银翘散加减。生地15g,丹皮10g,赤芍10g,银花10g,连翘10g,紫花地丁15g,白茅根30g,茜草15g,卷柏30g,郁金15g,生石膏(先煎)30g,地榆15g,琥珀粉(冲服)1.5g。

2.阴虚内热

主证:皮肤紫癜,肉眼血尿,或镜下血尿,口干咽燥,五心烦热,腰酸软,舌红少苔,脉细数。

治法:滋阴清热,凉血化瘀。

方药:二至丸合小蓟饮子加减。旱莲草15g,女贞子15g,淮山药15g,生地10g,甘枸杞10g,淡竹叶10g,丹皮10g,丹参10g,地榆15g,大蓟15g,小蓟15g,白茅根30g,三七粉(分吞)4g,莪术8g。

3.气阴两虚

主证:皮肤紫癜,易反复感染,症见神疲体倦,少气懒言,口干咽燥或长期咽痛,咽部暗红,手足心热,舌质偏红少苔,脉细或弱。

治法:益气养阴,活血化瘀。

方药:四君子汤合六味地黄汤加减。生黄芪20g,太子参15g,白术15g,生地10g,丹皮10g,炒川柏10g,女贞子15g,旱莲草10g,赤芍10g,白芍10g,白茅根30g,大蓟15g,小蓟15g,干地龙6g,全蝎2g。

4.脾肾亏虚

主证:病程较长,以蛋白尿为主。症见面色萎黄,乏力,腰膝酸痛,食欲不振,腹胀便溏,舌淡胖有齿印,苔白,脉沉缓。

治法:健脾益肾。

方药:大补元煎加减。太子参15g,生黄芪30g,炒白术15g,茯苓15g,生薏苡仁30g,山药10g,菟丝子15g,金毛狗脊15g,丹皮10g,丹参10g,赤芍10g,川芎8g,蝉衣8g,全蝎2g。

三、典型案例

案例1 陈某,男,14岁,因反复皮肤紫癜伴尿检异常3月余就诊。2002 年 3 月因上呼吸道感染后出现双下肢皮肤紫癜伴双侧膝关节疼痛。尿常规示蛋白(＋＋)、潜血(＋＋＋),红细胞 7～10/HP,肝肾功能正常。西医诊断为过敏性紫癜性肾炎。在当地医院就诊,效果不佳,遂来本院就诊。检查尿红细胞形态示变形红细胞占 88％,提示肾小球源性血尿。刻下双下肢鲜红色皮肤紫斑,呈对称性分布,微痒,无腹痛及关节痛,咽部红肿,不发热,纳差,小便量可,有泡沫,无肉眼血尿,舌质红,苔微黄,脉数。中医诊断为血证、肌衄,血热妄行型。治以凉血化瘀,清热解毒。药用:银花 10 g,连翘 10 g,生地10 g,六月雪 15 g,紫花地丁 15 g,生石膏(先煎)15 g,炒川柏 10 g,射干 8 g,丹皮 10 g,茜草 15 g,地榆 15 g,赤芍 10 g,郁金 10 g,白茅根30 g。连服15 剂。

二诊:紫癜减轻,咽部红肿消退,舌尖红,苔薄,脉数。尿常规示蛋白(＋)、潜血(＋＋),红细胞 4～5/HP,原方去六月雪、紫花地丁、射干,加淡竹叶 8 g,琥珀粉(吞服)1.5 g,大蓟 10 g,小蓟 10 g,以加强凉血化瘀止血之功,继服 20 剂。

三诊:紫癜消退,尿常规示蛋白(－)、潜血(＋＋),红细胞3～4/HP,舌淡红,苔薄,脉细数。于前方减少清热之品,加强养阴活血之力,处方:生地 10 g,连翘 8 g,丹皮 10 g,旱莲草 15 g,太子参 10 g,白茅根 30 g,茜草 15 g,淡竹叶 8 g,大蓟 10 g,小蓟 10 g,莪术 8 g,琥珀粉(吞服)1.5 g,三七粉(分吞)3 g。续服 20 剂。再诊时尿检阴性。继续与用前方巩固疗效。

【按】本证多为疾病初期,血热实证,外感六淫之邪,郁而化热,热迫血行,血不循经。故早期以清热凉血解毒为要,但使用清热之品时应注意顾护脾胃,若大量投以黄连、山栀等苦寒之剂往往导致苦寒太过,伐胃伤阴,不但不能清热,反而使阴伤更甚。因此,为防止药物伐伤阴阳,用药应轻灵透达,可予竹茹、白茅根、淡竹叶、银翘等清透之品。待热毒退去后,再予养阴活血。热毒极易竭津灼液,烧炼其血,导致络中之血黏、浓、凝、聚,故本证治疗时,注意在凉血解毒的基础上酌加活血化瘀之品。其中琥珀粉凉血活血,三七粉化瘀止血,皆可达祛瘀通络凉血之效。

案例2 王某,女,24岁。2003年4月26日初诊。主诉:双下肢皮肤紫癜伴镜下血尿1个月。患者于2003年3月食虾米后出现双下肢对称分布密集之紫癜,尿常规示红细胞满视野/HP。在本地医院诊断为过敏性紫癜,紫癜性肾炎。予"扑尔敏""葡萄糖酸钙""维生素C""芦丁""止血敏"等药物治疗。下肢皮肤紫癜消退,但多次查尿常规仍有大量红细胞。刻下患者自觉口干咽燥,五心烦热,腰部酸痛,双下肢可见陈旧性紫斑,舌红少苔,脉细数。尿常规示蛋白(＋＋＋)、潜血(＋＋＋)、红细胞(＋＋＋)。中医诊断为尿血,阴虚内热型。治宜滋阴清热,凉血止血。方用小蓟饮子加减。处方:生地10 g,连翘10 g,丹皮10 g,大蓟15 g,小蓟15 g,藕节15 g,地榆炭15 g,卷柏30 g,地骨皮10 g,白薇10 g,郁金10 g,白茅根30 g,淮山药15 g,琥珀粉(分吞)1.0 g。14剂,水煎服。

二诊:用药后口干、心烦消失,腰酸痛缓解,但稍感乏力,舌质尖红,苔薄,脉细软。查尿常规示蛋白(＋)、潜血(＋＋)、红细胞(＋)。在上方基础上去地骨皮、白薇,加太子参15 g,旱莲草15 g。14剂,水煎服。

三诊:自诉无不适,舌淡,苔薄,脉细。查尿常规示蛋白(±)、潜血(＋),红细胞3~4/HP。予以养阴清热兼养血化瘀。处方:生地黄10 g,太子参15 g,旱莲草15 g,甘枸杞10 g,淮山药10 g,阿胶(烊化)10 g,丹皮10 g,赤芍10 g,炒川柏10 g,大蓟15 g,小蓟15 g,泽兰10 g,莪术8 g。再次复诊时尿检阴性,于前方续服巩固疗效,未再反复。

【按】本证多为热毒之邪内侵肾脏,热灼肾阴,阴虚火旺迫血妄行,故见尿血;内热伤津则口干、咽燥;腰为肾之府,肾虚则腰痛;五心烦热、舌红少苔、脉细数皆为阴虚内热之象。故治疗重在滋阴清热,滋阴多用药性平和清淡之品,如生地、旱莲草、甘枸杞、淮山药等,而峻烈之品用后易致气机壅滞。清热药物亦忌苦寒,除了导致阴伤外,更使患者不能耐受,使治疗难以维持。

案例3 李某,男,23岁。2003年7月8日初诊。主诉:反复皮肤紫癜 3 个月,发现肉眼血尿半个月。患者 3 个月前无明显诱因下出现双下肢皮肤紫癜,在当地医院予以抗感染、维生素 C 治疗,疗效不理想,皮肤紫癜反复出现。半个月前又现血尿,尿常规示蛋白(＋＋)、红细胞(＋＋＋)。就诊时双下肢可见少量皮肤紫癜,咽暗红,易汗出,感乏力,舌质暗红,苔薄白,脉细数。尿常规示蛋白(＋)、潜血(＋＋)、红细胞 6～8/HP。血常规、肝肾功镜及血脂均正常。西医诊断为紫癜性肾炎;中医诊断为肌衄、尿血,气阴两虚兼血瘀型。治以益气养阴,活血化瘀。处方:生黄芪 15 g,太子参 15 g,生地 10 g,丹参 10 g,丹皮 10 g,炒川柏 10 g,白茅根 30 g,大蓟 15 g,小蓟 15 g,金毛狗脊 15 g,川芎 8 g,菟丝子 15 g,女贞子 10 g,旱莲草 15 g,蝉衣 10 g,全蝎 2 g。20 剂,水煎服。

二诊:服药后,皮肤紫癜消退,症状好转,尿常规示蛋白(＋)、潜血(＋)、红细胞 3～4/HP。继服上方 14 剂。

三诊:患者症状消失,体力正常,皮肤紫癜未再出现,复查尿常规示蛋白(±)、潜血(＋),镜检红细胞正常。舌质淡暗,脉细。继续益气养阴活血法治疗。药用:太子参 10 g,生地黄 10 g,炒川柏 10 g,丹皮 10 g,旱莲草 15 g,仙鹤草 10 g,淡竹叶 10 g,淮山药 15 g,莪术 8 g,干地龙 10 g,全蝎 2 g。连服数月巩固治疗,后多次复查尿常规正常。

【按】本证患者气虚与阴虚并见,故常见因虚致瘀,或阴虚血少脉涩,或气虚血缓脉滞,因此,活血化瘀尤为重要。活血化瘀药可分为两类:一为草本类,如丹参、丹皮、川芎、三棱、莪术、益母草、泽兰等;另一类为虫类药,如地龙、僵蚕、全蝎、蝉蜕等,此类药物善于活血通络、搜剔驱邪,直达病所,还有熄风利尿之效,少量应用可起到活血化瘀、改善微循环、调整机体功能的作用,利于病情的恢复。

案例 4 孙某,男,47 岁。反复皮疹、尿检异常 2 年余,于外院诊断为过敏性紫癜、紫癜性肾炎。就诊时乏力纳差,腰酸,双下肢陈旧性紫斑伴轻度水肿,舌质淡胖,苔白,脉沉。心肺腹无异常。尿常规示蛋白(＋＋＋)、红细胞(＋)。血常规、肝肾功能、乙肝五项及血脂均无异常。中医诊断为肌衄、水肿,脾肾亏虚型。治宜健脾益肾,化瘀利湿。处方:生黄芪30g,太子参15g,炒白术10g,白茅根30g,粉防己10g,大蓟15g,小蓟15g,淡竹叶10g,赤芍10g,丹皮10g,金毛狗脊15g,泽兰10g,莪术8g,玉米须30g。连服14剂。

二诊:服药后水肿消退,乏力、纳差好转,紫斑未见新起,舌质淡,苔白。查尿常规示蛋白(+),余为阴性。上方去粉防己、大蓟、小蓟,加蝉衣10g。续服20剂。

三诊:症状消失,舌淡苔白,脉细。加强健脾益肾之效,药用:生黄芪15g,太子参10g,炒白术10g,云苓10g,生薏苡仁30g,金毛狗脊15g,甘枸杞8g,益智仁10g,丹皮10g,丹参10g,泽兰8g,莪术8g,蝉衣6g。连服20剂。再诊时,尿检阴性,继续服用上方以巩固疗效,复查尿检未见异常。

【按】此类患者病程均较长,脾肾气阴亏虚日久,阴损及阳。故治疗上需补益脾肾,以扶正固本。早期以气虚为主,宜健脾益气,兼以益肾;后期则须脾肾同补。益气之品,药性宜平和清淡,如太子参、生黄芪等,人参、党参药性峻烈,用后易致气机壅滞;健脾益肾常可加用淮山药、山萸肉、枸杞子、淫羊藿等,但温阳慎用附子、肉桂温燥之品。滥用温燥,难于中病,且易耗伤阴液。补益脾肾还具有平衡阴阳、调理气血的作用,以增强机体抗病能力,同时调整机体免疫功能,预防各种外邪的入侵,避免诱发因素,减少病情的反复。

案例5 杨某,男,19岁。2009年5月15日初诊。患者于半年前在无明显诱因下出现双下肢紫斑,伴有腹部疼痛,尿常规示蛋白(++)、潜血(+++),诊断为过敏性紫癜性肾炎。西药予抗过敏及糖皮质激素等对症治疗,腹痛消失,但皮肤紫斑此伏彼起,遂来求治。刻下双下肢皮肤散在大小不等紫斑,微高出皮面,压之不褪色,唇红口干,大便干,两三日一行,尿如茶色。舌质红,苔黄微腻,脉数。尿常规示蛋白(++)、潜血(+++),镜检红细胞满视野。中医辨证为紫斑,属脾胃积热,迫血妄行之证。治宜泻热化瘀,凉血消斑。处方:生石膏(先煎)20g,卷柏30g,生大黄8g,生地15g,丹皮10g,赤芍10g,银花10g,连翘10g,紫花地丁15g,白茅根30g,茜草15g,郁金

15 g,地榆 15 g,琥珀粉(吞服)4 g。连服 21 剂。

2009 年 6 月 5 日二诊:药后皮疹开始消退,尿色变浅,大便通畅,口干减轻。上方去生石膏、生大黄,加干地龙 8 g,莪术 8 g,继服 21 剂。

2009 年 6 月 26 日三诊:皮疹全部消退,尿色正常,口干已不明显,舌质稍红,苔薄白,脉滑略数。复查尿常规示蛋白(＋)、潜血(＋)、红细胞 3~4/HP。于上方加减,处方:生黄芪 30 g,卷柏 30 g,丹皮 10 g,连翘 10 g,地榆 15 g,干地龙 8 g,莪术 8 g,赤芍 10 g,川芎 8 g,蝉衣 10 g,全蝎 2 g,三七粉(吞服)4 g。继服 21 剂。

2009 年 7 月 17 日四诊:偶感疲乏腰酸,尿常规示蛋白(－),潜血(＋),上方去连翘,加淮山药 15 g,益智仁 10 g,金毛狗脊 10 g。后以上方略加减再服半年,症状消失,尿检未见异常。

【按】正如《诸病源候论》所言:"斑毒之病,乃热气入胃……其热挟毒,毒气熏发于肌肉,而赤斑起。"其中,毒热蕴结,迫血妄行,血瘀皮下是该病之主要病机。因此,在治疗上要抓住清热、化瘀两个环节,守法守方,灵活加减,这是治疗过敏性紫癜肾炎的关键。

案例 6 周某,女,35 岁。反复双下肢皮疹,尿检异常 10 余年于 2004 年 1 月 20 日初诊,诊为过敏性紫癜、紫癜性肾炎。曾给予"泼尼松"治疗(具体剂量及疗程不详)后痊愈。3 年前复发,经糖皮质激素及免疫抑制剂治疗半年后尿常规正常。6 个月前再次出现皮肤红斑,尿常规示蛋白(＋＋＋)、潜血(＋＋＋)、红细胞(＋＋)。经"泼尼松 30 mg,分 3 次口服""雷公藤多苷 60 mg,分 3 次口服",维持 2 个月后逐渐减"泼尼松"量,但尿常规改善不明显,故来就诊。症见下肢陈旧性紫斑,神疲乏力,少言懒动,腰膝酸软,舌暗有瘀点,苔白,脉沉涩。尿常规示蛋白(＋＋)、潜血(＋＋)、红细胞(＋)。诊断为紫斑,证属气虚血瘀,脾肾不固。治拟益气活血,健脾补肾法。处方:太子参 15 g,生黄芪 30 g,菟丝子 10 g,金毛狗脊 15 g,生地黄 10 g,丹参 10 g,炒白术 10 g,云苓 15 g,甘枸杞 10 g,杜仲 10 g,升麻 8 g,莪术 8 g,茜草 10 g,全蝎 2 g,三七粉(分吞)4 g。连服 21 剂。

2009年2月10日二诊：刻下乏力、腰酸好转，尿常规示蛋白（＋）、潜血（＋＋）、红细胞5～7/HP，舌质淡红，苔薄白，脉细，上方去升麻，加蝉衣10g，大蓟15g，小蓟15g。连服21剂。

2009年3月3日三诊：感鼻塞，恶风，尿常规示蛋白trace、潜血（＋）、红细胞2～3/HP，舌质淡，苔薄，脉细，上方去炒白术，加防风10g，辛夷10g，连翘10g。连服21剂。

2009年3月24日四诊：鼻塞、恶风消失，尿常规示蛋白（－）、潜血（＋）、红细胞0～2/HP，上方去防风、辛夷、连翘、蝉衣，加赤芍10g，卷柏30g，淮山药15g。连服21剂。后随证加减1年，未再发紫斑，尿检正常。

【按】过敏性紫癜性肾炎缠绵难愈，极易复发。气为血帅，气能统血，故《医贯·血证论》说："血随乎气，治血必先理气。"此外，出血之后，已离经脉而未排出体外的血液，留积体内，蓄结而为瘀血，瘀血又会妨碍新血的生长及气血的正常运行，使出血反复难止。病变日久即形成气虚血瘀，损伤脾肾。临床抓住这一关键病机，往往能事半功倍，提高临床疗效。

第十章　肾性高血压

　　高血压是肾脏病最常见的临床表现之一,而慢性肾衰竭患者高血压的发生率更高。据统计,慢性肾炎患者高血压的发生率为2.4%～33.3%,而在终末期肾脏病患者几乎100%并发高血压。高血压是导致肾实质疾病进展的高危因素,也是导致慢性肾衰竭患者心血管疾病并发症高发生率的主要因素。因此,控制高血压往往是肾脏疾病治疗的关键。本病隶属中医学"头痛""眩晕"等范畴。

一、病 因 病 机

阴阳失调为本,阳亢痰瘀为标

　　"诸暴强直,皆属于风""诸风掉眩,皆属于肝",指出本病为阴阳失调,体内阳气亢逆出现"内风"所致。中医认为,人体内部的阴阳、气血、经络、脏腑,各个部分之间是相互联系、相互制约的有机整体,如果这种对立统一的生理状态遭到破坏,一时又不能自行调节恢复,即会发生高血压。肾阳和肾阴的关系,基本上遵循着"对立统一"这一基本法则,即肾阳是人体动力的源泉,使各系统脏器组织进行正常活动;而肾阴则是肾阳的调节者,两者协调,则可"阴平阳秘,精神乃治",若不协调则可能出现"阴虚阳亢"甚至"阴阳离绝,精气乃决"。

　　本病常与情志失调、饮食不节、内伤虚损等因素有关,使人体肝肾阴阳失调,形成了下虚上实的病理改变。多系本虚标实,实指风、火、痰、瘀之邪,虚乃气血阴阳的亏虚,肝肾阴阳失调是其基本病理改变。病变部位重在肝脾肾。其发展演变规律,早期因阴液不足,精血亏耗,水不涵木,木少滋荣,故肝阳偏亢,内风旋动,气升血涌;后期由于阴损及阳,常表现阴阳两虚,气血失调,并伴有不同程度的夹痰、夹瘀,形成虚实夹杂证。

　　在肾病中常可见到肝阳化风、阴虚风动、热极生风、血虚生风等证。肾病患者肾之阴阳失调,肾阴不足,肝失所养,肝阳上亢,上扰清空,发为眩晕;当风湿之邪侵入人体后,湿从热化,湿热蕴蒸,致使肝肾阴虚,而出现头目眩晕,失眠口干,面色潮红等阴虚阳亢之象;水湿内停而致肝失疏泄,气血上逆,风痰上扰,其实质为容量负荷型高血压;肾病患者,久病失养,耗伤气血,或脾胃虚弱,不能健运水谷以生气血,致脑失所养而发眩晕,此在肾性贫血患者尤为多见。肾为先天之本,藏精生髓,肾中精气亏耗,不能生髓,而脑为髓之海,髓海不足,上下俱虚,发生眩晕;肾阳不足,不能温煦脾阳,脾阳亦虚,健运失司,聚湿生痰,痰湿中阻,则清阳不升,浊阴不降,引起眩晕。慢性肾炎,尤其慢性肾衰竭的患者,三焦壅滞,易致肾络痹阻,瘀血内生,加之水湿浊毒内停,更使气血难以通行,一旦情志失调等因素影响则致气血逆乱而发病,出现肢麻、头晕、头痛、心胸闷痛等症状,即血瘀化风。

总之,本证之眩晕、头痛,主要是由于肾、肝、脾的阴阳、气血正常的生理功能被破坏,而代之以气、火、风、痰、瘀、阴虚阳亢的病理状态。引起肝、肾、脾阴阳失调的主要原因是情志、虚衰、饮食等内伤外感的长期刺激。在发病过程中,往往由实而虚,从阴损阳,最后成为阴阳俱虚。

二、辨证论治

1. 肝肾阴虚

主证:头痛,头晕,时轻时重,视力减退,少寐健忘,面色潮红或伴红热感,腰酸膝软,舌红、少苔,脉细或弦细。

辨证分析:肝肾阴阳失调是肾性高血压的发病基础。中医学认为,肝主藏血,体阴用阳。肾主藏精,为阴阳之本。肝之与肾,乃母子相生,乙癸同源,肝肾交融,则阴阳升降有序,气血冲和,血压得以维持正常。如肾水亏虚,水不涵木则肝木化风鼓动,肝阳亢逆于上,形成头痛、眩晕等证。故临床上既有亢阳上扰的“上实”症状,又有阴液亏虚的“下虚”症状。

治法:平肝潜阳,滋养肝肾。

方药:天麻10 g,钩藤(后下)15 g,菊花15 g,生地20 g,山药15 g,

女贞子15g,旱莲草15g,白芍15g,川牛膝15g,泽泻10g,牡丹皮10g,炒川柏10g,煅龙、牡各30g。

辨治要点:由于阴液亏虚及亢阳上扰的程度不同,在具体应用上要根据病情轻重权衡主次,如阴虚重、阳亢轻,应以滋阴为主、潜阳为辅,同时肝肾同补以纳肝阳;若阳亢重、阴虚轻,应以潜阳为主、滋阴为次,同时可在潜阳药中佐以泻火以抑肝火;若阴虚与阳亢并重,在处方用药上应滋、潜并重。

2. 脾肾亏虚

主证:头晕,头痛绵绵,乏力倦怠,心悸怔忡,腰膝酸软,手足发麻,面色㿠白,舌质淡,脉弱。

辨证分析:肾为先天之本,生命之根;而脾胃为后天之本,气血生化之源。脾肾二脏在生理上相互资助,相互调养,在病理上也相互影响,互为结果。肾病患者,尤其发展至慢性肾衰竭时,脾肾两虚不可避免。脾虚则运化失健,气血生化无源,肾虚无以温脾,脾阳亦虚。气血不足,脑窍失养,则发为眩晕。

治法:补养气血,健脾益肾。

方药:太子参15g,黄芪30g,炒白术15g,茯苓15g,生薏苡仁30g,山药10g,天麻10g,钩藤(后下)15g,菟丝子15g,金毛狗脊15g,丹皮10g,赤芍10g,酸枣仁15g,远志15g。

辨治要点:此证患者需补益脾肾,以扶正固本。早期健脾益气为主,兼以益肾;后期则脾肾同补。益气之品,药性宜平和清淡,如太子参等,人参、党参药性峻烈,用后易致气机壅滞;健脾益肾常可加用淫羊藿、山茱萸、枸杞子等,但温阳慎用附子、肉桂温燥之品。滥用温燥,难于中病,且易耗伤阴液。补益脾肾还具有平衡阴阳、调理气血的作用,以增强机体抗病能力,同时调整机体免疫功能,预防各种外邪的入侵,避免诱发因素,减少病情的反复。

3. 痰浊中阻

主证:除头晕、头痛外,特征表现为头重,食纳减少,胸脘痞闷,泛恶口淡,大便时溏,舌质淡或舌边有齿痕,苔白或白腻,脉缓或缓弱。

辨证分析:肾为藏精泄浊之总司,脾为水谷运化之枢纽。脾肾衰败,精浊相干,水谷不化,水湿痰浊丛生。积久不化,阻滞三焦,从而导致三焦气机不利,清阳不升,浊阴不降,引起眩晕、头痛、呕恶等证。初起多为痰湿偏盛,日久可痰郁化火,形成痰火,上扰清窍。

治法:燥湿祛痰,健脾和胃。

方药:天麻10g,半夏10g,陈皮10g,藿香10g,佩兰10g,砂仁6g,竹茹10g,太子参15g,白术15g,茯苓15g,生薏苡仁30g,栝楼10g,石菖蒲10g,郁金10g,丹皮10g。

辨治要点:肾病患者病本在肾,但脾胃与肾密切相关。痰湿中阻多由脾胃升降失司所致,总以健脾和胃、祛湿豁痰为宜。湿浊黏滞,痹着不行,易郁而化热,而形成湿热夹杂的病理变化。常可加用连翘、淡竹叶、黄柏、茯苓、生薏苡仁、白茅根、泽泻等。对此湿热,大多数医家往往投以苦寒之剂如黄连、山栀等,但苦寒太过,易伐胃气,耗伤阴液,不但不能利湿清热,反而导致阴伤更甚,患者往往不能耐受,使治疗难以维持。此时,要注意顾护脾胃,防止药物伐伤阴阳,故用药应轻灵透达,中病即止。

4. 瘀血内阻

主证:头晕或呈阵发性刺痛,肢体麻木,心胸闷痛,病程较长,舌质紫暗,脉涩。

辨证分析:慢性肾衰竭多病程较长,久病入络,瘀血深伏于内;且久病多虚,正气不足,气无力帅血也可进一步加重瘀血。当气血升降平衡正常则保证人体脏腑组织的温煦之需,若这种平衡受到破坏,自稳失调超过一定的阈值,阳盛于上,阴虚于下,气血瘀滞,就会造成气血逆乱,出现血瘀化风之证。

治法:化瘀通络。

方药:黄芪30g,太子参15g,白术10g,当归10g,桑寄生10g,杜仲10g,川牛膝10g,川芎10g,丹皮10g,丹参10g,泽兰15g,郁金10g,莪术8g,全蝎2g。

辨治要点:肾性高血压除肝肾阴虚,肝阳上亢外,主要是气血瘀滞,对此除平肝潜阳外,还必须加强活血化瘀治疗,瘀血除而脉络畅,气血达则血压降。肝为风木之脏,血脉瘀滞,肝无所藏,失其濡养则肝风易动,故慢性肾衰竭患者中常见眩晕,血压偏高。活血化瘀药选用草本类,如丹参、丹皮、川芎、三棱、莪术、益母草、泽兰等;虫类药,如地龙、僵蚕、全蝎、蝉蜕等,此类药物善于活血通络,搜剔驱邪,直达病所,还有平肝熄风,止痉利尿之效。

5. 肾阳衰微

主证:头晕、头痛、耳鸣、耳聋,畏寒肢冷,面色㿠白,大便稀薄,小便清长,甚则心悸不宁,喘促,舌淡苔白,脉象沉迟细弱。

辨证分析:本病迁延日久,阴损及阳,可见阴阳两虚,甚则表现肾阳式微之候。肾为阴阳之根,诸脏之本,与心肝关系密切。肾之阴阳不足会导致心肝阴阳失调,而心肝阴阳失调迁延不复,亦常累及肾中阴阳。肾阳虚衰,累及心阳不振,脾阳式微,出现水气凌心,水湿泛滥的心悸不宁,喘促等证。

治法:温肾助阳。

方药:黄芪 30 g,山药 15 g,山萸肉 10 g,狗脊 10 g,菟丝子 10 g,枸杞 10 g,当归 10 g,淫羊藿 10 g,白术 10 g,茯苓 10 g,丹参 10 g,川芎 10 g,生大黄(后下)10 g,煅龙、牡各 30 g。

辨治要点:肾虚宜补阴益阳,化生肾气。偏于阴虚者宜用育阴涵阳;偏于阳衰者宜用扶阳配阴;阳虚阴盛者,可暂用壮火制阴之"益火之源,以消阴翳"的方法。同时,温肾之时慎用温燥之品,如附子、肉桂之类易耗伤阴液,加重阴阳失衡。

祖国医学对本病的辨证论治,主要是运用药物性能的阴阳虚实之偏,来调整机体脏腑的阴阳虚实之偏。在治法上,要针对气、火、风、痰、瘀,以及阴虚、阳虚的发病原因,肝、肾、脾、心的发病特点,采用清肝泄火、凉肝熄风、滋阴潜阳、化湿祛痰、活血化瘀以及扶阳益阴等法。一般来讲,疾病初期多表现为实证,病变重心在肝,治以调整肝的气血阴阳为主;后期多表现为虚证,病变重心在肾,治以调整肾之阴阳为主;中期多为虚实兼见,肝肾同病,治宜肝肾兼顾。

三、典型案例

案例1 李某,男,57岁。患者于2004年4月10日因"反复头痛、头晕伴乏力1年余,加重1月"前往本单位职工医院就医,量血压为180/100 mmHg,尿常规示蛋白(+ +)、红细胞(+);血肌酐197.3 μmol/L,尿素氮9.81 mmol/L,诊断为慢性肾功能衰竭。遂于4月11日来我院就诊,刻下:头痛,头晕,乏力,腰酸,双下肢轻微水肿,舌质淡,有齿痕,苔薄,脉弦。血压175/100 mmHg,尿常规示蛋白(+)、红细胞3～5/HP。西医诊断为肾性高血压、慢性肾小球肾炎、慢性肾功能衰竭(失代偿期);中医诊断为眩晕(脾肾亏虚,肝火上扰)。治宜健脾益肾,清泄肝火。拟方如下:生黄芪30 g,炒白术15 g,土茯苓15 g,天麻10 g,菊花15 g,钩藤(后下)15 g,生大黄(后下)8 g,金毛狗脊15 g,桑寄生15 g,竹茹10 g,蝉衣10 g,丹参10 g,炒川柏10 g,白茅根30 g,酸枣仁15 g,煅龙、牡各30 g。连服21剂。配合尼群地平10 mg,每日3次,卡托普利25 mg,每日3次口服。

二诊:服药后,诸症好转,双下肢水肿消退,舌质淡,有齿痕,苔薄白微腻,脉弦细。血压145/100 mmHg,降压药调整为尼群地平10 mg,每日3次,卡托普利25 mg,每日3次。原方去天麻、酸枣仁、炒白术、桑寄生、金毛狗脊,加川芎8 g,泽兰8 g,苍术8 g,六月雪15 g。继服3周。

三诊:无不适主诉,舌质淡红,有齿痕,苔薄,脉弦细。血压125/90 mmHg,降压药调整为尼群地平10 mg晨服一次,卡托普利25 mg,每日3次。上方去川芎、苍术、蝉衣、菊花、钩藤,加全蝎2 g,槐花米30 g,地龙8 g,加减连服3个月。

2004年8月24日再诊:无不适,纳食可,舌质淡红,苔薄,脉弦缓。血压120/90 mmHg,已停服尼群地平,卡托普利25 mg,每日3次继服。本院8月23日查血肌酐155.0 μmol/L,尿素氮9.62 mmol/L,患者病情稳定。拟方:生黄芪30 g,生大黄(后下)8 g,菊花15 g,钩藤(后下)15 g,金毛狗脊15 g,丹参10 g,炒川柏10 g,泽兰8 g,竹茹10 g,

土茯苓 15 g,六月雪 15 g,白茅根 30 g,全蝎 2 g,地龙 8 g,槐花米 30 g,煅龙、牡各 30 g。继续巩固治疗。

【按】肾病患者,尤其发展至慢性肾衰竭时,脾肾两虚不可避免。脾虚则运化失健,气血生化无源,肾虚则无以温脾,脾阳亦虚。气血不足,脑窍失养,则发为眩晕。肾阴亏虚,肝失所养,导致肝肾阴虚,相火太过,疏泄不利,肝气上逆,升动肝阳,而发头晕,血随气升,而为头痛。治疗上多选用生黄芪、炒白术、太子参等药性平和清淡之品以益气;健脾益肾常可加用淫羊藿、山茱萸、枸杞子等,慎用附子、肉桂温燥之品。补益脾肾还具有平衡阴阳、调理气血的作用,以增强机体抗病能力,同时调整机体免疫功能,预防各种外邪的入侵,避免诱发因素,减少病情的反复。

案例 2 吴某,男,47 岁。患者 2003 年 6 月偶然量血压为 190/110 mmHg,随后多次测量,血压一直波动在 170～190/95～110 mmHg,前往多家医院诊治,服用了多种降压药(具体不详),血压仍波动在 160～180/90～100 mmHg,遂于 2004 年 4 月 13 前来就诊。刻下头晕,头身困重,纳呆,胸痞,双下肢无水肿,舌质淡红,苔白腻,脉弦缓。血压 185/100 mmHg,辅检:外院 2004 年 3 月 10 日尿常规示蛋白(＋＋)、红细胞 6～8/HP,肾功能示血肌酐 175.3 μmol/L、尿素氮 9.8 mmol/L。西医诊断为肾性高血压、慢性肾小球肾炎、慢性肾功能衰竭(代偿期);中医诊断为眩晕(痰浊中阻)。治法:健脾燥湿,和胃降浊。拟方如下:天麻 10 g,菊花 15 g,钩藤(后下)15 g,生大黄(后下)8 g,生黄芪 30 g,苍术 10 g,土茯苓 15 g,佩兰 10 g,蔻仁 6 g,竹茹 10 g,炒川柏 10 g,生薏苡仁 30 g,白茅根 30 g,煅龙、牡各 30 g。连服 21 剂。配合苯磺酸氨氯地平片(络活喜)5 mg,每日 1 次,盐酸贝那普利片(洛汀新)10 mg,每日 1 次,哌唑嗪 1 mg,每日 3 次口服。

二诊:服药后,头晕较前明显好转,头身困重已除,纳食佳,舌质淡暗红,苔薄黄腻,脉弦。血压 155/95 mmHg,降压药继服。原方去天麻、佩兰、蔻仁、苍术、生薏苡仁,加胆南星 10 g,六月雪 15 g,丹参 10 g,丹皮 10 g,连翘 10 g,蝉衣 10 g,全蝎 2 g,继服 3 周。

三诊：无不适主诉，舌质暗红，苔薄黄，脉弦细。血压135/90 mmHg，停服络活喜，洛汀新10 mg，每日1次，哌唑嗪1 mg，每日3次维持。原方去胆南星，加莪术8 g，地龙8 g，加减连服2个月。

2004年7月27日再诊：无不适，舌质淡红，苔薄腻，脉弦。血压110/75 mmHg，哌唑嗪已减停，现服洛汀新10 mg，每日1次。本院7月26日复查血肌酐176.0 μmol/L，尿素氮8.8 mmol/L。患者肾功能稳定，拟方：菊花15 g，钩藤（后下）15 g，生大黄（后下）8 g，生黄芪30 g，土茯苓15 g，竹茹10 g，炒川柏10 g，苍术8 g，泽兰10 g，莪术8 g，地龙8 g，丹参、皮各10 g，蝉衣10 g，全蝎2 g，白茅根30 g，煅龙、牡各30 g。继续服用以稳定病情，巩固疗效。

【按】肾为藏精泄浊之总司，脾为水谷运化之枢纽。慢性肾衰竭时脾肾衰败，精浊相干，水谷不化，水湿痰浊丛生。积久不化，阻滞三焦，从而导致三焦气机不利，清阳不升，浊阴不降，引起眩晕，头身困重；痰浊阻碍气机，则见胸闷呕恶，纳呆等证。初起多为痰湿偏盛，日久可痰郁化火，形成痰火，上扰清窍。虽然症状表现为痰浊阻滞的实证，但痰湿中阻多由脾胃升降失司所致，总以健脾和胃降浊为宜，着重恢复脾的升清降浊之功，使清气上展则痰浊自降。

案例3 夏某，男，45岁。患者2008年5月因头晕、头痛就诊于当地医院，时测血压185/110 mmHg，尿常规示蛋白（＋＋）、红细胞0～1/HP，血肌酐210 μmol/L，尿素氮11.6 mmol/L。后于6月5日就诊我院。刻下：头晕头痛，五心烦热，夜寐不安，腰膝酸软，小便黄，大便干，舌红苔少，脉弦细。西医诊断为肾性高血压、慢性肾小球肾炎、慢性肾功能衰竭（失代偿期）；中医诊断为眩晕（肝肾阴虚，肝阳上亢）。治法：平肝潜阳，滋养肝肾。拟方如下：天麻10 g，钩藤（后下）15 g，生大黄（后下）8 g，菊花15 g，生地20 g，山药15 g，女贞子15 g，旱莲草15 g，白芍15 g，川牛膝15 g，泽泻10 g，牡丹皮10 g，炒川柏10 g，煅龙、牡各先煎30 g，每日2次。连服21剂。配合非洛地平5 mg，每日1次，卡托普利25 mg，每日3次，美托洛尔12.5 mg，每日2次口服。

二诊:服药后,头晕缓解,无头痛,诸症较前明显好转,稍感纳差,脘腹胀,大便每日 1~2 次。舌淡红苔少,脉弦细。血压 150/90 mmHg,降压药继服。原方去天麻、钩藤,加云苓 15 g,扁豆 10 g,薏苡仁 30 g,继服 3 周。

2008 年 10 月 6 日再诊:无不适,舌质淡红,苔薄白,脉弦。血压120/75 mmHg,现仍服非洛地平 5 mg,每日 1 次,卡托普利 25 mg,每日 3 次。本院 10 月 4 日复查血肌酐 196.2 μmol/L,尿素氮9.7 mmol/L。拟方:生黄芪 30 g,炒白术 10 g,云苓 15 g,金毛狗脊10 g,玉米须 30 g,蝉衣 10 g,莪术 8 g,生地 20 g,枸杞 10 g,山药 15 g,女贞子 15 g,旱莲草 15 g,白芍 15 g,川牛膝 15 g,泽泻 10 g,牡丹皮10 g,炒川柏 10 g,煅龙、牡(先煎)各 30 g。继续服用以稳定病情,巩固疗效。

【按】生理状态下,阴位于下而承上,阳位于上而潜下,阴阳交泰,水火既济。若肝肾阴虚,则不能滋养肝阳,肝阳上亢,上冒清空,故出现头晕头痛。肝火扰心神,故夜寐不安。阴虚火旺故可见五心烦热,小便黄、大便偏干,舌红苔少。治疗上应在滋补肝肾的基础上加潜降药如川牛膝、牡蛎、磁石等。患者后纳差,食后脘腹胀,系脾阴虚表现,故予云苓、薏苡仁、山药、扁豆等甘淡实脾之味以养脾阴。

案例 4 沈某,女,50 岁。患者 5 年前因双下肢水肿就诊于某医院,诊断为"慢性肾小球肾炎"。2 年前发现血压升高,最高达 180/100 mmHg,于 2009 年 3 月 18 日就诊我院,复查尿常规示蛋白(+++)、红细胞(+),肾功能示血肌酐 122 μmol/L,尿素氮6.6 mmol/L。测血压 170/95 mmHg。刻下头晕耳鸣,精神委靡,腰膝酸软,体倦乏力,双下肢水肿,舌质淡,苔薄,脉细。西医诊断为肾性高血压、慢性肾小球肾炎,中医诊断为眩晕(脾肾亏虚夹水湿)。治法:健脾益肾,化瘀利湿。处方:生黄芪 30 g,太子参 15 g,金毛狗脊10 g,炒白术 10 g,淮山药 15 g,雷公藤 10 g,茜草 15 g,玉米须 30 g,生地黄 10 g,茯苓 15 g,泽泻 10 g,丹参 10 g,川芎 10 g,生牡蛎(先煎)30 g。每日 1 剂,水煎服,连服 21 剂。配合非洛地平 5 mg,每日 1 次,美托洛尔12.5 mg,每日 2 次口服。

二诊:服药后,水肿减轻,乏力改善,无腰酸腰痛。舌质淡,苔薄,脉细。尿常规示蛋白(＋＋)、红细胞(＋＋)。血压 155/90 mmHg,加用卡托普利 25 mg,每日 3 次,余降压药继服。原方去泽泻、玉米须,继服 4 周。

三诊:诸症改善,无不适主诉,舌淡红,苔薄微黄,脉细。尿常规示蛋白(＋)、红细胞 1～2/HP。血压 130/80 mmHg,降压药继服。于上方加减:生黄芪 30 g,炒白术 10 g,金毛狗脊 10 g,雷公藤 10 g,生地黄 10 g,云苓 15 g,甘枸杞 10 g,淮山药 15 g,蝉衣 10 g,莪术 8 g,炒黄柏 10 g,全蝎 2 g,三七粉(分吞)4 g。继服以巩固疗效。

【按】患者正气亏虚,肾失封藏,故精微外泄,发为蛋白尿;久病失治,正气益损,加之患者年老体衰,精髓不足,不能上充于脑,故头晕耳鸣。腰为肾之府,肾虚则肾府失养,故腰酸。脾肾亏虚,无以运化濡养,故体倦乏力。脾失转输、肾失开阖,水液不行,遂聚为肿。水湿为阴邪,易伤阳气,诸症较重,故治以健脾益肾为主,上方用药较平,未用附子、干姜、肉桂等温燥之品,以防止温燥之药耗气伤阴。水湿已退,故减泽泻、玉米须;湿郁日久易于化热,故予以炒黄柏清热坚阴,慎用黄连、山栀等过于苦寒之剂,以防苦寒太过耗损正气。继用莪术、全蝎化瘀通络,三七粉止血不留瘀以巩固疗效。

第十一章　尿路感染

尿路感染简称尿感，是指各种病原微生物在泌尿系统生长繁殖所致的急、慢性炎症反应。多见于育龄期妇女，老年人，免疫功能低下、尿路畸形、肾移植者。可以有或没有临床症状。根据致病微生物的不同，尿感可分为细菌性尿感和真菌性尿感等，但细菌性尿感为最常见，临床上尿感这个术语，指的是尿路的细菌性感染。

中医将本病归属"淋证""腰痛"范畴。以小便频急，淋沥不尽，尿道涩痛，小腹拘急，痛引腰腹为临床表现。《素问·六元正纪大论》载："小便黄赤，甚则淋。"《金匮要略·消渴小便不利篇》云："淋之为病，小便如粟状，小腹弦急，痛引脐中。"《景岳全书·淋浊》曰："淋之为病，小便痛涩，滴沥，欲止不止者是也。"

一、病　因　病　机

本病主要归属"淋证""腰痛"范畴。《金匮要略》将淋证的病机归结为"热在下焦。"《诸病源候论·淋病诸候》云："诸淋者，由肾虚而膀胱热故也"，"热淋者，三焦有热，气搏于肾，流入于胞而成淋也。其状小便赤涩"，"劳淋者，谓劳伤肾气而生热成淋也。"朱丹溪云："淋虽有五，多属于热。"刘河间更进一步指出本病："热甚客于肾部。"可见不论急性、慢性尿感，病机主要责之于湿热与肾虚两方面。本病急性期多属湿热蕴结下焦，膀胱气化不利，属"热淋"范畴；而慢性期多属湿热伤肾，肾虚邪留，虚实夹杂，责之于肾虚、肝郁及气滞，多属"劳淋"。病位在肾与膀胱。

1. 膀胱湿热

多食辛热肥甘之品，或嗜酒太过，酿成湿热，下注膀胱；或下阴不洁，秽浊之邪侵入膀胱，酿成湿热，发而为淋。或心经火热炽盛，热于小肠，夹湿下注膀胱均可致湿热蕴结膀胱，发为淋证。

2. 肝郁气滞

恼怒伤肝，肝气郁结，气滞不畅，气郁化火，影响膀胱的气化，则少腹作胀,小便艰涩而痛,余沥不尽,发而为淋。

3. 肾阴亏虚

肾阴亏虚,虚火灼络,络伤血溢,发而为淋。

4. 脾肾亏虚

病延日久不愈,热郁伤阴,湿遏阳气,或阴伤及气,正气受损,则致脾肾亏虚,易被外邪侵袭或遇劳即发。

5. 气阴两虚,湿热未尽

湿热内郁,久而不愈,耗气伤阴,气阴即伤,湿热未愈,则见气阴两虚兼夹湿热之象,则少腹隐痛,小便不畅,余沥不尽,发而为淋。

6. 气滞血瘀

久病不愈,气机阻滞,瘀血内生,膀胱气化失利,则见少腹胀痛,小便艰涩难下或夹有血块,发而为淋。

二、辨 证 论 治

1. 膀胱湿热

主证:小便短数,灼热刺痛,尿黄,小腹拘急胀痛,时有恶寒,呕恶,腰痛,大便秘结,亦可见尿血,舌红,苔黄腻,脉濡数。

辨证分析:湿热蕴结,客于下焦,膀胱气化不利,小便灼热刺痛。

治法:清热利湿通淋。

方药:八正散加减。炒黄柏 10g,白花蛇舌草 15g,六月雪 15g,车前草 15g,滑石 10g,怀牛膝 10g,泽泻 10g,生地黄 10g,大黄 6g,甘草梢 8g。

加减:血尿加白茅根、地榆;高热加金银花;尿有脓血加败酱草、薏苡仁、蒲公英。

2. 肝郁气滞

主证:小便涩滞,淋沥不畅,尿有余沥不尽之感,少腹坠痛,苔薄腻,脉弦数。

辨证分析:恼怒伤肝,肝气郁结,失于疏泄,气滞不畅,气郁化火郁于膀胱,影响膀胱的气化,则少腹作胀,小便艰涩而痛,余沥不尽。

治法:疏肝理气,利湿通淋。

方药:龙胆泻肝汤合导赤散加减。龙胆草8g,柴胡8g,黄芩10g,山栀6g,生地黄10g,泽泻10g,车前子15g,滑石10g,益母草15g,白花蛇舌草15g,虎杖10g,甘草梢8g。

加减:胸闷胁胀加青皮、乌药;日久气滞血瘀加红花、赤芍、川牛膝;尿夹砂石加金钱草、王不留行子、鸡内金、石韦等。

3. 肾阴不足,湿热留恋

主证:头晕耳鸣,腰膝酸软,咽干唇燥,尿频而短,小便湿痛,欲出不尽或伴有低热,舌质偏红、苔薄,脉弦细而数。

辨证分析:久淋不愈,湿热伤阴,肾阴亏虚,则头晕耳鸣,腰膝酸软;虚火伤津,则咽干唇燥,尿频而短;湿热久留下焦不去,则小便湿痛,欲出不尽或伴有低热;舌质偏红、苔薄,脉弦细而数均为阴伤之候。

治法:滋阴补肾,清热利湿。

方药:知柏地黄汤加减。知母10g,黄柏10g,生地黄15g,山药15g,泽泻10g,牡丹皮10g,茯苓15g,猪苓10g,滑石10g,山茱萸10g,车前子10g。

加减:血虚加阿胶、旱莲草。

4. 脾肾两虚,余邪未清

主证:小便频数,淋沥不已,遇劳即发,神疲乏力,腰膝酸软,头晕耳鸣,大便溏薄,面浮足肿,纳呆腹胀,舌质淡、苔薄白,脉沉细无力。

辨证分析:湿热留恋膀胱,由腑及脏,继则由肾及脾,脾肾受损,正虚邪弱,遂成劳淋。

治法:健脾益肾,佐以渗湿。

方药:无比山药丸加减。熟地黄10g,山药15g,茯苓15g,杜仲10g,怀牛膝10g,山茱萸10g,肉苁蓉10g,泽泻10g,黄芪15g,菟丝子10g,甘草梢8g。

加减:小便点滴不尽,少气懒言加柴胡、升麻;如伴纳差、腹胀加厚朴、木香;如小便混浊或泡沫多加白茅根、玉米须。

5. 气阴两虚,湿热未尽

主证:尿路刺激征不明显,气短倦怠,心悸,头晕,耳鸣,腰酸,舌质红、苔少,脉弱。

辨证分析:湿热内郁,久而不愈,耗气伤阴,气阴即伤,湿热未愈,则见气阴两虚兼夹湿热之象,则少腹隐痛,小便不畅,余沥不尽。伴发气短倦怠,心悸,头晕,耳鸣,腰酸。

治法:滋阴益气,清热利湿。

方药:参芪麦味地黄汤加减。黄芪 30 g,麦冬 10 g,五味子 8 g,熟地 10 g,山药 15 g,山茱萸 10 g,茯苓 15 g,泽泻 10 g,牡丹皮 10 g,益母草 15 g,白茅根 30 g。

加减:小便赤痛、五心烦热、口苦咽干,加知母、黄柏。尿频尿痛反复发作、少气懒言,加黄芪、黄精、女贞子、白芍等。

6. 气滞血瘀

主证:小便涩滞,淋沥不畅,少腹刺痛,苔暗淡或夹有瘀斑,脉细涩,多见于久病不愈患者。

辨证分析:久病不愈,气机阻滞,瘀血内生,膀胱气化失利,则见少腹胀痛,小便艰涩难下或夹有血块。

治法:活血化瘀,健脾益气。

方药:血府逐瘀汤加减。桃仁 10 g,红花 10 g,赤芍 10 g,首乌 10 g,延胡索 15 g,白术 10 g,茯苓 15 g,黄芪 30 g,川芎 8 g,莪术 8 g,泽兰 10 g。

加减:腰痛加续断、桑寄生;尿痛加海金砂;尿血或尿中夹有血块加大蓟、小蓟、地榆、白茅根。

三、辨 病 治 疗

曹恩泽教授在对尿路感染的治疗过程中,根据疾病的辩证特点,形成了一定的临床用药特色。

1. 实则清利,虚则补益

本病初起,邪实正不虚,湿热壅结膀胱或肝胆郁热,湿热下注膀胱,临床表现以小便淋沥涩痛频急为主要特点,发病急,病程短。当清利治其标,《丹溪心法》曰"淋沥赤涩皆内热也,宜解热利小便"。予清热利湿解毒,成方以八正散加减,常用药物有白花蛇舌草、蒲公英、黄柏、淡竹叶、土茯苓、金银花和玉米须等。湿热留恋膀胱,由腑及脏,继则由肾及脾,脾肾受损,正虚邪弱。肾阴不足,湿热留恋者,正虚与邪实并见,此时当补益与清利并用。若病情迁延日久,或反复发作,正气被伤,脾肾两虚,正虚表现较突出,膀胱湿热的表现相对较轻,遇劳即发,此时可急则治其标,但更需注意正气内虚的一面,加强对正气的培补。常用药有山茱萸、山药、太子参、黄芪、熟地黄、菟丝子、五味子、金樱子、枸杞等。久病不愈,常见气滞血瘀,正虚与邪实并见,当标本兼治,重视调整气血。《证治要诀·小便血》述"若用药不效便宜施以调气之剂,盖津道之遂顺,皆一气之通塞"。注重气血辨证用药,气虚下陷予葛根、柴胡、升麻;气虚无力予黄芪;气滞腹胀予青皮、陈皮、枳壳、香附、乌药;血虚予当归、川芎、丹参;血瘀腹胀予延胡索、郁金;血瘀腹痛予佛手、泽兰、三七、赤芍、蒲黄等。

2. 清热利湿解毒法贯穿治疗始终

《诸病源候论·淋病诸候》云:"诸淋者,由肾虚而膀胱热故也。"《丹溪心法》认为:"淋有五,皆属乎热。"曹恩泽教授认为,湿热之邪可以外袭,亦可内侵。感于外者,多因外阴不洁,秽浊之邪从下上犯膀胱酿成湿热;或外感湿热,下注小肠,使其分清泌浊功能紊乱,湿热传入膀胱或心经火热炽盛,移热于小肠,夹湿下注膀胱均可致湿热蕴结膀胱,发为尿感。生于内者,多因过食肥甘酒热之品,脾胃运化失司,积湿生热,湿热流入膀胱。膀胱为州都之官、津液储藏之所,气化水始能出。湿热邪气蕴结膀胱,气化失司,水道不利,发为尿感。故湿热、热毒存在于尿路感染全过程。在治疗上,则以清热利湿解毒法贯穿治疗的始终,急性期宜清热解毒化湿;缓解期宜扶正固本,补肾益气,辅以清热解毒之剂。用药常选蒲公英、紫花地丁、土茯苓、黄芩、黄柏、车前子(草)、白茅根、金银花、白花蛇舌草等。

3. 清利疏肝法的应用

《证治要诀·淋闭》篇说:"气淋,气郁所致。"少腹乃足厥阴肝经循行之处,情志怫郁,肝失条达,气机郁结,膀胱气化不利;或气郁化火,肝胆郁热,循经下注故见小便涩滞,淋沥不宣,少腹满痛。多见于女性,以尿频、尿急、尿痛和下腹部不适为主症,每因情志刺激而诱发主症加重。曹教授在立法方药上多在清热利湿药物的基础上加用陈皮、佛手、乌药、柴胡、白芍、川楝子、郁金疏肝理气,畅达三焦。

4. 注重补益与清利并重

对于淋证治疗,古有忌补之说,《丹溪心法·淋》提及"最不可用补气之药,气得补而愈胀,血得补而愈恶,热得补而愈盛",但在临床亦非完全如此。徐灵胎《临证指南医案·淋浊》指出"治淋之法,有通有塞,要当分类,有瘀血积塞住溺管者要先通,无瘀积而虚滑者,宜峻补"。曹教授认为,尿路感染首先要辨清虚实,忌补之说是针对实证而言的。对反复尿路感染的患者,往往久病延及脾肾。脾肾两亏,膀胱气化无权,致反复小便涩滞,淋漓不宣。"肾为先天之本,脾为后天之源",培补脾肾有助于气血津液的生成运化及提高膀胱气化、固涩功能。曹教授还认为,在慢性尿路感染的治疗过程中,难的是彻底治愈,不再复发,人体正气盛衰决定了疾病的发展转归。因此,在缓解期应注重治本,按《景岳全书·淋浊论治》所言"凡热者宜清,涩者宜利,下降者宜升提,虚者宜补,阳气不固者宜温补命门"。对于在尿感的缓解期或反复尿感者,在清利的基础上,当治以健脾益气,补肾固摄,滋阴补阳。常用药为山茱萸、山药、太子参、黄芪、熟地黄、菟丝子、五味子、金樱子、枸杞子、制黄精、何首乌、补骨脂、肉苁蓉等。

四、典 型 案 例

案例 1 唐某某,女,38 岁。2009 年 3 月 27 日初诊。患者自2004 年起自觉尿频、尿急反复发作,每于劳累或情绪波动时发作加重,伴乏力、腰酸腿软、易疲劳、会阴坠胀不适。尿常规示白细胞(±),舌质淡红,苔厚腻,脉细弦。中医诊断为淋证(肝肾阴虚夹湿热)。西医诊断为尿路感染。予以清利疏肝之剂。药物:白茅根 30 g,漂苍术 8 g,台乌药 10 g,郁金 10 g,炒川柏 10 g,丹参 10 g,金毛狗脊10 g,蒲公英15 g,升麻 8 g,泽兰 8 g,柴胡 8 g,赤、白芍各 10 g,砂仁 8 g,

生草梢 8 g。连服 20 剂。

二诊:服药后,症状好转,感尿频、尿急症状消失,但仍有腰酸,会阴不适。尿常规示白细胞(-),舌质淡红,苔微腻,脉细弦。原方去漂苍术、炒川柏、砂仁,加杜仲 10 g,怀牛膝 10 g,黄芪 30 g。服 15 剂。

三诊:自觉乏力、腰酸腿软、易疲劳、会阴坠胀不适消失。尿常规示白细胞(-),在上方基础上加地龙 10 g 以加强活血通络巩固疗效,连续服用稳定病情。

【按】中年女性,尿感发作与情绪有关,每因情志刺激而诱发主症加重,辨证在湿热蕴结膀胱的基础上,存在肝气郁结。足厥阴肝经循少腹,络阴器,情志怫郁,肝失条达,气机郁结,膀胱气化不利,或气郁化火,肝胆蕴热,循经下注,故见小便涩滞,淋沥不宣,会阴坠胀不适。故拟清疏法为原则组方,兼加补肾益气之品,疗效显著。

案例 2 杨某,女,26 岁。2008 年 9 月 18 日初诊。该患者小便频数点滴难下,尿色黄赤,灼热刺痛,伴恶寒发热,恶心,腰酸乏力,便秘,苔黄腻,脉濡数。查尿蛋白(±),白细胞满视野,红细胞 2~3/HP,上皮细胞 3~5/HP,尿培养:大肠埃希杆菌。西医诊断为尿路感染;中医诊断为淋证(湿热炽盛)。治法:清热利湿通淋。方药:连翘 20 g,甘草 10 g,黄柏 10 g,瞿麦 15 g,车前子 20 g,竹茹 10 g,白茅根 30 g,炙大黄 8 g,大蓟 10 g,小蓟 10 g,白芍 10 g,扁蓄 10 g,紫花地丁 20 g。日服 1 剂,第 10 剂时患者症状明显好转,查尿蛋白(-),白细胞 8~12/HP,红细胞 0~1/HP,尿培养阴性,15 剂后患者无不适之感,复查尿常规正常,舌质变淡红、苔薄,脉濡,属临床治愈。

【按】尿路感染的急性发作阶段,与热淋颇相似,属湿热壅滞下焦之证,急则治其标,重点在清热利湿,缓解尿路刺激症状。本病例属热淋,予以清热利湿为法,加用大黄又使热邪从大便而去,病初患者湿热蕴结下焦,膀胱气化失司,急则予清利治其标,以苦寒疏利之品通淋清热,泻其火。湿热热毒皆去,则诸症皆愈。

案例 3 王某,女,43 岁。2006 年 2 月 12 日初诊。反复尿频、尿急及尿痛 3 年余。每遇劳累即作,间歇性口服抗生素治疗,但效果不佳。3天前,患者突然出现小便灼热,刺痛,尿色黄赤,伴有少腹胀急,腰酸,大便不畅,舌红,苔黄薄腻,脉濡数。尿常规示白细胞15～30/HP,红细胞5～10/HP。中医诊断为淋证,辨证为湿热蕴结下焦。治拟清热利湿通淋。处方:黄柏10g,土茯苓、蒲公英、白花蛇舌草、紫花地丁、扁蓄、生地榆各15g,生甘草4g,柴胡6g,枳壳10g,白茅根30g。每日一剂,水煎服,服药14剂。

二诊:尿道涩痛转好,尿色转清,但诉少腹坠胀伴有胃纳差,腰酸膝软。舌淡红,苔薄白,脉沉细。尿常规示白细胞2～3/HP,红细胞0～1/HP。患者湿热渐去,耗伤中气,由脾及肾,脾肾两虚,肾失固涩,再予调整用药清利益肾。处方:土茯苓、丹参、葛根、白花蛇舌草各15g,黄柏、石菖蒲、制香附、陈皮、淫羊藿、枸杞子各10g,桑寄生30g。14剂后复诊,腹胀及腰酸症状转好,尿畅无痛涩。再予前方调理14剂后,复查尿常规正常,患者不适症状消失。

【按】病初患者湿热蕴结下焦,膀胱气化失司,急则予清利治其标,以苦寒疏利之品通淋清热,泻其火。患者尿刺痛伴尿色黄赤转好,但出现少腹坠胀伴有腰酸膝软,尿淋不宣,为气机郁结,膀胱气化失利。久病气血不足,并入肾入络,清利同时兼以利气疏导,补肾养血。整个治疗过程中,重视气血调和。少腹乃足厥阴肝经循行之处,初期理气凉血,终期补气升提兼养血益肝肾,往往收到满意疗效。

第十二章　尿道综合征

尿道综合征又称尿频-排尿困难综合征,临床以尿频、尿急、尿痛及排尿不适为主要表现,但多次检查均无真性细菌尿。部分可能由于逼尿肌与膀胱括约肌功能不协调、妇科或肛周疾病、神经焦虑等引起,也可能是衣原体等非细菌感染造成。本病中老年女性多见,大多有长期使用抗生素治疗无效的病史。

在祖国医学中无"尿道综合征"的病名,但根据其临床表现,多隶属"淋证"范畴。

一、病 因 病 机

本病主要归属"淋证"范畴。淋之名称,始见于《内经》:"淋者,淋沥不尽,如雨淋而下。"指出了淋证为小便淋沥不畅之病症。本病好发于中老年女性,中医认为本病多素有禀赋不足,由于感受外邪、疲劳、情志因素,或罹患淋证日久, 以致脾气虚弱,中气下陷,久则损及肾气,肾失摄纳,下元不固,开阖失司等皆能导致膀胱失约,气化不利而出现尿频、尿急、尿痛等排尿不适症状。其病初多表现为小便淋沥涩痛之湿热下注,膀胱气化失司征象;若久淋不愈,或反复使用抗生素,或苦寒清利太过,伤及正气,即呈现出一派下焦湿热留恋、脾肾亏虚之虚实夹杂证,或脾肾亏虚、中气下陷的由实转虚之临床证候,其中以膀胱气化无力之象更为突出。如《景岳全书·淋浊》云:"淋之初病,则无不由乎热剧,无容辨矣,但有久服寒凉而不愈者,又有淋久不止及痛涩皆去,而膏液不已,淋如白浊者,此惟中气下陷及命门不固之证也。"《素问·灵兰秘典论》曰:"膀胱者,州都之官,津液藏焉,气化则能出矣。"《灵枢·本输》谓:"虚则遗溺。"尤需注意,肝郁在本病发病中占有重要地位。女性情志不遂,气郁日久化火,或因火热之邪内侵,以致肝经郁热,热邪灼津,故见小便黄赤短少、刺痛,肝失条达柔和之性,则胁下灼痛,急躁易怒。气滞日久,血行不畅,以致肝络瘀阻。

二、辨 证 论 治

1. 湿热下注，脾肾亏虚

主证：小便频数而急，涩痛不甚，混浊不清，伴见头晕乏力，腰酸，小腹坠胀，尿黄，纳呆，口干而苦，舌淡红苔微黄而腻，脉濡数。

治法：清利湿热，健脾益肾。

方药：白花蛇舌草、生薏苡仁、白茅根各 30 g，茯苓皮 15 g，炒黄柏、扁蓄、炒白术、桂枝、杭白芍、桑寄生、怀牛膝各 10 g。

加减：尿道及阴部刺痒者，加萆薢、蛇床子、滑石（另包）；湿重热轻、苔厚腻者，加藿香、苍术、佩兰、泽泻；心烦不寐者，加黄连、酸枣仁、生地、淡竹叶；腹胀便秘者，加枳壳、厚朴；小腹坠胀者，加川楝子、香附、佛手、乌药；手足心热者，加地骨皮、白薇、知母、鳖甲。

2. 脾肾亏虚，中气下陷

主证：小便频数而急，淋沥不已，少腹坠胀，尿后隐痛，精神萎顿，消瘦乏力，腰酸膝软，纳差便溏，舌淡苔薄白，脉沉弱。

治法：健脾益肾，升举中气。

方药：生黄芪、生薏苡仁各 30 g，酸枣仁 15 g，炒白术、杭白芍、枸杞子、淫羊藿、杜仲、怀牛膝、白扁豆、炒黄柏、猪苓各 10 g，升麻 8 g。

加减：胸闷胁胀者，加青皮、乌药、郁金、佛手；纳差者，加焦神曲、鸡内金；畏寒腰冷者，可加淫羊藿、肉桂。

3. 肾气虚衰，寒凝经脉

主证：小便频数难解，淋沥不已，小腹胀痛，畏寒怕冷，夜尿增多，舌质嫩红，脉沉紧。

治法：补肾化气，温经散寒止痛。

方药：熟地 15 g，山茱萸 10 g，山药 10 g，泽泻 10 g，丹皮 10 g，茯苓 10 g，桂枝 5 g，制附片（先煎）5 g，乌药 10 g，杜仲 10 g，干姜 5 g。

4. 肝经郁热

主证：小便频数，胁肋或少腹胀痛，性急易怒，口苦，嘈杂，苔黄，脉弦或数。

治法:疏肝清热。

方药:柴胡15g,枳壳10g,赤芍10g,炒栀子8g,黄柏10g,知母10g,败酱草10g,川楝子10g,土茯苓10g。

加减:头晕头痛者,加菊花、钩藤、天麻清热平肝;大便秘结者,加大黄泻热通腑。

5. 气滞血瘀

主证:小便频数,胁腹刺痛,善叹息,平素月经不调、痛经,经前期可伴乳房胀痛,舌质紫暗见瘀斑、瘀点,脉细涩。

治法:活血化瘀,理气止痛。

方药:当归10g,白芍10g,丹参30g,乳香10g,川牛膝15g,郁金10g,佛手10g,红花10g,泽兰10g。

加减:夜寐不佳者,加茯神、夜交藤、酸枣仁养心安神;食滞腹胀者,加神曲、山楂、鸡内金消食化滞。

三、辨 治 体 会

尿道综合征多归属中医"淋证"范畴,以"实则清利,虚则补益"为治疗基本原则。辨证为湿热留恋、脾肾亏虚者,治以补虚泻实,以桑寄生、怀牛膝、杭白芍、炒白术补益脾肾;生薏苡仁、茯苓皮淡渗化湿,以助前药健运脾胃;白花蛇舌草、炒黄柏、白茅根、扁蓄以清利下焦留恋难尽之湿热;桂枝以助膀胱化气行水。全方共奏清利补益之效。而对脾肾亏虚、中气下陷者,治以补虚升提,用生黄芪、炒白术、白扁豆、生薏苡仁益气健脾;淫羊藿、杜仲、怀牛膝、肉桂、枸杞子补益肾气,以助膀胱之气化;升麻提升中阳,以助芪术升举阳气;炒黄柏、猪苓清利余邪;酸枣仁、杭白芍养阴,以防清利及温补而伤阴精,全方具有补脾益肾,升举中气之功效。故方能对证,则效佳矣!对肾气虚衰、寒凝经脉者,以熟地、山茱萸、山药、泽泻、丹皮、茯苓、桂枝、制附片(先煎)温补肾阳,乌药、小茴香、青皮散寒止痛。辨证为肝经郁热者,治宜疏肝清热,以柴胡、枳壳疏肝解郁,赤芍、栀子、黄柏、知母养阴清热。辨证为气滞血瘀者,宜活血化瘀、理气止痛,以当归、白芍养血柔肝,丹参、乳香、牛膝、红花、泽兰活血化瘀,郁金、佛手理气解郁,通则不痛,瘀血去,痛自止。

四、典型案例

案例1 何某某,女,38岁。2001年8月22日初诊。反复尿频尿急,时伴小便涩痛6月余。发病之初于当地诊所拟诊"尿路感染"而先后给予口服"环丙沙星""头孢拉定""琥乙红霉素""甲硝唑"等药,小便涩痛有所减轻,余症无好转,停药后,自觉诸症如旧。于当地医院反复查尿常规示蛋白(一)、白细胞3~7/HP、红细胞0~2/HP,三次清洁中段尿培养均未见致病菌生长。近半个多月来,伴腰膝酸软,体倦乏力,纳食减少,夜寐欠安,小便黄赤,舌淡红边有齿印,苔微黄腻,脉濡数,复查尿常规正常,泌尿系B超无异常发现。西医诊断为尿道综合征。乃属中医湿热留恋,脾肾亏虚之淋证。拟清利湿热,补益脾肾法。处方:桑寄生10g,怀牛膝15g,炒白术15g,杭白芍10g,生薏苡仁30g,茯苓皮10g,白花蛇舌草30g,炒黄柏10g,白茅根30g,扁蓄10g,酸枣仁10g,远志15g。水煎服,每日1剂。

2周后二诊:小便频急不适等症明显减轻,睡眠好转,上方继进。

1月后三诊:仅感腰酸乏力,小便偶有频数,于上方去炒黄柏、扁蓄、茯苓皮、远志,加杜仲15g,再服1月余,诸症悉除。

【按】吴昆云:"膀胱者,水渎之区也,胃中湿热秉之,则小便浑浊,譬之湿土之令行,而山泽昏暝也。"陶然居曰:"燥可以去湿,燥物可以平湿土之敦阜,湿土既治,则天清地明,万物皆洁矣,而况膀胱乎?"本例患者症状属气淋之虚证,并见膀胱湿热,予桑寄生、怀牛膝、炒白术健脾益肾,生薏苡仁、茯苓皮、白花蛇舌草、炒黄柏、白茅根、扁蓄清利湿热,酸枣仁、远志养心安神,全方共奏健脾益肾,清热利湿之效。

案例2 陈某某,女,42岁。2002年3月10日初诊。反复尿频尿急2年,伴尿后余沥不尽,下腹部坠胀不适。曾就诊于多家医院,反复查尿常规及中段清洁尿培养,除尿常规时有白细胞3~8/HP外,其余均正常,静脉肾盂造影亦未见异常。经间断口服"环丙沙星""罗红霉素"等治疗,症状均无明显改善。近3个多月来,伴神疲乏力,腰酸膝软,纳食减少,舌淡而暗,苔薄白,脉濡,复查尿常规正常。西医诊断为尿道综合征。乃属中医脾肾亏虚,中气下陷之淋证。治拟健脾益肾,升举中气法。处方:生黄芪、生薏苡仁各30g,酸枣仁、丹参各15g,炒白术、杭白芍、炒枸杞、淫羊藿、怀牛膝、白扁豆、黄柏、猪苓各10g,升麻8g,肉桂3g。水煎服,每日1剂。

3周后二诊:尿频尿急、下腹坠胀明显减轻,纳食渐增,于上方去黄柏,加杜仲15g,再服2个月。

三诊:尿频、腰酸、下腹坠胀诸症基本缓解,纳食正常,但仍时有尿后滴沥难尽,舌淡红苔薄白,脉细弱。于上方去生薏苡仁、猪苓、酸枣仁、杜仲,加益智仁15g,又服2个月,诸症基本缓解。

【按】此例患者本脾肾虚弱,淋证又发,用过抗生素等使脾阳更虚,致中气下陷,脾虚下陷则无以提纳而"劳淋"成矣。故以健脾益肾,升举中气法为治,加缩尿之药。临床中若兼心悸、气短、失眠之心脾两虚者则加用杭白芍、酸枣仁以益气养阴。如有肾虚症状者,则加淫羊藿、杜仲、怀牛膝、肉桂、枸杞子等补肾固涩之品,其疗效更佳。

案例3 章某某,女,67岁。2008年8月9日初诊。反复尿急尿痛,小便不利2年。曾就诊于多家医院,拟诊"尿路感染"予抗感染治疗(具体用药不详)症状可缓解,但常常遇劳即发,每年发病5~6次。3个月前再次发病,予抗感染治疗无效,多次尿常规、尿培养检查均阴性。小便频数,尤以夜间为甚,每晚近10次,因夜间尿频而睡眠不佳,晨起伴小腹胀痛。刻下患者一般状况尚可,自诉时感下腹冷痛,饮食及大便基本正常,舌质淡红苔薄,脉沉紧。尿常规检查阴性。西医诊断为尿道综合征。中医辨证属肾气虚衰,寒凝经脉之劳淋。治用补肾化气,温经散寒止痛之法。处方:生黄芪30g,丹参、酸枣仁各15g,丹皮、乌药、炒枸杞、金毛狗脊、淫羊藿、白扁豆、白芍、茯苓各10g,升麻8g,桂枝3g。水煎服,每日1剂。

1周后二诊:尿频尿急、下腹坠胀而冷痛明显减轻,效不更方。

2周后三诊:尿频、腰酸、下腹坠胀诸症基本缓解,纳食正常,但仍时有尿后滴沥难尽,舌淡红苔薄白,脉细弱。于上方加益智仁15g,桑螵蛸10g,又服1个月,诸症缓解。

【按】本病的发病特点:一是病程长,且常反复发作,尤其遇劳即发,治疗难以彻底,提示正气已虚,恢复能力下降,治疗时绝不能一味祛邪,而应以扶正为本,有余邪未尽之征时兼以辨证祛邪。二是以往治疗大多按"尿路感染"给予反复抗菌或中药清热解毒等治疗,久则中伤阳气,使少阴无力化气。本例治疗的目的在于温补水中之火——肾中真阳,即古人所谓"益火之源,以消阴翳"的治疗大法。正如《景岳全书·新方八阵》所说:"善补阳者,必于阴中求阳,则阳得阴助而生化无穷;善补阴者,必于阳中求阴,则阴得阳生而泉源不竭。"仲景《金匮要略·血痹虚劳》中云"虚劳腰痛,少腹拘急,小便不利者,八味肾气丸主之",与本病方证相合,获效明显。

案例4 王某,女,45岁。2005年4月5日初诊。反复尿急尿痛、小便不利6个月,曾就诊于当地医院,拟诊"尿路感染"予"左氧氟沙星"静滴,"碳酸氢钠"口服,自诉用药后症状缓解,后每于情志激动时好发,平素性格急躁、易怒。此次发病系白日与邻里相争,夜间即发作尿频、小腹胀痛,伴尿道口灼热感。自服"氧氟沙星"2日,症状无改善,于我院查尿常规、尿培养均未见异常。刻下患者一般状况可,饮食正常,口干欲饮,小便黄赤,大便干结,2日一行,舌红苔黄,脉弦。尿常规检查阴性。西医诊断为尿道综合征;中医辨证属肝经郁热之气淋。治用疏肝清热。处方:柴胡、郁金、佛手各15g,当归、白芍、白术、茯苓、淡竹叶、丹皮、栀子各10g,白花蛇舌草30g,大黄5g。水煎服,每日1剂。

1周后二诊:诉尿急、小腹胀痛改善,大便通畅,但夜寐不佳。原方加茯神、远志、夜交藤各10g。

2周后三诊:诉无尿急尿痛,睡眠改善,日夜可睡8小时。原方去白花蛇舌草,继服。

4周后四诊:无尿急尿痛,情绪开朗,夜寐佳。

【按】张秉诚:"夫肝属木,乃生气所寓,为藏血之地,其性刚介,而喜条达,必须水以涵之,土以培之,然后得遂其生长之意。若七情内伤,或六淫外束,犯之则木郁而病多变矣。"《医宗必读·淋证》言:"妇女多郁,常可发气淋。"清代《冯氏锦囊秘录·杂症大小合参》曰:"内经言淋,无非湿与热而已;然有因忿怒,气动生火者。"这些都说明情志不调亦是淋证的病因之一。本例患者属气淋之实证,予柴胡、郁金、佛手、白芍疏肝理气解郁,当归、白术、茯苓养血健脾,淡竹叶、丹皮、栀子、白花蛇舌草清热凉血,大黄泄热通便,共奏疏肝清热之功,临床获效显著。

案例5 孙某,女,32岁。2003年1月3日初诊。反复尿频尿急、小便不利1年。2002年发作3次,每次发作均未诊治。平素性格抑郁,喜多思虑,喜叹息。每次发作时均有尿频尿不尽感,伴小腹刺痛,月经不调,色暗夹血块,于我院查尿常规、尿培养均未见异常。刻下见患者焦虑貌,眼周青紫,诉纳食一般,舌暗红,脉细涩。尿常规检查阴性。西医诊断为尿道综合征;中医辨证属气滞血瘀之淋证。治用活血化瘀,理气解郁法。处方:当归10g,丹参30g,川牛膝15g,郁金10g,佛手10g,红花10g,泽兰10g,益母草10g,桃仁10g,远志10g,酸枣仁10g,茯神10g,白花蛇舌草20g。水煎服,每日1剂。

10天后二诊:诉尿频改善,夜间睡眠改善但梦多,月经来潮,色暗红夹有血块,无腹痛。原方去白花蛇舌草、红花、桃仁,加生地10g,夜交藤15g。

2周后三诊:尿频尿急诸症缓解,饮食睡眠可,情志畅,原方继服2周。

【按】《医林改错》曰:"瞀闷,即小事不能开展,即是血瘀。急躁,平素和平,有病急躁,即是血瘀。俗言肝气病,无故爱生气,是血府血瘀。"《类证制裁·郁证》云:"七情内起之郁,始而伤气,继必及血,终乃成劳。主治宜苦辛凉润宣通。"本例患者平素性格抑郁、多思喜虑,肝气郁结,渐至血瘀,血行不畅,以致肝络瘀阻。足厥阴肝经循少腹,络阴器。肝络气滞血瘀可致少腹刺痛、隐痛,尿急、尿涩;血瘀致血不养心可见多思虑、夜寐差。治以活血化瘀,理气解郁,辅以养心安神之剂。方中当归、丹参、红花、泽兰、益母草、桃仁活血化瘀,川牛膝引药下行、郁金、佛手理气解郁,远志、酸枣仁、茯神养心安神,白花蛇舌草清热利湿。气畅、瘀去则小便通、情志舒。

第十三章 慢性肾衰竭

慢性肾衰竭是指各种原发性或继发性慢性肾脏疾患持续发展，进行性恶化，造成肾单位严重损毁，使机体在排泄代谢废物和调节水、电解质及酸碱平衡等方面发生紊乱的临床综合征。肾脏病患者无论病因如何，如肾功能出现慢性受损，一般是不可逆的，总的趋势是进行性加重，肾小球滤过率逐渐下降，直至肾功能全部丧失为止。但不同病因，以及有无并发症，特别是中、早期患者，其肾功能丧失速度可有明显不同，有些可呈较长时间的稳定，有些可呈一段时间的好转。

我国是一个人口众多的发展中国家，透析、移植等替代疗法目前尚未普及，因此更有必要重视慢性肾衰竭的早期预防和延缓病情进展，重视非透析治疗的发展、改进和推广。中医药在治疗慢性肾衰竭和延缓残存肾功能进行性恶化的临床疗效方面已经取得了令人瞩目的成绩，中西医结合治疗慢性肾衰竭的优势和特色已得到现代医学界的普遍认可。因此，发挥中医药优势和特色治疗慢性肾衰竭，有着积极意义。

慢性肾衰竭根据肾功能损害的不同程度临床上分为四个阶段，即肾贮备能力下降期、氮质血症期、肾功能衰竭期及尿毒症期。祖国医学虽无"慢性肾衰竭"的病名，但从其病程经过及临床症候特点来看，应归属于"虚劳""水肿""呕吐""关格""腰痛""癃闭"等范畴。

一、病 因 病 机

基本病机：脾肾亏虚为本，浊毒瘀血蕴结弥漫三焦为标。

慢性肾衰竭的病机特点为正虚邪实，已成为共识。正虚包括气、血、阴、阳的虚损，邪实为湿浊、水毒和瘀血。中医认为慢性肾衰竭的发病有内外两方面的因素，内因主要为脾肾亏虚，外因多为六淫、皮肤疮毒、肾毒性药物等侵犯肾脏，或失治误治，出现脾肾阴阳衰惫，气虚不化,而致湿浊邪毒内蕴。由于肾阳虚微,水液气化失司;脾阳衰极,阳不化湿,湿浊内生。清阳不升,浊阴不降,则湿浊邪毒上熏,症见小便短少或无尿、口中秽臭,或有尿味,舌苔厚腻;湿浊邪毒外溢肌肤,症见皮肤瘙痒,身发疮痍或有霜样析出;舌质淡白有齿痕,苔白腻,脉濡细为痰浊阻遏之象。痰浊上逆,蒙蔽心窍,故有嗜睡神呆、喃喃自语或不语,甚至神昏不醒。

慢性肾衰竭病机甚为繁杂,变化多端,故临证之时要紧抓脾肾亏虚之本及浊毒瘀血蕴结之标的病机,尤其是浊毒弥漫三焦为其病机之关键。依三焦所属脏腑的病理变化、临床表现及传变关系,其可循的证治规律为:

1. 湿浊邪毒上犯心肺

湿浊邪毒上犯心肺,常因外感诱发,可分风寒客表或外寒里热;若湿浊邪毒逆传心包,则见心慌胸闷,喘促不已,甚则邪陷心包,而见嗜睡神昏,或烦躁不安,神昏谵语。根据有无热化,又当分湿浊上犯心包和湿浊化热内陷心包两证。

2. 湿浊邪毒侵犯中焦

湿浊邪毒侵犯中焦最为常见,出现浊邪犯胃困脾之象,如恶心,呕吐,乏力,纳差,面色黧白,水肿等症,以脾胃虚寒为主。若邪随太阴寒化,浊邪凝积,中阳被遏,则见恶心,呕吐,乏力,纳呆,脘腹胀满,面色黧白,水肿,舌质淡胖,苔白腻,脉濡缓;若邪随阳明热化,则见恶心,呕吐,口苦口干,口中秽臭,或有尿味,纳呆,脘腹胀满,胸闷烦热,舌体胖大边有齿痕,苔黄厚腻,脉滑数。唯浊阻中焦,胃失和降,而此时患者症状虽较明显,但病情尚非十分深重,多见于本病前三个阶段,治之较易获效。

3. 湿浊邪毒侵犯下焦

湿浊邪毒侵犯下焦,若阳损及阴,阴分耗竭,肝失所养,肝风内动,肝阳上亢,出现头痛头晕,耳鸣,烦躁,手足抽搐,尿闭、肌肉蠕动,甚则神昏等症状;若命门之火耗竭,症见无尿,全身水肿,气急不续,面色惨白,四肢厥冷,口有尿味而咸,舌质白如玉,苔黑或灰,脉沉细欲绝等。湿浊邪毒侵犯上下二焦,可出现阴阳离决,多见于病之后期,即尿毒症期,病情十分危笃,治疗非一方一药所能逆转,必须中西两法救治。

本病病位在肾,但多波及脾、胃、心、肝诸脏。由于肾病及脾,或脾肾同病,致使脾肾虚衰,气化不及,升清降浊的功能失常,不能及时疏导转输、运化水液及毒物,因而造成秽浊、湿热、瘀血蕴积,从而形成因虚致实、虚中夹实的复杂局面。每因外邪侵袭,情志、饮食所伤,劳累过度而使病情加重,进而导致正气虚衰,浊毒瘀血蕴结弥漫三焦而发诸证。据此认为,脾肾亏虚与浊毒瘀血蕴结弥漫三焦为慢性肾衰竭病机变化之关键。

二、辨 证 论 治

(一)邪浊上犯及肺

主证:恶寒发热,头痛鼻塞,喷嚏,流清涕,口干微渴,咽红肿痛,咳嗽,咳黄白痰,恶心呕吐,或口有尿味,皮肤干燥、瘙痒,尿闭,大便秘结等证,舌质淡,苔薄白或黄,脉浮。

辨证分析:由于脾气不足,土不生金,常累及肺卫,导致卫外不固,反复感受外邪,而感受外邪又常常使肾病反复发作。本虚易受邪,邪犯更伤正,如是反复,恶性循环,以致正气日衰,病情日重,甚至急转直下,出现湿浊邪毒上犯心包证。若感受外邪可出现恶寒发热,咽痛头痛,全身不适等症;若风寒客表,痰浊壅肺,可出现恶寒发热,无汗,痰多而稀、色白,咽喉红肿疼痛等症;若外寒里热,则见恶寒发热,无汗,口干微渴,咽痛,咳嗽,咳出黄痰,尿赤便秘等症。

治法:辛凉疏散,宣肺化痰泄浊;解表清里;或宣肺清热。

方药:

(1)银翘散加减。方中重用金银花、连翘为君,既有辛凉透表,清热解毒的作用,又具芳香辟秽的功效;薄荷、牛蒡子味辛而性凉,疏散风热,清利头目,且可解毒利咽;荆芥穗、淡豆豉辛而微温,助君药发散表邪,透热外出,此两者虽属辛温,但辛而不烈、温而不燥,与大队辛凉药配伍,可增辛散透表之力,为臣药。竹叶清上焦热,芦根清热生津,桔梗宣肺止咳,同为佐药。甘草既可调和诸药,护胃安中,又可合桔梗清利咽喉,是属佐使之用。

(2)小青龙汤加减。方中麻黄、桂枝相须为君,发汗散寒以解表邪,且麻黄又能宣发肺气而平喘咳,桂枝温阳以利内饮之化。干姜、细辛为臣,温肺化饮,兼助麻桂解表。然而素有痰饮,纯用辛温发散,既恐耗伤肺气,又须防诸药温燥伤津,故配以五味子酸收敛气,芍药和营养血,并为佐制之用;半夏燥湿化痰,和胃降逆,亦为佐药。炙甘草益气和中,又能调和诸药,是兼佐使之用。

(3)大青龙汤加减。大青龙汤系由麻黄汤加重麻黄用量,再加石膏、姜、枣而组成。主治外感风寒表实重证而兼里有郁热者。方中倍用麻黄宣肺解表而平喘;石膏辛甘大寒,清热除烦,两药相辅相成,既能宣肺,又能泄热。麻黄得石膏,则宣肺平喘而不助热;石膏配麻黄,清解肺热而不凉遏,又是相制为用。杏仁味苦,降利肺气而平喘咳,与麻黄相配则宣降相因,合石膏相伍则清肃协同。炙甘草倍用,并偕姜、枣,既可助解表而调营卫,又可益脾胃以滋汗源,使汗出表解,寒热烦躁并除。

(二)邪浊上犯心包

1.浊犯心包,痰阻神明

主证:嗜睡神呆或神昏不醒,喃喃自语或不语;小便短少或无尿;颜面或肢体水肿,恶心呕吐,口有尿味。舌质淡白有齿痕,苔白腻,脉濡细。

辨证分析:肾阳衰微,水液气化失司;脾阳衰极,阳不化湿,湿浊内生。清阳不升,浊阴不降,故见小便短少或无尿、恶心恶吐、口有尿味;湿浊浸淫肌肤、颜面、四肢水肿,痰浊上逆,蒙蔽心窍,故有嗜睡神呆、喃喃自语或不语,甚至神昏不醒;脾肾阳虚,则畏寒蜷卧;舌质淡白有齿痕,苔白腻,脉濡细为痰浊阻遏之象。当慢性肾衰竭处于氮质血症期和尿毒症期,归属于中医关格、癃闭等病。脾肾阳衰为其病因病机根本,湿浊邪毒壅盛,累及上焦心包,临床则表现少尿、无尿,恶心呕吐,或烦躁不安,谵语狂乱,甚至昏迷等综合征。

治法:芳香化浊,涤痰开窍;温阳降浊,随证选用。

方药:

(1)菖蒲郁金汤合玉枢丹。方用石菖蒲、郁金清化痰浊,行气解郁,开窍醒脑;连翘、丹皮、山栀清心解毒;竹叶、滑石利尿化湿;竹沥、姜汁清降痰浊;玉枢丹芳香化浊,开窍解毒。若呕吐重者,加制半夏降逆止呕。

(2)温脾汤加减。方用附子、干姜、人参温补脾肾;大黄推陈致新,泄浊于下。若恶心呕吐甚者,加半夏、茯苓化浊降逆止呕;若水肿、尿少或尿闭,加泽泻、车前子、猪苓利水消肿。

(3)涤痰汤。方用半夏、胆南星、橘红燥湿祛痰;人参、茯苓、甘草健脾益气;竹茹、枳实和胃降逆;石菖蒲祛痰开窍。

成药可选用:

(1)苏合香丸。方用苏合香、麝香、冰片为主药,芳香走窜,开窍醒脑;辅以沉香、香附、木香、香檀等理气温通;佐以白术健脾燥湿,朱砂镇心安神,犀角解毒清心。为一温开代表方剂。

(2)玉枢丹。方用麝香辟浊解毒,开泄攻邪,山慈姑开泄散结为主药;辅以大戟、千金子利二便攻泻湿浊,雄黄去瘟毒;佐五倍子涩肠止泻,以防攻泻无度伤其正气,朱砂重镇安神,合而为芳香化浊开窍解毒之剂。本证湿浊蒙蔽心包可加用之。

2.湿浊化热,热陷心包

主证:神昏谵语,烦躁不安,小便短少黄赤或无尿,恶心呕吐,大便闭结或口有尿臭,面赤身热,鼻出血、牙宣、紫斑、呕血、便血等。舌质红、苔黄腻或燥,脉滑细数。

辨证分析:脾阳亏损,痰浊内生,郁久化热,上逆蒙蔽心窍,故见神昏谵语、烦躁不安;热入血分,迫血妄行,出现鼻出血、牙宣、紫斑、呕血、便血;热结胃肠,传导失司,故见大便闭结,口有尿臭;热邪耗伤阴津,水气化源枯竭,故而无尿。舌质红、苔黄腻,脉滑数,为湿热之象。

治法:清心开窍,解毒降浊。

方药:

(1)清营汤加减。方用犀角(亦可用水牛角代)清营解毒;玄参、生地、麦冬甘寒清热养阴,黄连、竹叶心、连翘、银花清心解毒;丹参清热凉血活血。若呕吐甚,加半夏、石菖蒲降逆通窍。湿浊痰热中阻者,合黄连温胆汤和胃涤痰化浊。

(2)清宫汤加减。方用犀角(亦可用水牛角代)清凉解毒;竹叶心、连翘清心解毒;玄参、麦冬清热养阴。若痰热盛,加竹沥、栝楼皮清化痰热,加石菖蒲化浊通窍;若腑气不通,大便闭结,加生大黄荡涤污秽,引热下行;若水肿明显,尿少尿闭,加猪苓利水化浊而不伤阴。

(3)牛黄承气汤。方出《温病条辨》,用安宫牛黄丸清热涤痰以开心窍,大黄荡涤污秽,引热下行,疏通经隧,清降湿浊。

成药可选用:

(1)局方至宝丹。方用麝香、冰片、安息香芳香开窍,化浊豁痰共为主药;辅以犀角、牛黄、玳瑁、雄黄清热解毒;朱砂、琥珀镇心安神。

(2)紫雪丹。方用羚羊角、犀角、麝香清热解毒,镇痉开窍为主药;石膏、寒水石、滑石清热泻火,升麻、玄参、甘草清热解毒,玄参并能凉血生津,共为辅药;芒硝、硝石泄热散结,朱砂、磁石重镇安神,木香、沉香、丁香行气通滞,共为佐使药。

按语:慢性肾衰竭处于肾功能衰竭期、尿毒症期,症见少尿或无尿,恶心、呕吐,或烦躁不安,狂乱,甚则邪毒上犯心包,出现谵语、神昏等症。脾肾虚极,气化不行,导致湿浊内蕴,为此证之病机的根本所在。而湿浊邪毒壅塞三焦,累及心肺、脾胃、肝肾等脏腑,则可出现各种证候。若邪毒逆犯心包,根据有无热化,又当分湿浊上犯心包和湿浊化热内陷心包二证。湿浊偏盛者,给予温化降浊开窍;热邪偏重者,则需解毒降浊,清心开窍为治。

(三)湿浊邪毒困阻中焦

主证:肢体水肿,按之凹陷,脘腹痞闷,口腻纳呆,口淡不渴,便溏,头身困重,小便短少,或白带多,舌质淡胖,苔白腻或白滑,脉沉缓或濡细。

辨证分析:本证乃素体虚弱,又因饮食失节,过食生冷,以致湿浊内停中焦;或因冒雨涉水,久居潮湿,气候阴雨,寒湿内侵伤中;或因嗜食肥甘,湿浊内生,困阻中阳所致。

脾喜燥恶湿,与胃相表里,寒湿内盛,中阳受困,脾胃升降失常,脾气被遏,运化失司,则脘腹痞闷或痛,纳少,便溏;胃失和降,胃气上逆,故泛恶欲呕。若阳气被寒湿所遏,不能温化水湿,泛溢肌肤,可见肢体水肿,小便短少。湿为阴邪,其性重浊,流注肢体,阻遏清阳,故头身困重。若寒湿下注,损伤带脉,带脉失约,可见妇女白带量多。口淡不渴,舌体胖,苔白腻或白滑,脉沉缓或濡细,均为寒湿内盛之象。

慢性肾衰竭病程中出现的寒湿中阻证,多由素体脾虚,运化失司,湿从内生,复因湿邪外侵,内外相因,以致湿邪内盛,中阳受困,脾失运化水湿功能,出现肢体水肿,四肢困重,脘闷腹胀,纳少便溏,舌苔白腻,脉象濡缓。

治法:健脾燥湿,和胃降浊。

方药:

(1)自拟清降汤Ⅰ号。方用生大黄、生黄芪、土茯苓、六月雪、丹参、苍术、蔻仁、砂仁、莪术、槐花米、蝉衣、全蝎、煅龙骨、煅牡蛎等。生大黄解毒泄浊化瘀,使浊毒之邪从肠道而去,为君药;用生黄芪健脾益气生津,既能达表固卫,又能充络摄血,且生品入药无生热伤络之虞;以白豆蔻、砂仁、苍术等芳香宣化之品燥湿化浊,注意用量不宜过重,以防辛燥伤阴;土茯苓、六月雪解毒除湿,助君药解毒泄浊;煅龙骨、煅牡蛎收敛吸附,使体内浊毒从肠道排出,助君药排毒降浊;丹参、莪术、蝉衣、全蝎化瘀通络,以增强大黄化瘀之功,共为臣药。槐花米清热凉血,防治湿浊久郁成热毒,为佐使药。

（2）胃苓汤加减。方由五苓散与平胃散组合而成。方中白术健脾运湿,桂枝通阳化气,助膀胱气化;猪苓、茯苓、泽泻通利水道,使水湿下输膀胱。再加苍术苦温辛燥,除湿健脾;厚朴苦温行气消胀,助苍术以温运脾阳;陈皮芳香化浊,理气和胃;甘草调和诸药。合而为温通脾阳,利水消肿之剂。

（3）参苓白术散加减。方用党参、黄芪、白术、山药益气健脾,恢复脾运。茯苓皮、猪苓、泽泻、薏苡仁、玉米须利湿而不伤阴。共奏益气健脾利湿之功。适用于寒湿中阻证邪退正衰时的巩固治疗。

（四）湿热邪毒蕴结中焦

主证:眼睑或全身水肿,退而复发;脘腹痞闷,纳呆呕恶,大便溏泄不爽,肢体困重,渴不多饮,身热不扬,汗出不解,或皮肤湿热疮毒,或发病前有皮肤脓疱,湿疮浸淫,舌质红,苔黄腻,脉濡数。

辨证分析:胃为水谷之海,脾为湿土之脏,故湿热多以脾胃为病变中心。正如章虚谷所言:"湿土之气同类相召,故湿热之邪始虽外受,终归脾胃。"本证多因久病体虚,易感外邪,邪气入里化热,或因感受湿热之邪,或因过食辛热肥甘,或嗜酒无度,酿成湿热,内蕴脾胃所致。外邪始袭肺卫,多由脾气先虚,湿饮内停,客邪再至,遏伏危机,肺脾受病;或湿热疮毒,自肌肤内侵肺脾;或由于湿性黏滞,痹着不行,复加脾胃升降失常,湿浊不能下泄,久蕴化热,均导致肺主通调水道功能和脾主运化水液功能失调,水液不循其常道上输于肺,下输膀胱,以致出现水肿或肿消而复,胸痞腹胀,纳呆,尿短混浊,大便溏泄不爽等症,皆为脾胃湿热之证。舌苔黄而腻,脉濡数或滑为湿热之象。

治法:清热化湿,和胃降浊。

方药:

（1）自拟清降汤Ⅱ号。方用生大黄、胆南星、土茯苓、六月雪、丹参、连翘、炒黄柏、淡竹叶、白茅根、玉米须、竹茹、姜半夏、莪术、槐花米、蝉衣、全蝎、煅龙牡等。生大黄解毒泄浊化瘀,使浊毒之邪从肠道而去,为君药。胆南星、连翘、炒黄柏、淡竹叶、白茅根、玉米须清热化湿,常配用姜竹茹、姜半夏等和胃降逆。土茯苓、六月雪解毒除湿,助君药解毒泄浊;煅龙骨、煅牡蛎收敛吸附,使体内浊毒之邪从肠道排出,助君药排毒降浊;丹参、莪术、蝉衣、全蝎化瘀通络,以增强大黄化瘀之功,共为臣药。槐花米清热凉血,防治湿浊久郁成热毒,为佐使药。

(2)大黄黄连温胆汤加减。生大黄解毒泄浊化瘀;黄连清热燥湿除烦;半夏燥湿化痰,降逆和胃;竹茹清胆和胃,止呕除烦;佐以枳实、橘皮理气化痰,使气顺则痰自消;茯苓健脾利湿,俾湿去则痰不生。

(五)湿浊邪毒侵犯下焦

主证:头痛头晕,耳鸣,烦躁,手足抽搐,尿闭、肌肉眴动,甚则神昏,舌红少苔,脉弦;或见面色灰暗,全身水肿,四肢厥冷,气急不续,恶心呕吐,无尿,舌淡胖、苔黑或灰,脉沉细欲绝。

辨证分析:邪毒侵犯下焦,若阳损及阴,阴分耗竭,肝失所养,肝风内动,肝阳上亢,出现头痛头晕,耳鸣,烦躁,手足抽搐,尿闭,肌肉眴动,甚则神昏等症状;若命门之火耗竭,症见无尿,全身水肿,气急不续,面色惨白,四肢厥冷,口有尿味,舌质白如玉,苔黑或灰,脉沉细欲绝等。在慢性肾衰竭迁延的病程中,尤其在尿毒症期时,浊毒深重,脾肾衰微,进而五脏衰败,致使病情复杂多变,变证、坏证蜂起。此时湿浊邪毒常侵犯上下二焦,可出现阴阳离决。

治法:滋阴潜阳,镇肝熄风;或温阳益气固脱。

方药:

(1)镇肝熄风汤。方中重用怀牛膝以引血下行,并有补益肝肾之效,为君药。用代赭石镇肝降逆,龙骨、牡蛎、龟板、白芍益阴潜阳,镇肝熄风,共为臣药。玄参、天冬以滋阴清热,壮水涵木;肝喜条达而恶抑郁,纯用重镇之品以强制之,势必影响其条达之性,故用茵陈、川楝子、生麦芽清泄肝热,疏肝理气,以利于肝阳的平降镇潜,均为佐药。甘草调和诸药,与生麦芽相配,并能和胃调中,防止金石类药物碍胃之弊,为使药。

（2）参附汤及黑锡丹。邪毒侵犯下焦，若命门耗竭，症见无尿，全身水肿，气急不续，面色惨白，四肢厥冷，口有尿味而咸，舌质白如玉，苔黑或灰，脉沉细欲绝等，急宜温阳固脱，重用附子、人参，灌服黑锡丹。

三、辨治体会

慢性肾衰竭的肾贮备能力下降期、氮质血症期，临床表现以脾肾气虚为多见，到肾功能衰竭期、尿毒症期，表现为腰膝酸软、形寒肢冷的阳虚证候，但此阶段临床往往阴阳气血俱虚，从其全程来看，均表现有不同程度的正虚。典型的气虚或阳虚表现：神疲乏力，少气懒言，头晕目眩，自汗，纳差，腹胀，畏寒，肢冷，舌质淡胖嫩有齿痕，苔润滑，脉沉细微弱；典型的阴虚表现：失眠多梦，午后潮热，五心烦热，盗汗，颧红，咽干，舌质红少津或少苔，脉细数；或气虚、阴虚两种表现俱在。临床观察发现，"瘀"和"湿"贯穿于本病病程的始终，夹"瘀"表现为：面色黧黑，肌肤甲错，口唇爪甲青紫，舌质紫暗，有瘀点、瘀斑，舌下络脉紫暗怒张，脉沉细涩；夹"湿"表现为：水肿，恶心呕吐，脘闷纳呆，腹胀便溏，小便不利，肢体酸痛，苔白腻或黄腻，脉濡细。

在本病的治疗上以解毒降浊法来祛除弥漫三焦的秽浊邪毒，重在治其标，同时兼顾补益脾肾，辨证用药。治本以清补为宜，忌温补；治标以降浊为主，忌攻伐。

1. 解毒降浊法

解毒降浊以降浊为主，切忌攻伐。降浊法即祛浊法。浊为阴邪，最易伤阳，邪浊不去，正气难复。浊邪郁久化热成毒，因而应尽快祛除。降浊又有泄浊和化浊之不同。泄浊者，即泄浊解毒，使浊邪从大便而去，常用生大黄等。生大黄的用量应使患者服药后便质溏软，大便每日保持在2～3次为宜。生大黄不仅通腑，而且具有清热解毒、活血化瘀、降逆止呕之功效。在口服汤剂时，配合解毒泄浊Ⅰ号（含生大黄、六月雪、槐米、丹参、煅牡蛎等）或Ⅱ号（在Ⅰ号基础上加全蝎等），保留灌肠，每日1次，以保持大便通畅，减少毒素从肠道吸收，促进毒素排出。化浊者,即化湿祛浊。湿阻中焦者,治以燥湿化浊,药用藿梗、佩兰、白豆蔻、砂仁、苍术等芳香宣化之品,注意用量不宜过重,以防辛燥伤阴;湿郁化热,蕴结下焦者,治以清热利湿,药用炒黄柏、六月雪、车前草、泽泻、白茅根、玉米须等;并常用姜竹茹、姜半夏等和胃降逆。

2. 清补法

清补法以健脾益肾为主,或滋肾养阴,或健脾益气。临证之时,当根据病情分清主次,有所侧重。健脾益气常用药物有生黄芪、白术、太子参、淮山药、白扁豆、薏苡仁、茯苓等。在补气药中重用生黄芪,其性甘微温,益气生津,既能达表固卫,又能充络摄血,且生品入药更无生热伤络之虞。少用人参、党参,此二者药性峻烈,用后反可阻滞气机运行,不如太子参性平清淡,且气阴双补。补肾养阴多选枸杞子、旱莲草、女贞子、桑葚子、菟丝子、生地黄等。慢性肾衰竭的病程较长,治疗用药非几日之功,投药切勿峻猛性烈。补肾阳药物,不用附子、肉桂之品,因大温大热之品必致伤阴、动血,使血压上升等。临证多选冬虫夏草、金毛狗脊、菟丝子、淫羊藿、益智仁、淡大云等平补之品。

3. 活血化瘀法

病程中患者常伴面色黧黑,肌肤甲错,口唇爪甲青紫,舌质紫暗,有瘀点、瘀斑,舌下络脉怒张等血瘀之象。此乃"久病必瘀"、因虚致瘀,且与现今提出的"肾络微型癥瘕"理论相一致,故常配合祛瘀法。瘀血既是慢性肾衰竭的病理产物,又成为慢性肾衰竭新的致病因素,而且活血化瘀药能提高肾脏血流量,改善肾脏血液循环,促进纤维组织的吸收,故活血化瘀法常贯穿治疗的始终。常选用丹参、丹皮、莪术、川芎、泽兰、地龙、蝉蜕、全蝎等。

4. 临证加减

易感冒者加生黄芪、白术、防风;心烦失眠者加茯神、酸枣仁、夜交藤等;头痛眩晕者加天麻、枸杞子、钩藤、菊花、白芍等;水肿重者加茯苓皮、桑白皮、薏苡仁、泽泻、白茅根、大腹皮、玉米须等;湿热者加连翘、竹茹、车前草、黄柏、石韦、土茯苓等；全身皮肤瘙痒者加白鲜皮、地肤子、蝉蜕等；五心烦热者加地骨皮、白薇、生地黄等。

通过自己多年的临床实践，采用合理饮食，内服中药，保留灌肠等综合治疗措施，大量的慢性肾衰竭患者经过积极治疗，或病情发展得以延缓，长期稳定；或肾功能得以恢复，接近或达到正常水平。从而显示出中医药治疗慢性肾功能衰竭的巨大潜力。

四、典型案例

案例1 李某，女，15岁。患者因面部及下肢水肿2个月，尿少，恶心、呕吐3天，于1987年11月23日入院。有皮肤疖肿病史。查体：神清，表情淡漠，呕恶频频，轻度贫血貌，颜面水肿，咽充血，扁桃体肿大，腹水征（＋），肝脾肋下未及，四肢皮肤有疖肿瘢痕数处，两下肢中度凹陷性水肿。舌质红，苔薄黄灰腻。实验室检查示尿蛋白（＋）、红细胞（＋＋）；血沉64 mm/h；肾功能示尿素氮28.4 mmol/L、血肌酐423 μmol/L。西医诊断为慢性肾衰竭（氮质血症期）；中医诊断为水肿、关格。证属湿热壅塞三焦，秽浊上泛，胃失和降。药用瞿麦、石韦、泽泻、车前子、小蓟各15 g，竹茹、半夏、土茯苓、甘草梢各10 g，白茅根、白花蛇舌草各30 g。水煎服，每日2次。同时药用大黄15 g，槐米30 g，煅龙、牡各30 g，肉桂、附子各5 g，浓煎水150 ml，加锡类散1支，保留灌肠，每日1次。3天后尿量增至1000 ml/d以上，恶心、呕吐消失，纳食增加，下肢水肿消退，舌质淡，苔薄白，脉沉细。湿热壅塞已除，更法益气健脾，滋补肾阴为治。药用生黄芪、白花蛇舌草、白茅根、淮山药各30 g，生地、茯苓、泽泻、益母草各15 g，炒白术、川桂枝、汉防己、赤芍、山萸肉各10 g。水煎服，每日1剂，继用前方灌肠。12月30日查尿蛋白（－），血尿素氮8.9 mmol/L，血肌酐126 μmol/L，肾图示正常。于1988年1月3日出院。给予培补脾肾法巩固，门诊随访3个月无复发。

【按】此患者为慢性肾衰竭，中医诊断为水肿、关格，其病理为湿热壅塞三焦，浊阴上泛，胃失和降。曹教授治以清热化湿利水，和胃降逆,同时配合中药灌肠解毒泄浊,水肿消退,呕吐消失,肌酐下降,病得缓解。

案例2 袁某某,男,62岁。因体检发现肾功能损害近1个月于2004年3月30日来我院肾内科就诊,患者无明显不适主诉,血压135/75 mmHg,舌质淡红,苔薄,脉弦细。3月5日实验室检查示血肌酐289 μmol/L,尿素氮16.9 mmol/L。西医诊断为慢性肾衰竭(氮质血症期);中医诊断为虚劳(脾肾亏虚)。予清降法。拟方:生黄芪15 g,生大黄(后下)4 g,炒白术10 g,太子参15 g,菊花10 g,炒黄柏10 g,丹参10 g,川芎8 g,干地龙8 g,赤、白芍各10 g,茯苓15 g,莪术8 g,菟丝子10 g,煅龙骨、煅牡蛎各30 g。水煎服,每日1剂,连服21剂,每日以解毒泄浊Ⅱ号一包保留灌肠1小时。原方加减治疗3个月,病情稳定。

2004年7月20日二诊:患者双下肢水肿发作,舌质淡,苔薄腻,脉弦。本院7月15日实验室检查示血肌酐180.3 μmol/L,尿素氮12.9 mmol/L。予清利法。拟方:生黄芪30 g,生大黄(后下)4 g,白茅根30 g,玉米须30 g,茯苓皮15、泽泻10 g,土茯苓15 g,竹茹10 g,漂苍术8 g,泽兰10 g,薏苡仁30 g,莪术8 g,干地龙8 g,槐花米30 g,煅龙骨、煅牡蛎各30 g。水煎服,每日1剂,连服28剂,配合每日保留灌肠。

2004年8月17日三诊:双下肢微肿,舌质淡红,苔薄,脉弦。本院8月13日实验室检查示血肌酐132 μmol/L,尿素氮12.6 mmol/L。上方去泽兰、莪术,加菊花10 g,蝉蜕10 g,全蝎2 g,改生黄芪为15 g,以巩固疗效。

【按】 慢性肾衰竭的基本病机以脾肾亏虚为本,浊毒瘀血蕴结弥漫三焦为标。因此治疗上采用清降法,而清补以健脾益肾为主,宜平补,切忌温补,常用生黄芪、太子参、淮山药、薏苡仁、茯苓等。而人参、党参药性峻烈,用后反可阻滞气机运行,少用。降浊用大黄、苍术、土茯苓等,同时配合解毒泄浊Ⅱ号保留灌肠,疗效满意,患者病情稳定。

案例3 江某,男,37 岁。因乏力 4～5 年,伴恶心呕吐 2 个月于 2004 年 4 月 20 日就诊,刻下双下肢无水肿,纳食尚可,大便干,每日 1 次,舌质淡,苔薄黄腻,脉弦。本院 4 月 19 日实验室检查示血肌酐 711 μmol/L、尿素氮 39.14 mmol/L、尿酸 633 μmol/L。西医诊断为慢性肾衰竭(尿毒症期);中医诊断为虚劳(脾肾亏虚夹湿浊)。予清降法。拟方:生黄芪 30 g,生大黄(后下)8 g,丹参、丹皮各 10 g,土茯苓 15 g,六月雪 15 g,煅龙骨、牡蛎各 30 g,槐花米 30 g,薏苡仁 30 g,干地龙 8 g,竹茹 10 g,炒黄柏 10 g,白茅根 30 g、漂苍术 8 g,豆蔻仁 6 g。水煎服,每日 1 剂,连服 21 剂。每日以解毒泄浊Ⅰ号,一包保留灌肠 1 小时。

二诊:患者前证减轻,舌质淡,苔薄,脉弦。原方去丹皮、薏苡仁、豆蔻仁,加蝉蜕 10 g,改生大黄(后下)10 g、干地龙 l0 g。继服 28 剂,配合每日保留灌肠。

三诊:患者无明显不适主诉,舌质淡,苔薄,脉弦。实验室检查示血肌酐 513.7 μmmol/L,尿素氮 26.43 mmol/L,尿酸 518 μmol/L。上方随证加减继服 2 个月,配合每日保留灌肠。

四诊:患者诉头晕,舌质淡,苔薄,脉弦。实验室检查示血肌酐 484.7 μmol/L,尿素氮 25.64 mmol/L,尿酸 503 μmol/L。拟方:钩藤(后下)10 g,菊花 10 g,丹参 10 g,白茅根 30 g,竹茹 10 g,漂苍术 6 g,干地龙 8 g,土茯苓 15 g,淮山药 15、生黄芪 30 g,生大黄(后下)10 g,槐花米 30 g,蝉蜕 10 g,煅龙骨、煅牡蛎各 30 g,全蝎 2 g。继服 28 剂,配合每日保留灌肠。目前该患者临床症状得到控制,病情稳定,仍在门诊治疗。

【按】 虚劳以脏腑功能衰退,气血阴阳不足为主要病机,病变涉及五脏,尤以脾肾为主。脾虚则运化无权,肾虚则气化不利,湿浊内生,困阻中阳,郁久化热,脾胃升降失常,胃气上逆,故泛恶欲呕。对于湿热,有施以苦寒之重剂如黄连、山栀等。但苦寒太过易伐胃气,耗伤阴液,不但不能利湿清热,反而导致阴伤更甚,患者往往不能耐受,使治疗难以维持,故用药应轻灵透达,中病即止,常用连翘、淡竹叶、黄柏、生薏苡仁、白茅根、泽泻等。采用自拟清降汤Ⅱ号加减,清热化湿、和胃降浊。患者服药 4 个月余症状明显改善,肾功能好转。

案例 4 高某,男,68 岁。2004 年 5 月 25 日初诊。反复腰痛 7 年余,伴倦怠乏力,刻下腰痛膝软,纳谷不香,口苦口干,倦怠乏力,舌质黯淡而胖,苔薄黄腻,脉濡。有肾结石病史 7 年余,曾做过取石手术,肾功能已受损。实验室检查示血肌酐 336 μmol/L、尿素氮 15.93 mmol/L、尿酸 476.2 μmol/L。西医诊断为慢性肾衰竭(氮质血症期);中医诊断为腰痛(脾肾亏虚,湿浊瘀血内蕴)。予以解毒降浊祛瘀,兼以健脾益肾法。药用:生大黄(后下)8 g,六月雪 15 g,炒黄柏 10 g,薏苡仁 30 g,白茅根 30 g,菊花 10 g,丹参 10 g,川芎 8 g,泽兰 8 g,干地龙 8 g,生黄芪 30 g,太子参 15 g,生地黄 10 g,金毛狗脊 15 g,杜仲 10 g。水煎服,每日 1 剂,配以解毒泄浊Ⅰ号 1 包(12g)保留灌肠,每日 1 次。

2004 年 6 月 11 日二诊:诸症减轻,舌质暗红,苔薄,脉细。原方去薏苡仁、川芎、生地黄、金毛狗脊、杜仲,加莪术 8 g,全蝎 2 g,女贞子 15 g,蝉蜕 10 g,煅龙、牡(先煎)各 30 g,改生大黄(后下)10g;仍配合每日保留灌肠。

2004 年 7 月 6 日三诊:患者无明显不适主诉,舌质淡红,有瘀点,苔薄,脉细。复查血肌酐 214.2 μmol/L、尿素氮 9.36 mmol/L、尿酸 386.4 μmol/L。上方随证加减再服 1 个月,配合每日 1 次保留灌肠。8 月 13 日复诊,患者无不适,舌质暗红,苔薄,脉细,复查血肌酐 184 μmol/L、尿素氮 8.61 mmol/L、尿酸 346 μmol/L。守上方出入,继续治疗。

【按】慢性肾衰竭临床表现以脾肾气虚为多见,而"瘀"和"湿"贯穿于病程始终,治疗上采用解毒降浊法来祛除弥漫三焦的秽浊毒邪,恰当应用活血通络之丹参、地龙、泽兰、莪术、全蝎诸药,同时兼顾补益脾肾。辨证用药得当,血肌酐下降明显,效果满意。

中篇

常见中医证候案例

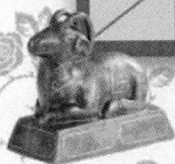

第一章 水 肿

水肿是指肺脾肾功能失调、三焦气化不利,导致体内水液潴留,泛滥肌肤而表现为头面、眼睑、四肢、腹背,甚至全身水肿的一类病证。在西医学中属于多种疾病的一个症状,包括肾源性水肿、心源性水肿、肝源性水肿、营养不良性水肿、特发性水肿、内分泌功能失调等疾病引起的水肿。兹将曹恩泽教授治疗特发性水肿以及肾源性水肿的临床验案撷集于下。

1. 特发性水肿案

易某某,女,42岁。2005年3月25日初诊。反复双下肢水肿3月余,多见于下午,晨起缓解,反复检查尿常规均正常,肝肾功能、血糖、心电图及内分泌功能等检查未见异常。刻下双下肢轻度水肿,时感倦怠乏力,纳食尚可,大便日行一次,质偏稀,舌质淡红而暗边有齿印,苔薄白,脉细。西医拟诊特发性水肿;中医诊断为水肿,乃气虚血瘀,水湿内停之证。拟益气化瘀利水法。处方:黄芪30g,炒白术10g,金毛狗脊15g,丹参10g,川芎8g,莪术8g,泽兰8g,郁金10g,佛手片10g,汉防己10g,连皮苓15g,白茅根30g,玉米须30g。每日1剂,水煎服。

2005年4月5日二诊:患者水肿、乏力诸症明显减轻,大便基本成形,舌质淡红,苔薄,脉细,于上方去佛手片、川芎,加淮山药15g,大腹皮15g以加强健脾行气利水之功。

2005年4月26日三诊:患者水肿诸症基本消失,无明显不适主诉,舌质淡红,苔薄白,脉细。守上方加减调治月余,病情稳定而停药。

【按】特发性水肿,又称"功能性水肿",是一种水盐代谢紊乱的综合征,发病机制尚不完全清楚,是一种原因未明的水肿性疾病。该病好发于20~50岁育龄妇女,以晨起颜面、四肢水肿有紧束、胀满感为特征,常伴有月经不调,经期前后加重。更年期妇女常出现面部及下肢水肿,亦属于此类水肿范畴。其主要发病机制,可能与内分泌功能失调以及对直立体位反应异常等有关。

本病隶属中医"水肿"范畴。其病机关键在于气化失司,可涉及肝脾肾三脏。肝失条达,疏泄不及,气机郁滞,气化不利,则水液运行失畅,水湿内停,泛滥肌肤而见水肿,此即"气行则水行,气滞则水停",恰如《诸病源候论·水肿候》所云:"青水者,其根在肝。"脾主运化,脾失健运,水湿内生,溢于肌肤而成水肿,正如《素问·至真要大论》云:"诸湿肿满,皆属于脾。"肾主水,肾失蒸腾,气化无力,则水湿内聚,泛溢肌肤,亦成水肿,诚如《素问·水热穴论》所曰"肾者,胃之关也,关门不利,故聚水而成其类也。上下溢于皮肤,故为胕肿"。气滞或气虚均无以推动血脉运行,因而血脉不利,瘀血阻滞亦成为其病理因素之一。

本例患者临床表现为脾气亏虚、瘀血阻滞、水湿内停之候,故拟健脾益气化瘀利水法,采用张仲景《金匮要略》中益气利水代表方防己黄芪汤配合活血化瘀之剂加减治疗,方证合拍,如桴击鼓,疗效显著。

2.急性肾小球肾炎水肿案

王某某,男,12岁。2003年2月11日初诊。因眼睑、双下肢水肿10天就诊。近十天来先出现眼睑及面部水肿,逐渐延及四肢,尿量减少,小便黄赤,时感咽喉不利,伴咳嗽少痰,口干而渴,舌尖红,苔薄黄,脉浮数。测血压138/88 mmHg,咽部明显充血,双侧扁桃体Ⅰ度肿大,双下肢水肿。实验室检查:尿常规示蛋白(＋＋)、红细胞(＋＋),24小时尿蛋白定量1.1 g,血清白蛋白38.5 g/L,肝肾功能及血常规均正常,血清补体C3为0.38 g/L,B超示双肾饱满。追问病史,患儿于发病前1周出现过头痛,发热,鼻塞流涕,咽喉疼痛,经"热毒清口服液"治疗后,诸症基本缓解。西医诊断为急性肾小球肾炎;中医诊断为水肿,乃风水相搏证。治拟清热利咽,宣肺利水,佐以化瘀法。处方:金银花8 g,连翘8 g,桑白皮8 g,荆芥8 g,牛蒡子8 g,炙麻黄4 g,连皮苓10 g,泽泻8 g,车前草10 g,大腹皮10 g,泽兰8 g,丹参10 g,白茅根15 g,每日1剂,水煎服。氢氯噻嗪12.5 mg,每日2次口服,连用 3 天。

2 周后二诊:尿量明显增加,水肿明显减轻,无咳嗽,舌尖、舌边红,苔薄黄,脉数,血压 106/68 mmHg。于上方去连翘、牛蒡子、炙麻黄,加淡竹叶 8 g,生地黄 10 g。每日 1 剂,水煎服。

2003 年 4 月 6 日三诊:诸症缓解,时感咽喉不适,尿常规示蛋白(一)、红细胞 3~6/HP,血清补体 C3 为 0.82 g/L,舌质偏红,苔薄,脉数。拟清热利咽,凉血止血法。处方:金银花 8 g,连翘 8 g,蝉衣 8 g,淡竹叶 8 g,芦根 10 g,生地黄 10 g,地榆炭 10 g,茜草 10 g,大蓟 10 g,小蓟 10 g,丹参 10 g,白茅根 15 g。每日 1 剂,水煎服。

2003 年 4 月 27 日四诊:复查尿常规示蛋白(一)、红细胞 2~3/HP,24 小时尿蛋白定量 0.16 g,无不适主诉,舌边偏红,苔薄白,脉数。治拟清热养阴,益肾凉血法。处方:丹皮 8 g,知母 8 g,生地黄 10 g,淮山药 10,山萸肉 8 g,旱莲草 10 g,地榆 10 g,大蓟 10 g,小蓟 10 g,丹参 10 g,白茅根 10 g,藕节炭 15 g。每日 1 剂,水煎服。

2 月后复诊:尿常规示蛋白(一)、红细胞(一),24 小时尿蛋白定量 0.14 g,余无不适,舌质偏红,苔薄白,脉细。以知柏地黄丸加减以巩固疗效。

【按】急性肾小球肾炎以肢体水肿为主要表现者,归属"水肿"范畴。其水肿期多以邪实表证为主,病位多在肺脾。或外感风热之邪袭表犯肺,肺失宣肃,通调滞塞,水液不能下输膀胱,风遏水阻,泛滥肌肤而成,发病多迅速,或痈疡疮毒等湿毒火热之邪内攻,损伤脾肺,肺失通调,脾失转输,而致水液停蓄,溢于肌肤。治疗则或为疏风祛邪、宣肺利水法,或用宣肺解毒、利水消肿法,多能获效。

本例患者乃属风热犯肺袭表,肺失通调,风水相搏之证,就诊及时,治疗得当,水肿消除迅速、获效显著。然水肿期过后,则进入以镜下血尿为主要表现的恢复期。此时,则以清热养阴益肾为主要治疗大法以善其后,旨在彻底治愈。

3. 慢性肾小球肾炎水肿案

杨某某,女,32 岁。2004 年 1 月 17 日初诊。反复双下肢水肿 11

个月余,病程中无高血压,血糖正常,多次检查尿常规示蛋白(＋)～(＋＋＋)、潜血(－)、颗粒管型 0～3/LP,24 h 尿蛋白定量1.1～2.1 g,B超示示双肾轻度弥漫性病变。经多家医院诊治,拟诊为慢性肾炎,虽经"贝那普利""氯沙坦""百令胶囊"等治疗,无明显效果。否认糖尿病等病史。刻下自觉体倦乏力,纳食减少,大便溏薄,双下肢轻度水肿,舌质淡红而暗,边有齿痕,苔薄腻,脉细。中医辨证为脾虚湿蕴夹瘀之水肿,治拟健脾行水化瘀法。处方:黄芪 30 g,炒白术10 g,淮山药 15 g,连皮苓 15 g,泽泻 10 g,生薏苡仁 30 g,白茅根 30 g,泽兰 15 g,莪术 8 g,砂仁(后下)6 g,蝉衣 10 g,全蝎 2 g。每日 1 剂,水煎服。2 周后,纳食增加,大便尚稀薄,舌质脉象如前,苔薄,守上方出入。2 个月后复诊,纳食基本正常,大便成形,乏力较前减轻,双下肢水肿消失,舌质淡红,苔薄白,脉细。复查尿常规示蛋白(＋),24 h 尿蛋白定量0.76 g,中医拟健脾渗湿化瘀法。处方:黄芪 30 g,炒白术10 g,淮山药15 g,益智仁 15 g,茯苓 10 g,砂仁(后下)6 g,白茅根 30 g,丹参 10 g,泽兰 10 g,莪术 8 g,蝉蜕 10 g,枸杞 10 g,全蝎 2 g。每日1 剂,水煎服。守上方稍有出入调治半年。2004 年 9 月 21 日复查尿常规阴性,24 h 尿蛋白定量 0.14 g,患者无不适主诉,嘱停药观察。

【按】慢性肾小球肾炎以肢体水肿为主者,隶属中医"水肿"范畴。对其论治,一般不离肺、脾、肾三脏,恰如《景岳全书·肿胀》篇所云:"凡水肿等证,乃肺、脾、肾三脏相干之病。盖水为至阴,故其本在肾;水化于气,故其标在肺;水唯畏土,故其制在脾。"曹老认为,慢性肾炎所致水肿,病程冗长,应隶属中医"阴水",其早期常因脾虚不能制水,水液泛滥肌肤而成。由于脾为后天之本,肾为先天之本,先天之本需要不断地得到后天之本的补充,因此,脾虚日久必致肾虚,故组方用药上,当以益气健脾为先,尤其是病之早期者,常用黄芪、白术、茯苓、山药、薏苡仁等以达到补脾以行水;水肿显著者,配连皮苓、泽泻、猪苓等以助利水消肿。由于"久病必瘀""久病入络",同时"血不利则为水",故活血化瘀利水常贯穿本病治疗的始终,尤其对于顽固性水肿者,常常配以化瘀通络之品如地龙、全蝎等,每收良效。该例患者病虽近年,但仍以脾虚证候为突出,故拟补脾行水化瘀法,获得了满意效果。

4. 糖尿病肾病水肿案

朱某某,男,52岁。2004年8月27日复诊。患者发现2型糖尿病8年余,经口服降糖药治疗,血糖控制良好。近3个月出现尿蛋白阳性,虽经多方面治疗,效果不显,并逐渐出现眼睑、双下肢水肿,于2个月前来诊,口服中药3周,水肿消退,自觉病情稳定而未再及时复诊,目前已停服中药1月余。刻下两眼睑及双下肢水肿,尿常规示蛋白(++)、葡萄糖(-),舌质淡红苔薄,脉细。中医诊断为水肿,乃脾虚湿停血瘀之证。治拟健脾利水、化瘀通络法。处方:黄芪30g,太子参15g,炒白术10g,淮山药15g,茯苓15g,白茅根30g,桑白皮15g,玉米须30g,丹参10g,蝉衣10g,莪术8g,干地龙8g,水蛭4g,全蝎2g。每日1剂,水煎服。原降血糖治疗不变。

2004年9月28日二诊:眼睑水肿消退,双下肢每于傍晚时轻度水肿,尿常规示蛋白(+)、葡萄糖(-),舌脉无变化,于上方去桑白皮,加泽泻10g,再进28剂。

2004年10月25日三诊:肢体水肿消退,守上方加减以巩固治疗,并嘱定期复诊。

【按】糖尿病肾病是糖尿病常见而严重的并发症之一,病变可累及肾血管、肾小球、肾小管、肾间质。其中糖尿病性肾小球硬化症是糖尿病特有的肾脏并发症,是糖尿病全身性微血管并发症之一。其临床表现为蛋白尿、水肿、高血压及肾功能进行性减退。基本病机应属本虚标实证。本虚乃肺脾肾亏虚为主,阴津亏损,日久及气伤阳,尤以肾虚为重;标实则多见燥热、湿浊、瘀血之象。一般而言,病初多以燥热阴虚或气阴两虚为主,进而出现脾肾阴阳两虚,终至阳衰浊毒血瘀,甚则正衰邪实,阴竭阳亡之危候。本病的治疗重在早期,且预防更为重要,一旦发展到临床期,则治疗很难奏效,而且病情将进行性迅速恶化。

该例患者属中医"水肿"病证,其病期已归属临床期,只是未能坚持服药,停诊后的复诊,患者尿常规示蛋白(＋＋),并出现眼睑水肿,表现为气虚湿滞血瘀之象,经过健脾益气、化瘀通络法中药治疗2个月,患者水肿消退,尿蛋白减少,获效明显。此乃益气健脾能利水湿,化瘀通络能使经脉流通,水湿运行得畅,进而以祛水湿,此与"血不利则为水"、血行湿去有着密切的关系。

5. 狼疮性肾炎水肿案

聂某某,女,29岁。2006年4月18日初诊。反复双下肢水肿伴面部红斑8月余。病程中伴膝肘关节对称性肿胀疼痛,口腔黏膜溃疡,曾就诊于我院和其他多家医院,多次查尿常规示蛋白(＋＋)～(＋＋＋),24 h尿蛋白定量2.3～4.6 g,血常规曾出现白细胞<$3.0×10^9$/L,血小板<$5.0×10^9$/L,补体C3 0.53 g/L,自身抗体全套示ANA(＋)、抗ds-DNA(＋),西医诊断为系统性红斑狼疮、狼疮性肾炎。经"泼尼松"及"环磷酰胺"治疗后病情缓解。目前"泼尼松15 mg/d"口服,每3个月给予环磷酰胺1.0 g加葡萄糖溶液静脉滴注1次。2周前因感冒致病情反复,出现双下肢水肿,双膝关节疼痛,口干咽燥,舌质红,苔黄,脉数。血常规示血红蛋白112 g/L,白细胞$3.8×10^9$/L,血小板$10.0×10^9$/L,尿常规示蛋白(＋＋＋),肝肾功能正常,血浆白蛋白35.6 g/L,补体C3 0.66 g/L,血沉52 mm/h,心电图提示窦性心律。考虑系统性红斑狼疮复发,给予环磷酰胺1.0 g加入5％葡萄糖溶液500 ml静脉滴注一次,泼尼松增至30 mg/d,晨起顿服。中医诊断为水肿,乃热毒炽盛,脉络瘀阻之候。治拟清热解毒,化瘀利水法。处方:银花15 g,野菊花30 g,紫花地丁30 g,丹皮10 g,生地20 g,赤芍10 g,川牛膝15 g,威灵仙10 g,雷公藤10 g,丹参10 g,川芎10 g,茯苓15 g,泽泻12 g,全蝎2 g。每日1剂,水煎服。

2006年5月3日二诊:双下肢水肿等诸症明显好转,于上方去紫花地丁,加白茅根30 g,桑寄生15 g。再服3周。

2006年5月24日三诊:肢体水肿及关节疼痛均消失,时感口干口渴,舌质红,苔薄黄,脉数,尿常规示蛋白(＋),血常规正常,血沉36 mm/h。于上方去野菊花、茯苓、泽泻、威灵仙,加旱莲草20 g,山萸肉 10 g,麦冬 12 g。每日 1 剂,水煎服。此后,以此方加减服用 2 个月,病情稳定。

【按】狼疮性肾炎是系统性红斑狼疮累及肾脏的一种免疫复合物介导性肾炎,临床表现有程度不等的蛋白尿、血尿或肾病综合征,少数患者甚至出现肾功能迅速减退。本病证候复杂多变,中医可归属"日晒疮""阴阳毒""温毒发斑""水肿""尿血""虚劳"等范畴。其病机多为本虚标实,以脏腑亏虚为主,每因热毒之邪诱发。正如《金匮要略·百合狐惑阴阳毒病脉证治》所云"阳毒之为病,面赤,斑如锦纹,咽喉痛,唾脓血""阴毒之为病,面目青,身痛如被杖,咽喉痛",即热毒侵入血分而为病之义。治疗上应分标本缓急,在病变活动期以热毒、湿热为主,故应以清热解毒利湿为主以治其标;缓解期以脏腑虚损为主,则应重视扶正,或健脾益肾,或滋补肝肾以固其本。由于在疾病后期往往表现为虚中夹瘀夹湿,故又常常虚实兼顾,治以补虚泻实。

本例患者因外感邪热致病情复发加重,表现以双下肢水肿为主的热毒炽盛夹湿夹瘀证候,呈现出病变活动期,故治以清热解毒,化瘀利水法,并及时调整激素和细胞毒药物的应用,水肿诸症缓解迅速,病情控制满意。

第二章 淋 证

淋证是指以小便频数短涩,淋沥刺痛,小腹拘急引痛为主症的病证。本病好发于女性,为临床多发病、常见病。兹将曹恩泽教授临床治疗本病的验案收集于此。

案例 1 梁某,女,39 岁。2003 年 3 月 31 日初诊。尿频尿急尿痛 3 天,外院门诊查尿常规示白细胞(＋＋)、蛋白(＋)、潜血(＋＋＋)。自诉 1 周前曾患感冒。体检:扁桃体 I°肿大,咽部充血。自行口服"环丙沙星""头孢呋辛"(具体剂量不详),西医诊断为尿路感染。刻下小便频急,尿道灼热、涩痛,尿色黄赤,腰酸痛,不思饮食,舌红,苔黄腻,脉弦数。四诊合参,中医诊断为淋证,证属热淋。予以宣肺清热利湿,通淋解毒。处方:金银花 30 g,连翘 10 g,黄芩 10 g,生地黄 10 g,炒川柏 10 g,瞿麦 10 g,扁蓄 10 g,车前子 10 g,六一散(包) 15 g,白茅根 30 g,淡竹叶 10 g,蒲公英 15 g,地榆 15 g,茜草 15 g。连服 7 剂。

1 周后二诊:小便无频急数痛,偶感小腹坠胀,腰酸,纳食可,舌红,苔薄黄,脉弦。复查尿常规示白细胞(－)、蛋白(－)、潜血(＋)。前方去金银花、连翘、瞿麦、扁蓄、车前子,加升麻 4 g,台乌药 10 g,金毛狗脊 10 g。

1 周后三诊:诸症消失,复查尿常规阴性。继续用前方巩固疗效。

【按】方中金银花、连翘为君药;金银花芳香疏散,善散肺经热邪,连翘入心、肺二经,散上焦风热,两药合用在本方中起清上达下之用;黄芩、炒川柏、瞿麦、扁蓄、淡竹叶、白茅根、车前子、滑石为臣药,黄芩善清肺火及上焦之实热,在本方中助君药清上焦之热,淡竹叶清心火而解热,下通小便而利尿,能使心火下行,从小便而清,白茅根凉血止血,清热利尿,瞿麦、扁蓄、车前子、滑石、炒川柏共奏清热利湿通淋之功;佐以生地黄养阴,防止通利太过而伤阴,凉血止血以防热邪灼伤血络;蒲公英清热解毒,地榆、茜草凉血止血,使以甘草以调和诸药,引诸药直达阴中。诸药合用可达清上源、行气化、利水道作用,对热淋有较好的疗效。

　　案例2　张某,女,43岁。2008年4月4日初诊。患者诉尿频、尿急、尿痛,有时尿中带血,反复发作近2年,经多方求治,症状只能缓解。近10天病情再次发作持续不减,小便淋漓涩痛,尿后疼痛加重,尿中带血,血色淡红,伴腰膝酸软,耳鸣,五心烦热,口干,夜尿增多,舌质红苔薄黄,脉细数。4月3日尿常规示白细胞(+)、红细胞(+)、蛋白trace、潜血(+++)。中医诊断为血淋,证属阴虚火旺。治宜滋阴清热,凉血止血。处方:炒川柏10g,蒲公英15g,土茯苓15g,知母12g,生地15g,丹参、皮各10g,白芍10g,茯苓10g,山萸肉10g,旱莲草15g,金毛狗脊10g,大、小蓟各15g,白茅根30g,川芎8g,莪术8g。水煎服,每日1剂,分2次服。

　　2008年4月25日二诊:尿频数急痛明显改善,感视物模糊,今查尿常规示白细胞2~3/HP、红细胞0~1/HP、蛋白(-)、潜血(+)。上方去土茯苓,大、小蓟,加甘枸杞15g,菊花10g。再服21剂。

　　2008年5月16日三诊:无尿路刺激征,自觉小腹胀痛,复查尿常规阴性,于上方中去蒲公英、白茅根,加川楝子10g,郁金10g。

　　2008年6月6日四诊:服上方21剂后,病情明显好转,诸症消失。后改服知柏地黄丸巩固疗效,随访半年未发。

　　【按】本例患者淋证反复发作2年,病程日久,损伤肾阴,阴津不足,下焦湿热未尽,阴虚则虚火扰络,余热久则灼伤阴络致尿中带血。腰为肾之府,肾虚故腰膝酸软,肾开窍于耳,肾虚则耳鸣,肾固摄失司则夜尿增多,尿血淡红,五心烦热,口干,舌红苔薄黄,脉细数,均为阴虚内热之象。治以滋阴益肾,凉血止血奏效。

　　案例3　王某,男,56岁。2005年8月16日初诊。右侧腰部绞痛2天,痛甚时则放射到腹股沟处,小便频数色赤,溺时涩痛,伴恶心呕吐,肉眼血尿。右肾区叩击痛(+)。舌质红,苔黄腻,脉弦数。尿常规示蛋白(+)、白细胞(++)、红细胞(+++),B超示右侧输尿管下段结石0.6cm×0.4cm。中医诊断为淋证(石淋),此乃湿热蕴结下焦,尿液煎熬成石,膀胱气化不利。治宜清热利湿,化石通淋。处方:瞿麦15g,扁蓄15g,车前子(包)10g,滑石10g,白茅根30g,大黄6g,栀子6g,金钱草30g,海金沙(包)30g,鸡内金20g,三棱10g,莪术10g,大、小蓟各30g,藕节30g。

二诊:药服7剂后,腰痛、小便刺痛感减轻,但仍有不通畅感,倦怠不适,前方去小蓟、藕节、白茅根,加王不留行15g,川牛膝15g,川楝子10g。连服7剂。

三诊:服药时感尿流不畅,尿道有阻塞感,用力后排出1枚约0.3cm×0.4cm结石。现无任何症状。X线摄片、B超复查右肾无结石阴影,复查尿常规均正常。为巩固疗效,守前方去三棱、莪术,连服15剂。嘱患者多饮水,注意饮食。随访1年未复发。

【按】石淋多由嗜食辛热肥甘之品,或嗜酒太过,酿成湿热,湿热交蒸,膀胱气化不利,湿热蕴结下焦,日久积成砂石。治宜清除湿热,理气通淋排石。方中集瞿麦、扁蓄、车前子、滑石、白茅根通淋利湿;大黄、栀子清热泻火;金钱草、海金沙、鸡内金排石消坚;三棱、莪术破血行气止痛;川楝子、川牛膝、王不留行行气止痛、引热下行。现代药理研究证实,川楝子、川牛膝、王不留行可加强输尿管平滑肌的蠕动,迫使结石由静变动,从而促使结石的排出;金钱草有酸化尿液的作用,促使碱性条件下的尿路结石溶解;车前子有降尿钙、排石作用;海金沙能消坚涤石,缓解尿路疼痛。在临床实践中体会到以八正散为基础方,配合行气降气,活血化瘀和松散裂解结石的中药治疗石淋取得了较好的疗效。

案例4 沈某,女,44岁。2004年5月11日初诊。患者为教师,本学期近高考,常熬夜改作业,近1月来觉尿意频频,尿流不畅,时觉涩痛,少腹拘急,胸闷嗳气,舌质红苔薄白,脉沉弦,尿常规示白细胞(++)。中医诊断为淋证(气淋),治以疏肝利气通淋。处方:柴胡6g,台乌药10g,香附10g,沉香6g,郁金10g,当归10g,白芍15g,石韦10g,茯苓15g,泽泻10g,滑石(包)15g,冬葵子10g,生草梢6g。

2004年6月1日二诊:尿频涩滞感消失,诉心烦失眠易怒,复查尿常规示白细胞（一）。上方去滑石、冬葵子，加川连4g，酸枣仁15g，丹皮10g。

2004年6月22日三诊：仍诉胁肋部胀满不适，舌质暗红，苔薄，脉弦。上方去石韦，加川楝子15g，丹参15g，益母草15g。

2004年7月13日四诊：上述诸症好转，无不适，效不更方，守上方继服。后随访半年未再发。

【按】本例淋证是因操劳过度，肝失疏泄，气机郁结，导致膀胱气化不利所致。故以疏肝柔肝为主，配合理气疏导、通淋利尿之品。根据病情酌情加用清心除烦、行气活血之药。

案例5 唐某，男，65岁。2003年6月27日初诊。尿如米泔，混浊不清4年，脂餐后尿中常有凝块阻塞尿道，伴体倦乏力，小腹胀痛，尿中有血块，舌有瘀斑。尿常规示蛋白（＋＋＋）、红细胞（＋＋＋），乳糜试验阳性。中医诊断为淋证（膏淋），证属脾肾亏虚、湿浊下注。治以补肾固精，分清泌浊，佐以散瘀。处方：萆薢20g，石菖蒲10g，生黄芪15g，益智仁15g，补骨脂15g，炒川柏10g，车前子15g，川楝子10g，郁金10g，台乌药10g，金樱子10g，芡实10g，莪术8g，大、小蓟各30g，升麻8g，生草梢6g。每日1剂，水煎服，连服21剂。

2003年7月18日二诊：尿液转清，腹胀减轻，感腰膝酸软，尿常规示蛋白（＋）、红细胞（＋），乳糜试验弱阳性。上方去车前子、川楝子，加川断10g，杜仲10g，菟丝子15g。

2003年8月8日三诊：尿液清，诸症好转，尿常规正常，乳糜试验阴性，守上方继服21剂以巩固疗效。1年后复发，仍用上方治愈，后多次复查尿检及乳糜试验均正常，随访至今未复发。

【按】患者病久不愈，虚实夹杂，脾肾亏虚，湿热下注，清浊不分，脾虚气陷，精微下注须结合益气升阳之法治之，日久不愈，虚实夹杂，肾气亏虚，补肾时应注意兼证，结合通利之品，补中寓通，使之补益不涩滞，渗利不伤阴，才能获得最佳疗效。方中萆薢分清化浊，石菖蒲芳香化浊利窍，益智仁、补骨脂、杜仲、川断、菟丝子、金樱子、芡实、台乌药补肾固精，车前子、生草梢健脾渗湿，炒川柏、蒲公英、白茅根清利湿热,生黄芪、升麻益气升阳,莪术、干地龙散瘀,大小蓟、地榆、三七粉、茜草止血,知母、山萸肉、旱莲草育阴清热。

案例6 周某,女,86岁。2009年3月27日初诊。尿频、尿急伴尿道灼热感1天,既往有尿路感染病史30余年,且有高血压病、2型糖尿病病史。刻下小便淋沥不已,不甚赤涩,溺痛不甚,本次因劳累后发作,腰膝酸软,神疲乏力,舌质淡红,苔薄,脉细弦。尿常规示白细胞(++)、潜血(+)、红细胞5~6/HP。中医诊断为淋证,证属湿热留恋,脾肾两虚,膀胱气化无权。予以补脾益肾,清热疏导法。处方:生黄芪30 g,太子参15 g,淮山药15 g,漂苍术8 g,杜仲10 g,芡实15 g,炒川柏10 g,蒲公英15 g,土茯苓15 g,白花蛇舌草15 g,郁金10 g,丹参10 g,泽兰8 g,全蝎2 g。每日1剂,水煎服。

2009年4月10日二诊:药症相安,无尿频、尿急、尿痛,感小腹坠胀,腰酸痛,复查尿常规阴性,舌质淡,苔薄,脉细弦。上方去白花蛇舌草,加台乌药10 g,升麻8 g以升举脾肾阳气。

2009年4月24日三诊:小腹坠胀、腰酸痛减轻,偶感口干,舌质淡暗,苔薄,脉细弦。上方去漂苍术,加生地黄10 g,旱莲草15 g,川芎8 g,莪术8 g以加强清热养阴、活血化瘀之功。后随诊1年,尿路感染未再复发。

【按】病延日久,郁热伤阴,阻遏阳气,至阴阳失调,气阴不足,脾肾两虚。老年人随着年龄的增长,机体各脏器功能减退,正常的防御能力、反应能力下降,且多有各种基础疾病,因此在发生尿路感染时,多以脾肾气虚为主,同时出现小便频急、淋漓不尽、尿道涩痛等膀胱湿热、气化失司、水道不利之证,久病必夹瘀,活血化瘀一直贯穿劳淋始终。方中黄芪、太子参健脾益气扶正;杜仲、淮山药、芡实补肾坚阴;炒川柏、蒲公英、土茯苓、白花蛇舌草清热利湿,郁金活血行气止痛,丹参、泽兰、全蝎活血化瘀。全方共奏健脾益肾、清热利湿化瘀之功。

第三章 尿 血

《内经》将"尿血"称为"溺血""溲血"。《素问·气厥论》云:"胞移热于膀胱,则癃溺血。"《素问·四时刺逆从论》又谓:"少阴涩则病积,溲血"。《丹溪心法·尿血》曰:"尿血,痛者为淋,不痛者为尿血。"尿血是指小便中混有血液,甚或伴有血块的病症。是因火热熏灼,肾及膀胱脉络受损,或脾肾不固,或气滞血瘀,血溢脉外,随血而出。现代医学的肾小球肾炎、肾盂肾炎、尿路感染、肾结核、尿路结石、肾静脉血栓形成、泌尿系肿瘤及全身性疾病,如血液病、结缔组织疾病等出现的血尿均属于此。因其病因多端,病机复杂,临床治疗颇为棘手。近年来中医界对尿血的病因病机及其治疗进行了大量有益的探索和研究。现将曹恩泽教授治疗肾性血尿的临床验案收集于下。

案例1 张某某,女,32岁。2003年8月16日初诊。肉眼血尿1年余,当地医院多次查尿常规示红细胞(+++),被诊为肾盂肾炎,中医属尿血。1年来辗转就诊,经西医抗炎止血等治疗,未见明显效果。后在当地几家中医门诊服中药治疗,亦未奏效。接诊后,详细追问病史获知患者曾有胃下垂史5年余。现患者神疲乏力,面色少华,食欲不振,偶有头晕,舌质淡,脉象沉取、虚而无力。四诊合参,乃气血亏虚,脾肾不固,中气下陷而致尿血。当以益气升提为法,予补中益气汤加味,重用参芪。组方:党参、黄芪各30 g,柴胡、当归各12 g,升麻9 g,橘皮、炙甘草各6 g,焦白术、茜草各15 g。1天1剂,水煎分早晚2次服。1个月后患者肉眼血尿消失,尿常规检查示红细胞转阴。患者诉纳可,精神佳。嘱其原方减黄芪、党参为15 g,再进15剂,巩固疗效。随访1年无复发。

【按】尿血的病位在肾,其主要病机一是热伤脉络,二是脾肾不固。正如张景岳所说"血本阴精,不宜动也,而动者多为病;血主营气,不宜损也,而损者则为病""损者多由于气,气伤则血无以存"。肾气亏虚,封藏失职,血随尿出。根据虚则补之的理论,应用补中益气汤以补脾摄血,升益元气,调气和血,止血效果显著。同时患者的精神状态也有明显改善。补中益气汤方中黄芪、党参、白术、陈皮健脾益气;气血同源,气虚易致血虚,故用当归补血和血;柴胡、升麻益气升提;佐以茜草止血;甘草调和诸药。黄芪、白术、当归等还具有调节免疫、改善微循环、保护肾脏等作用。

案例 2 周某,女,22 岁。2005 年 10 月 16 日初诊。患者于 2 个月前受凉感冒后出现血尿,无尿频尿急尿痛、腰痛。曾多处求医,服用中药汤剂或成药均未见好转。在南京某医院作肾活检示 IgA 肾病(轻度系膜增生型)。初诊时,患者腰酸乏力明显,舌质尖红、唇红,苔薄,脉细。检体无阳性体征。尿常规示红细胞(+++),蛋白(+)。中医辨为尿血(阴虚内热)。治拟滋阴清热为主,辅以凉血活血。药用:卷柏 30g,生地、连翘、竹叶、丹皮、赤芍、蝉衣各 10g,莪术 8g,六月雪、旱莲草、大蓟、小蓟、地榆各 15g,藕节 30g,琥珀粉(分吞)1.5g。水煎服,每日 1 剂,连服 14 剂。

二诊:患者前证减轻,舌尖红,苔薄,脉细。尿常规示红细胞(+)、蛋白(-)。原方加生黄芪 30g,甘枸杞 15g 以益气补肾,连服 1 个月。

2005 年 12 月 30 日三诊:患者诸症皆退,尿检阴性。原方加减维持 3 月,继以知柏地黄丸调理,病情稳定,临床症状控制,未再复发。

【按】尿血阴虚内热型治宜滋阴清热,凉血止血。素体阴虚或烦劳过度及湿热内蕴日久皆可伤阴,阴虚则生内热,虚火灼伤肾及膀胱血络,则尿血。药用卷柏、丹皮、赤芍、旱莲草、大蓟、小蓟、地榆、藕节凉血止血;连翘清上焦热,竹叶清心火,蝉衣清热利水,协助凉血之功;阴虚内热易致瘀,现虽无明显瘀血征象,而内在瘀血本质不可忽视,故适当予以化瘀之味。莪术、琥珀粉化瘀止血,以防血络瘀阻加重病情之虞。

案例 3 李某,男,36 岁。2005 年 10 月 20 日初诊。患者发现反复尿色异常 2 年,无其他不适,未予注意。刻下:尿色鲜红 5 天,晨起眼睑微肿,咳嗽时作,无恶寒,无发热,舌质淡胖,苔薄白,脉浮滑。尿常规示蛋白(＋＋)，红细胞＞10/HP。诊断为水肿，风水泛滥型。方以越婢加术汤加减：麻黄6g，石膏12g，白术10g，苏叶9g，杏仁9g，泽泻12g，茯苓12g，甘草3g。水煎服，每日1剂。

2005年10月27日二诊：眼睑水肿消退，咳嗽未减，尿检示尿蛋白(±)，红细胞＞10/HP。原方去石膏、麻黄，加贯众炭、茜草各10g以止血。

2005年11月23日三诊：咳嗽时作，无恶寒，无发热，无水肿，舌质淡胖，苔白，脉滑，尿检示红细胞＞10/HP，尿蛋白阴性，再辨为尿血，证属肺气不足，痰浊内停。治以益肺化痰止血。处方：白芥子9g，苏子9g，杏仁12g，黄芪15g，党参12g，茯苓18g，琥珀(冲)1.5g，川贝母9g，三七粉(冲)3g。

2005年12月2日四诊：诸症消失，唯尿检示红细胞8/HP，宗原法续进。12月15日查尿红细胞阴性。后复查2次尿检未见异常，嘱其避风寒，勿劳作，以固其本防其复发，并随访至今无异常。

【按】本例患者先按水肿辨治，水肿及尿蛋白消失，唯血尿持续存在，再辨为尿血(肺气不足，痰浊内停)。临症时应审因论治，有是证用是药。"见血勿止血"，切莫以止血为务。苏子、白芥子、川贝、杏仁化痰止咳，宣肃肺气；黄芪、党参、茯苓补益肺气，助其宣发肃降，制节有权。《血证论·尿血》云："又有肺虚，不能制节其下，以致尿后渗血，审系肺阴虚，则兼气逆、痰咳、口渴等证。人参清肺汤主之……"佐以琥珀、二七化痰止血。众药合力而为功。

案例4 蒋某某，男，26岁。2006年12月14日初诊。患者出现血尿10个月，伴间歇性肉眼血尿，曾就诊某医院肾病中心，肾穿刺组织病理学诊断为IgA肾病(局灶增生型)，病程中虽经治疗(具体药物不详)，但疗效不显。平时易疲劳。查体：咽部不充血，扁桃体无肿大，双肾区无叩击痛，双下肢无水肿，尿常规示蛋白(＋＋)、红细胞3~4/HP(未离心)，舌质淡红，苔薄白，脉细。辨证为尿血(气阴两虚)，治以益气养阴，兼以清热止血法。药用：生黄芪、金毛狗脊、旱莲草、淮山药、地榆、大蓟、小蓟、茜草各15g，生地黄、炒川柏、连翘、蝉蜕各 10 g,莪术 8 g,白茅根 30 g,琥珀粉 1.5 g(分次吞服)。水煎服,每日 1 剂,连服 14 剂。

2006 年 12 月 28 目二诊:患者诉咽干,仍易疲劳,复查尿常规示蛋白 trace、红细胞 1～2/HP(未离心),舌质淡红,苔薄,脉细。于上方加减:生黄芪、卷柏、白茅根、藕节各 30 g,旱莲草、地榆、大蓟、小蓟、茜草各 15 g,生地黄、丹皮、丹参、连翘、蝉蜕各 10 g,莪术、泽兰各 8 g,琥珀粉(分次吞服)1.5 g。每日 1 剂,连服 21 剂。

2007 年 1 月 18 日三诊:患者诉大便偏稀,余无不适,复查尿常规:蛋白(－)、红细胞 2～3/HP(未离心),舌质淡红,苔薄,脉细。于上方去生地黄、藕节、连翘,加太子参 15 g,川芎 8 g,三七粉(分次吞服)4 g,继续服用。

2007 年 3 月 4 日四诊:患者无不适,复查尿常规正常,舌质淡红,苔薄,脉细。守上方加减以巩固疗效。随访半年未见复发。

【按】肾病血尿正虚以气虚、阴虚或气阴两虚最为常见,病位在脾肾。气虚则肾络失充,血失裹摄而渗尿中;阴虚则虚火灼络,血溢脉外而随尿出,故治当顾护脾肾之气阴,气阴两虚者治宜益气养阴兼以清热止血,孰轻孰重,当辨证与辨病相结合。方中生地、金毛狗脊、山药健脾益气滋肾;卷柏、丹皮、大蓟、小蓟、地榆、白茅根、旱莲草、茜草凉血止血;连翘清上焦热,淡竹叶清心火,蝉衣清热利水,协助凉血之功;兼化瘀止血之剂。

案例 5 张某,男,42 岁。2007 年 3 月 10 日初诊。患者 3 年前发现小便带血,色暗红,乏力,外院尿检示尿蛋白阴性,红细胞满视野,经 B 超、膀胱镜检查均未发现泌尿系统有器质性改变,并排除周围脏器及血液系统病变,诊断为慢性肾炎。给予中药益肾健脾、化瘀止血和西医止血支持综合治疗,病情控制不理想,遂转来我院求治。症见咳嗽时作,痰色白质黏,面色无华,乏力,尿血色暗,无发热,无恶寒,舌质淡边有瘀点,苔薄白,脉细。尿常规示尿蛋白阴性,红细胞满视野,辅助检查排除引起血尿的其他原因。诊断为尿血,辨证为肺失宣肃,瘀血阻络。治拟清宣肺气,化瘀止血。处方:杏仁 9 g,阿胶(烊化)10 g,生枇杷叶 12 g,川贝 7 g,琥珀(冲)1.5 g,血余炭 10 g,党参 12 g,南沙参 9 g,甘草梢 3 g。每日 1 剂。

2007 年 3 月 24 日二诊:咳嗽咳痰明显减少,尿淡黄色,仍感乏力,尿常规示尿蛋白阴性,红细胞 20/HP,守上法加白术 10 g,茯苓 9 g以培土生金,增强肺脏宣肃之力。

2007 年 4 月 7 日三诊:诉诸症消失,尿常规示尿蛋白阴性,红细胞阴性。嘱其慎起居、防感染、禁劳作,以补中益气丸、六味地黄丸固其本,3 个月后复诊,身体无不适,尿检正常。

【按】慢性肾炎血尿,大多病情缠绵,病理分型较多、较难。但临床诊疗谨守病机,往往易于康复。此例患者病程长,常规辨治效果欠佳,故遵《丁甘仁医案·溲血》"肺者,膀胱水道之上源也,治肝脾不应,治膀胱不应,今拟清宣肺气,去瘀生新,下病上取"之旨。结合临床特点,肺失宣肃,瘀血阻络,以杏仁、川贝、枇杷叶宣肺化痰;阿胶养血止血;琥珀、血余炭化瘀止血;党参、白术、茯苓、南沙参补益肺气、宣肃有权;甘草梢引药下行,兼调和诸药为使。诸药相伍,故能奏效。

第四章　癃　　闭

　　癃闭是指小便量少,点滴而出,甚则小便闭塞不通为主症的一种疾患。其中又以小便不利,点滴而短少,病势较缓者称为"癃";以小便闭塞,点滴不通,病势较急者称为"闭"。癃和闭虽然有区别,但都是指排尿困难,只有程度上的不同,因此多合称为癃闭。癃闭包括西医学中各种原因引起的尿潴留及无尿症。如神经性尿闭、尿路结石、尿路肿瘤、尿道狭窄、前列腺增生症、脊髓炎等病所出现的尿潴留及肾功能不全引起的少尿、无尿症。

　　案例 1　张某,男,36 岁。2006 年 7 月 8 日初诊。患者于 4 天前发热,继则头面部及双下肢水肿,少尿,每天尿量小于 100 ml,恶心,呕吐,不思饮食,大便溏。2 天前收住入院,经用西药(具体不详)多种措施治疗无效,尿量每天仍少于 100 ml。查体:体温 36.8℃,心率 82 次/分,血压 150/90 mmHg。神清,精神萎,痛苦面容,面部水肿,皮肤光亮,腹胀,腹水征(+),双下肢高度凹陷性水肿,舌淡苔白,脉沉迟。尿常规示尿蛋白(+)、红细胞(++)、颗粒管型(+)。肾功能示尿素氮 32.8 mmol/L,肌酐 457 μmol/L。中医诊断为癃闭,辨证为肺气郁闭,浊阴中阻,下焦不通,治以宣肺利气,辛开降浊,通调水道。拟方:炙麻黄 10 g,姜半夏 10 g,陈皮 10 g,杏仁 10 g,茯苓 10 g,大腹皮 15 g,五加皮 15 g,玉米须 30 g,泽泻 10 g,猪苓 10 g,甘草梢 10 g。每日 1 剂,水煎服。

　　2006 年 7 月 11 日二诊:全身水肿有所减轻,尿量增加,约 300 ml/24 h,呕吐止,舌淡苔白,脉沉迟,守上方继续治疗。

　　2006 年 7 月 15 日三诊:每天尿量大于 400 ml,饮食量增加,精神好转,大便调,舌淡苔白,脉沉缓,上方去猪苓、大腹皮,继续治疗,并停用西药利尿剂。

　　2006 年 7 月 18 日四诊:每天尿量大于 800 ml,全身水肿渐退,精神好,饮食佳,能下床活动,舌苔少,脉沉缓,血压降至正常,复查尿常规无改善。药用:炙麻黄 10 g,陈皮 10 g,连翘 10 g,茯苓 10 g,五加皮 15 g,白茅根 30 g,玉米须 30 g,泽泻 10 g,甘草梢 10 g,泽兰 10 g。每日 1 剂,水煎服。

2006 年 8 月 1 日五诊:水肿退尽,饮食佳,时感头晕,复查尿常规示正常,舌红少苔,脉弦细。药用:枸杞子 10 g,菟丝子 10 g,女贞子 10 g,旱莲草 10 g,杏仁 10 g,夜交藤 10 g,连翘 10 g,白茅根 30 g,陈皮 10 g,甘草梢 10 g,泽兰 10 g。

2006 年 8 月 8 日六诊:诸症消失,复查肾功能示尿素氮 7.9 mmol/L,肌酐 119 μmol/L,于今日出院。出院后予肾气丸加减巩固治疗,门诊随访 3 个月无复发。

【按】因外感风寒,上焦风邪郁闭,致肺失宣降,水湿不得下行于肾,肾阳蒸化功能失常,使膀胱气化无能,故尿量极少,浊阴不得外排,水湿内停不得化,溢于肌肤发为水肿。秽浊上泛于胃,中焦壅滞,胃气上逆而呕吐,治以三焦同开法,则奏效迅速,尿量恢复正常,则水肿消退,尿常规正常,水去肿消,尿量正常,尿蛋白消失,肾功能恢复正常,为防其复发,予肾气丸加减固其肾气,巩固疗效。

案例 2 杨某,男,50 岁。2005 年 11 月 7 日初诊。2 年前因水肿、少尿就诊某医院,确诊为慢性肾炎、慢性肾功能不全,给予利尿、对症治疗后症状有所缓解,此后,每因劳累、受凉而发作。3 天前因劳累,再次出现颜面水肿,小便点滴难出,每天尿量约 200 ml,少气懒言,腹胀纳呆,恶心呕吐,大便溏。查体:体温 36.7℃,心率 79 次/分,血压 125/80 mmHg。神清,精神萎,面部水肿,腹胀,双下肢轻度凹陷性水肿。舌淡红苔白中厚,脉沉细。尿常规示尿蛋白(＋＋)、红细胞(＋),颗粒管型少许。血常规示白细胞 6.42×10^9/L、红细胞 2.94×10^{12}/L、血红蛋白 89 g/L;肾功能示尿素氮 28.4 mmol/L、血肌酐 432 μmol/L。中医诊断为癃闭,辨证为脾胃虚弱,湿浊内蕴。治以健脾益气,升清降浊。拟方:黄芪 15 g,白术 10 g,党参 10 g,茯苓 10 g,陈皮 10 g,升麻 8 g,猪苓 10 g,柴胡 10 g,石韦 10 g,车前子 10 g,炙甘草 10 g,当归 10 g,砂仁 6 g,生大黄(后下)10 g。每日 1 剂,水煎服。

2005年11月14日二诊:尿量增加,每天尿量约500 ml,无恶心呕吐,水肿有所减轻,舌淡红苔白,脉沉细,在上方基础上去砂仁,继续治疗。

2005年11月28日三诊:尿量增加,每天尿量大于1000 ml,大便调,无腹胀,时有乏力,舌淡红苔白,脉沉细。尿常规示尿蛋白(＋)、红细胞(＋)。药用:生大黄(后下)10 g,黄芪20 g,白术10 g,党参10 g,茯苓10 g,陈皮10 g,升麻8 g,猪苓10 g,柴胡12 g,石韦10 g,泽兰10 g,车前子10 g,炙甘草10 g。每日1剂,水煎服。

2005年12月26日四诊:尿量恢复正常,尿常规示尿蛋白(＋)、红细胞(±)。血常规示白细胞$6.42×10^9$/L、红细胞$3.28×10^{12}$/L、血红蛋白105 g/L;肾功能示尿素氮18.9 mmol/L、肌酐294 μmol/L。在上方基础上加减治疗以巩固疗效。

【按】本病病机特点为脾肾衰败,升降失常,湿浊壅塞。且肾病日久,伤及于脾,脾胃虚损而生化不及,谷不生精,血失生化之源而致阴阳俱损,气血两亏,诸脏失养,气机升降失常,湿浊潴留,小便不利。因而,治疗抓住中焦脾胃之关键,健脾益气可使升降之枢得复,气机通畅,则清气升,浊气降,生化有源,从而改善其临床症状,提高消化吸收功能,促进有毒物质的排泄。

案例3 宋某,女,49岁。2006年7月21日初诊。5年前因尿检异常,肾功能受损确诊为慢性肾炎、慢性肾功能不全。4天前因劳累后,出现颜面部水肿,少尿,每日尿量约300 ml,胸脘痞闷,身体困重,烦热口渴,大便干结。查体:体温36.6℃,心率80次/分,血压130/80 mmHg。神清,精神萎,面部水肿,双下肢轻度凹陷性水肿。舌红,苔白腻,脉濡数。尿常规示尿蛋白(＋＋)、红细胞(＋＋)、颗粒管型少许。血常规示白细胞$6.78×10^9$/L、红细胞$3.02×10^{12}$/L、血红蛋白92 g/L;肾功能示尿素氮23.2 mmol/L、肌酐384 μmol/L。中医诊断为癃闭,辨证为肾阴亏虚,湿热内蕴,治以滋养肾阴,清热化湿。拟方:生地10 g,车前子10 g,黄柏10 g,知母10 g,大黄(后下)10 g,黄连6 g,苍术10 g,陈皮10 g,厚朴10 g,茯苓10 g,砂仁6 g,藿香10 g,半夏

10 g。每日 1 剂,水煎服。

2006 年 7 月 28 日二诊:尿量增加,每天尿量约 600 ml,面部水肿减轻,大便略溏,舌红,苔白腻,脉濡数,在上方基础上减去大黄的用量,继续治疗。

2006 年 8 月 11 日三诊:尿量增加,每天尿量约 1200 ml,小便不畅,大便调,水肿渐消,仍有口渴,舌红苔黄,脉沉细。尿常规示尿蛋白(+)、红细胞(+)。药用:生地 10 g,车前子 10 g,黄柏 10 g,知母 10 g,大黄 8 g,苍术 10 g,天花粉 10 g,黄连 4 g,茯苓 10 g,连翘 10 g,金银花 10 g。

2006 年 9 月 8 日四诊:尿量恢复正常,小便通畅,尿常规示尿蛋白(+)、红细胞(±)。血常规示白细胞 6.72×10^9/L、红细胞 3.26×10^{12}/L、血红蛋白 103 g/L;肾功能示尿素氮 13.5 mmol/L、肌酐 212 μmol/L。后一直在此方基础上加减以巩固治疗。

【按】本例患者为肾阴亏虚,湿热内蕴之证,如专补其虚,湿热不净,临床上多采用标本兼治,即以除病为先,兼以补虚。方中六味地黄丸保护肾阴,贯穿始终,扶正治本;初起舌苔白腻,以藿香正气散祛湿为主,加黄柏、黄连辅以清热;继之,白苔退去,舌质红,即去藿香、半夏、厚朴等,加重清热之品,且每次减用大黄用量,收效显著。

案例 4 徐某,男,54 岁。2005 年 8 月 16 日初诊。患者 2 年前因尿检异常,肾功能受损诊断为慢性肾炎、慢性肾功能不全。10 年前因感冒发热后,出现全身水肿,少尿,每天尿量少于 300 ml,恶心呕吐,腰膝酸软,腹胀,四肢冰冷。查体:体温 36.7℃,心率 78 次/分,血压 135/80 mmHg。神清,精神萎,面部水肿,双下肢中度凹陷性水肿。舌淡,苔白腻,脉沉细无力。尿常规示尿蛋白(+++)、红细胞(++)、颗粒管型少许。血常规示白细胞 8.64×10^9/L、红细胞 3.12×10^{12}/L、血红蛋白 101 g/L;肾功能示尿素氮 21.7 mmol/L、肌酐 375 μmol/L。中医诊断为癃闭,辨证为寒湿内聚,脾阳虚衰。治以健脾温肾,利水降浊。拟方:生黄芪 30 g,玉米须 30 g,大黄(后下)8 g,甘草 10 g,大腹皮 10 g,赤小豆 10 g,附片 9 g,肉桂 10 g,生姜皮 10 g,枣仁 10 g。每日 1 剂,水煎服。

2005 年 8 月 23 日二诊:尿量增加,每天尿量约 600 ml,腹胀减轻,四肢转温,舌淡,苔白腻,脉沉细无力。在上方基础上加熟地 10 g,白茅根 30 g,继续治疗。

2005 年 9 月 20 日三诊:尿量增加,每天尿量 1000 ml 以上,恶心呕吐消失,时有腰酸,舌淡,苔白,脉沉细。尿常规示尿蛋白(＋＋)、红细胞(＋)。药用:熟地 10 g,山药 10 g,黄芪 15 g,党参 10 g,玉米须 30 g,茯苓皮 10 g,肉苁蓉 10 g,泽泻 10 g,山萸肉 10 g,当归 10 g,杜仲 10 g,大黄(后下)10 g,煅龙、牡各 30 g。

2005 年 10 月 18 日四诊:下肢水肿消退,尿常规示尿蛋白(＋)、红细胞(±)。血常规示白细胞 $7.23×10^9$/L、红细胞 $3.34×10^{12}$/L、血红蛋白 106 g/L;肾功能示:尿素氮 12.4 mmol/L、肌酐 206 μmol/L。后一直在此方基础上加减以巩固治疗。

【按】慢性肾衰竭其证有虚有实,但虚实夹杂者多见,虚则多是正气衰败,标实常是湿浊泛滥;且湿浊壅盛为病之标,正气虚损为病之本。本例患者,脾阳虚衰显著,治用实脾饮化裁,循序渐进,效果明显。

第五章 虚 劳

虚劳又称虚损，是以脏腑功能衰退，气血阴阳不足为主要病机的多种慢性虚弱性症候的总称。

虚劳涉及的内容很广，可以说是中医内科中范围最广的一个病证。可由禀赋薄弱、烦劳过度、饮食不节、情志刺激、大病久病、误治失治等多种原因所导致。主要为气、血、阴、阳的亏耗。病损部位主要在五脏，尤以脾肾两脏更为重要。对虚劳的辨证应以气、血、阴、阳为纲，五脏虚候为目。

虚劳的治疗，以补益为基本原则。在进行补益的时候。一是必须根据病理属性的不同，分别采取益气、养血、滋阴、温阳的治疗方药；二是要密切结合五脏病位的不同而选方用药，以加强治疗的针对性。特别要重视补益脾肾在治疗虚劳中的作用。

慢性肾衰竭患者多表现为疲劳、乏力、头晕、纳差、腰膝酸软等症状，属中医"虚劳"范畴，现介绍曹恩泽教授辨治慢性肾衰竭之虚劳的典型案例如下。

案例 1 潘某，女，37 岁。因发现肾功能异常 4 个月，于 2007 年 9 月 4 日就诊。刻下易疲劳，腰酸膝软，双下肢轻度水肿，舌质淡暗，苔薄，脉细。8 月 23 日查肾功能示血肌酐 348 μmol/L、尿素氮 18.30 mmol/L。西医诊断为慢性肾衰竭（氮质血症期）；中医诊断为虚劳（脾肾亏虚，湿浊瘀血内蕴）。中药予以清降法出入。药用：生黄芪 30 g，生大黄（后下）10 g，丹参 10 g，炒白术 10 g，云苓 15 g，干地龙 8 g，莪术 8 g，川芎 8 g，金毛狗脊 10 g，杜仲 10 g，玉米须 30 g，粉防己 8 g，泽兰 10 g，蝉衣 10 g，全蝎 2 g，槐花米 30 g，煅龙、牡各 30 g。水煎服，每日 1 剂，服 14 剂，配以解毒泄浊 I 号 1 包保留灌肠，每日 1 次。

2007 年 9 月 25 日二诊：水肿退，舌质淡暗，苔薄，脉细。中药原方去川芎、金毛狗脊、杜仲、粉防己，加土茯苓 15 g，砂仁 8 g，淮山药 15 g。水煎服，每日 1 剂，服 28 剂，同时每日以解毒泄浊 I 号 1 包保留灌肠。

2007年10月23日三诊:药症相安,无不适主诉,查肾功能示尿素氮15.90 mmol/L、血肌酐295.3 μmol/L,尿酸500 μmol/L,尿常规示尿蛋白(＋＋),舌质淡红,苔薄,脉细。予以前法出入:生黄芪30 g,生大黄(后下)10 g,炒白术10 g,土茯苓15 g,干地龙8 g,泽兰10 g,莪术8 g,川芎10 g,蔻、砂仁各8 g,郁金10 g,玉米须30 g,蝉衣10 g,全蝎2 g,槐花米30 g,煅龙、牡各30 g。水煎服,每日1剂,服28剂,同时每日以解毒泄浊Ⅰ号1包保留灌肠。病情稳定,在门诊继续治疗。

【按】虚劳的病损部位主要在五脏,但以脾肾两脏最为重要,肾为先天之本,脾为后天之本。曹教授认为"瘀"和"湿"贯穿慢性肾衰竭的病程始终,因此治疗在健脾益肾的基础上,化瘀泄浊。泄浊者,即泄浊解毒,使浊邪从大便而去,常用生大黄等。生大黄的用量应使患者服药后便质溏软,大便每日保持在2～3次为宜。药症相安,患者症状改善,肾功能有所恢复。

案例2 王某,男,41岁。因发现慢性肾功能不全1年余于2009年5月15日初诊。2001年出现蛋白尿,诊断为慢性肾炎,2008年2月出现肾功能损害。刻下无水肿,时感疲劳乏力,纳差,恶心欲呕,血压130/80 mmHg,贫血貌,舌质淡,苔腻,脉弦,本院4月28日肾功能检查示血肌酐615 μmol/L、尿素氮34.14 mmol/L、尿酸583 μmol/L。西医诊断为慢性肾炎、慢性肾病(4期);中医诊断为虚劳(脾肾亏虚夹湿浊)。予以清降法出入:生黄芪30 g,漂苍术8 g,炒白术10 g,丹参10 g,土茯苓15 g,金毛狗脊10 g,蔻、砂仁各8 g,生大黄(后下)10 g,干地龙8 g,槐花米30 g,莪术8 g,川芎8 g,蝉衣10 g,全蝎2 g,煅龙、牡各30 g。水煎服,每日1剂,连服30剂。每日以解毒泄浊Ⅰ号一包,保留灌肠1小时。

2009年6月16日复诊:药症相安,症状改善,血肌酐485 μmol/L,较前下降明显,舌质淡,苔薄腻,脉弦。予以清降法出入,中药原方去金毛狗脊、川芎,加竹茹10 g,菟丝子10 g,郁金10 g,菊花10 g。水煎服,每日1剂,连服28剂。每日以解毒泄浊Ⅰ号1包保留灌肠。

2009年8月13日复诊：病情稳定，无明显不适主诉，查血肌酐445μmol/L、尿素氮23.2mmol/L，舌质淡，苔薄腻，脉弦。予以清化法出入：生黄芪30g，漂苍术8g，土茯苓15g，菊花10g，钩藤（后下）10g，金毛狗脊10g，蔻、砂仁各8g，生大黄（后下）10g，槐花米30g，干地龙8g，莪术8g，川芎10g，蝉衣10g，玉米须30g，全蝎2g，煅龙、牡各30g。水煎服，每日1剂，连服30剂。配合每日保留灌肠。目前该患者临床症状得到控制，病情稳定，仍在门诊治疗。

【按】由于脾肾亏虚，运化失常，湿浊毒邪困阻中焦证，治以燥湿化浊，常选用藿梗、佩兰、白豆蔻、砂仁、苍术等芳香宣化之品，且注意用量不宜过重，以防辛燥伤阴；虚劳病程长，治疗用药非几日之功，是一个较长过程，投药切勿峻猛性烈。口服中药以自拟清降汤Ⅰ号加减，同时配合解毒泄浊Ⅰ号保留灌肠，使湿邪得化，浊邪得泄，症状改善，病情好转。

案例3 王某，男，48岁。2008年8月4日初诊。有高血压病7年，慢性肾功能不全3年。刻下头晕，乏力，耳鸣，腰酸，时有烦躁，舌质淡，苔薄，脉弦。测血压190/100mmHg，7月30日查尿素氮24.94mmol/L，血肌酐481μmol/L，尿酸551μmol/L。西医诊断为高血压病、高血压肾病、慢性肾脏病（5期）；中医诊断为虚劳（脾肾亏虚夹湿浊）。予以清疏降浊法出入：生黄芪30g，漂苍术8g，土茯苓15g，菊花10g，钩藤（后下）10g，怀牛膝10g，生大黄（后下）10g，丹参10g，干地龙8g，莪术8g，川芎8g，郁金10g，白芍8g，淮山药15g，全蝎2g，槐花米30g，煅龙、牡各30g。水煎服，每日1剂，连服28剂。每日以解毒泄浊Ⅱ号1包，保留灌肠。同时配合西药降压治疗。

2008年9月1日二诊：药后症状改善，测血压160/85mmHg，查尿素氮19.21mmol/L、血肌酐421μmol/L、尿酸487μmol/L，舌质淡，苔薄，脉弦，药症相安，原方继续治疗2个月，配合每日保留灌肠。

2008年11月3日三诊：诸症减轻，仍偶有乏力，腰酸，血压150/85mmHg，舌质淡，苔薄，脉弦，查尿素氮17.36mmol/L、血肌酐365.3μmol/L、尿酸466μmol/L。中药在原方基础上去白芍、郁金、怀牛膝,加薏苡仁 20 g,金毛狗脊 10 g。继服 2 个月,病情稳定。

【按】此患者为高血压肾病、慢性肾功能不全,中医辨证属虚劳脾肾亏虚夹湿浊。湿浊邪毒主要侵犯下焦,阳损及阴,肝失所养,肝风内动,肝阳上亢,出现头痛头晕、耳鸣、烦躁等症状;治以滋阴潜阳,镇肝熄风,以镇肝熄风汤加减,取得满意效果。

案例 4 刘某,男,47 岁。2009 年 3 月 31 日初诊。肾病综合征病史 7 年,刻下乏力,纳差,腰酸,双下肢轻度水肿,舌质暗红,苔薄,脉沉弦。昨日我院查尿素氮 14.13 mmol/L、血肌酐 311.2 μmol/L、尿酸421 μmol/L、血红蛋白 86 g/L。西医诊断为慢性肾衰竭(氮质血症期);中医诊断为虚劳(脾肾亏虚,水湿瘀血蕴结)。予以健脾益肾,化瘀利水法。处方:生黄芪 30 g,炒白术 10 g,粉防己 8 g,云苓皮 15 g,丹参 10 g,生大黄(后下)8 g,干地龙 8 g,莪术 8 g,土茯苓 15 g,蔻砂仁各8 g,泽兰 8 g,泽泻 10 g,川芎 8 g,玉米须 30 g,淮山药 15 g,金毛狗脊10 g,蝉衣 10 g。水煎服,每日 1 剂,连服 28 剂。每日以解毒泄浊Ⅰ号1 包,保留灌肠。

2009 年 4 月 28 日二诊:药症相安,双下肢水肿消退,血肌酐较前下降,尿素氮 10.89 mmol/L、尿酸 260 μmol/L,舌质暗红,苔薄,脉沉弦。予以清降法出入:生黄芪 30 g,生大黄(后下)12 g,丹参 10 g,干地龙 8 g,漂苍术 8 g,蔻、砂仁各 8 g,莪术 8 g,土茯苓 15 g,玉米须 30 g,云苓皮 15 g,淮山药 15 g,金毛狗脊 10 g,泽兰 8 g,全蝎 2 g,槐花米 30 g,煅龙、牡各 30 g。水煎服,每日 1 剂,连服 2 个月。配合每日保留灌肠。

2009 年 7 月 3 日三诊:药后诸症减轻,血尿素氮 9.63 mmol/L、血肌酐 204 μmol/L,舌脉代诉不详。予中药原方继续治疗 1 个月。配合每日保留灌肠。

2009 年 8 月 5 日四诊:药症相安,纳食不多,舌质暗红,苔微腻,脉沉弦,8 月 3 日查尿素氮 12.72 mmol/L、血肌酐 128.02 μmol/L。继以清降法出入:生黄芪 30 g,生大黄(后下)12 g,丹参 10 g,漂苍术8 g,竹茹 10 g,干地龙 8 g,土茯苓 15 g,砂仁 8 g,莪术 8 g,炒二芽各

15 g,玉米须 30 g,杜仲 10 g,全蝎 2 g,蝉衣 10 g,槐花米 30 g,煅龙、牡各 30 g。水煎服,每日 1 剂,连服 28 剂。

2009 年 9 月 25 日五诊:无明显不适主诉,尿常规示蛋白(＋＋),血肌酐 128 μmol/L,水肿退,舌质暗红,苔薄,脉沉弦。中药上方加雷公藤 8 g,山萸肉 10 g。继服 2 个月,目前该患者临床症状得到控制,病情稳定,仍在门诊治疗。

【按】曹教授认为"久病必瘀"、因虚致瘀,瘀血既是慢性肾衰竭的病理产物,又成为慢性肾衰竭新的致病因素,故活血化瘀法常贯穿治疗的始终。常选用丹参、丹皮、莪术、川芎、泽兰、地龙、蝉蜕、全蝎等。而虫类化瘀药善于活血通络,搜剔驱邪,直达病所,还有平肝熄风、止痉利尿之效,少量应用可起到活血化瘀、改善微循环、调整机体功能的作用,有益于病情的恢复。因此治疗在健脾益肾基础上辅以化瘀利水,症状明显改善,肾功能恢复正常。

案例 5 李某,男,29 岁。2008 年 7 月 21 日初诊。发现"局灶节段性肾小球硬化症"5 年,半年前发现肾功能损害,血肌酐 191 μmol/L,同时伴有纳差,乏力,头晕,双下肢无水肿,近 2 天来因受凉出现头痛、咽痛、咳嗽,咳黄痰,鼻塞,舌质淡暗,苔薄黄,脉弦。西医诊断为慢性肾衰竭(氮质血症期)、上呼吸道感染;中医诊断为虚劳(脾肾亏虚夹浊邪犯肺)。予以健脾益肾,宣肺化痰泄浊。药用:生黄芪 30 g,生大黄(后下)12 g,土茯苓 15 g,菊花 10 g,钩藤(后下)10 g,连翘 10 g,丹参 10 g,牛蒡子 10 g,辛夷 10 g,漂苍术 8 g,金毛狗脊 10 g,桔梗 10 g,干地龙 8 g,莪术 8 g,川芎 8 g,全蝎 2 g,槐花米 30 g,煅龙、牡各 30 g。水煎服,每日 1 剂,连服 21 剂。每日以解毒泄浊Ⅰ号 1 包,保留灌肠。

2008 年 8 月 14 日二诊:药后头痛、咽痛、咳嗽症状缓解,仍有乏力,纳差,头晕,昨日我院查尿素氮 9.53 mmol/L、血肌酐 158 μmol/L,舌质淡暗,苔薄,脉弦。予以清降法出入:银花 10 g,连翘 10 g,生黄芪 30 g,生大黄(后下)12 g,菊花 10 g,炒白术 10 g,云苓 15 g,钩藤(后下)10 g,丹参 10 g,辛夷 10 g,干地龙 8 g,僵蚕 10 g,莪术 8 g,玉米须 30 g,川芎 8 g,全蝎 2 g,槐花米 30 g,煅龙、牡各 30 g。水煎服,每日 1 剂,连服 28 剂。同时配合中药保留灌肠。

2008 年 9 月 18 日三诊：药症相安，患者乏力改善，舌质淡暗，苔薄，脉细，予以前法出入，上方去银翘、辛夷，加金毛狗脊 10 g，淮山药 15 g。水煎服，每日 1 剂，连服 40 剂。同时配合中药保留灌肠。

2008 年 12 月 3 日四诊：药症相安，无不适主诉，查血尿素氮 7.21 mmol/L、血肌酐 123 μmol/L，舌质淡，苔薄，脉弦。予以清降法出入：生黄芪 30 g，生大黄（后下）12 g，炒白术 10 g，菊花 10 g，土茯苓 15 g，钩藤（后下）10 g，干地龙 8 g，莪术 8 g，淮山药 15 g，砂仁 8 g，川芎 10 g，玉米须 30 g，杜仲 10 g，全蝎 2 g，槐花米 30 g，煅龙、牡各 30 g。水煎服，每日 1 剂，连服 2 个月。患者病情稳定，门诊继续治疗。

【按】虚劳以脏腑功能衰退，气血阴阳不足为主要病机，由于正气亏虚，卫外不固，复感外邪，而感受外邪又常常使肾病反复发作。邪浊上犯及肺则见头痛、咽痛、咳嗽、鼻塞等症，曹教授治疗在选用银翘散加减宣肺化痰泄浊的同时，考虑到脾肾亏虚的一面，而补中有泻，扶正祛邪，使邪去而不伤正。感冒得到控制，有利于肾功能的恢复。

案例 6 宋某，女，40 岁，2009 年 4 月 17 日初诊。有慢性肾炎病史 3 年，近 2 个月来易疲劳，乏力，双下肢轻度水肿，面色萎黄，舌胖质淡红，苔薄，脉沉细。4 月 14 日我院查肾功能尿素氮 28.12 mmol/L、血肌酐 566.7 μmol/L，尿酸 469 μmol/L，尿常规示红细胞（＋）、潜血（＋＋＋），血红蛋白 9.2 g/L。西医诊断为慢性肾衰竭（衰竭期）；中医诊断为虚劳（脾肾亏虚）。予以清补法出入：生黄芪 30 g，炒白术 10 g，丹参 10 g，粉防己 8 g，地榆 15 g，卷柏 30 g，金毛狗脊 10 g，玉米须 30 g，淮山药 15 g，甘枸杞 10 g，漂苍术 8 g，莪术 8 g，蝉衣 10 g，全蝎 2 g，益智仁 15 g，三七粉（分吞）4 g。水煎服，每日 1 剂，服用 2 个月。同时配合解毒泄浊Ⅰ号 1 包，每日保留灌肠。

2009 年 6 月 12 日二诊：药后水肿消退，诸症好转，舌质淡红，苔薄，脉沉细，尿常规示潜血（＋＋），红细胞（＋），肾功能示尿素氮 24.62 mmol/L、血肌酐 436.5 μmol/L、尿酸 498 μmol/L，中药予以健脾益肾，化瘀止血。药用：生黄芪 30 g，炒白术 10 g，连翘 10 g，炒川柏

10 g,茜草 10 g,地榆 10 g,淡竹叶 10 g,玉米须 30 g,金毛狗脊 10 g,莪术 8 g,泽兰 8 g,川芎 8 g,旱莲草 15 g,淮山药 15 g,蝉衣 10 g,全蝎 2 g,三七粉(分吞)4 g。水煎服,每日 1 剂,连服 45 剂。同时配合保留灌肠。

2009 年 7 月 31 日三诊:药证相安,舌质淡,苔薄腻,脉细,复查肾功能示尿素氮 17.01 mmol/L、血肌酐 327 μmol/L、尿酸 383 μmol/L、尿常规示红细胞 3～5/HP、潜血(＋＋),予以清降法出入。生黄芪 30 g,炒白术 10 g,丹参 10 g,生大黄(后下)12 g,白豆蔻 8 g,砂仁 8 g,干地龙 8 g,莪术 8 g,川芎 8 g,菊花 10 g,竹茹 10 g,金毛狗脊 10 g,全蝎 2 g,槐花米 30 g,煅龙、牡各 30 g,三七粉(分吞)4 g。水煎服,每日 1 剂,连服 2 个月。同时配合保留灌肠。

2009 年 10 月 10 日四诊:无不适主诉,舌质淡红,体稍大,苔薄,脉细,复查尿常规示潜血(＋),肾功能尿素氮 14.37 mmol/L、血肌酐 256 μmol/L、尿酸 394 μmol/L、血红蛋白 9.8 g/L,予以清补法出入。上方去白豆蔻、砂仁、竹茹、槐花米,加土茯苓 15 g,白花蛇舌草 30 g,淮山药 15 g,菟丝子 10 g。水煎服,每日 1 剂,连服 2 个月。同时配合保留灌肠。

【按】虚劳为脏腑功能衰退,但以脾肾亏虚为主,曹教授治以清补法,清补之法以健脾益肾为主,或滋肾养阴,或健脾益气。临证之时,当根据病情分清主次,有所侧重。补气药重用生黄芪,补肾养阴多选枸杞子、旱莲草、女贞子、生地黄等。补肾温阳慎用附子、肉桂之品,因大温大热之品极易伤阴、动血,临证多选金毛狗脊、菟丝子、淫羊藿、益智仁等平补肾阳之品。同时配合化瘀泄浊,可使病情得到有效控制。

下篇 诊余漫话

第一章　脾虚与肾脏病的关系

一、脾和肾的主要生理功能

脾位于中焦,在膈之下。它的主要生理功能是主运化、升清和统摄血液。足太阴脾经与足阳明胃经,相互络属于脾胃,脾和胃相表里。

1. 脾的主要生理功能

(1)主运化　运,是指脾具有把水谷(饮食物)化为精微,并将精微物质转输至全身的生理功能。脾的运化功能,可分为运化水谷和运化水液两个方面。

运化水谷,即是对食物的消化和吸收。如《素问·经脉别论》说的"食气入胃,散精于肝……浊气归心,淫精于脉"和"饮入于胃,遊溢精气,上输于脾,脾气散精,上归于肺"等,都说明饮食物中营养物质的吸收,全赖于脾的转输和散精功能。脾的这种生理功能,也即是《素问·厥论》所说的"脾主为胃行其津液者也"。因此,脾的运化水谷精微功能旺盛,则机体的消化吸收功能才能健全,才能为化生精、气、血、津液提供足够的养料,才能使脏腑、经络、四肢百骸,以及筋肉皮毛等组织得到充分的营养,而进行正常的生理活动。若脾的运化水谷精微的功能减退,即称作脾失健运,则机体的消化吸收功能即因之而失常,而出现腹胀、便溏、食欲不振,以致倦怠、消瘦和气血生化不足等病变。所以说:脾胃为后天之本,气血生化之源。

运化水液,是指对水液的吸收、转输和布散作用,是脾主运化的一个组成部分。饮食物中营养物质的吸收,多属于液态状物质,所谓运化水液的功能,即是对被吸收的水谷精微中多余水分,能及时地转输至肺和肾,通过肺的宣肃、通调水道和肾的气化,化为汗和尿排出体外。因此,脾的运化水液功能健旺,就能防止水液在体内发生不正常停滞,也就能防止湿、痰、饮等病理产物的生成。反之,脾的运化水液功能减退,必然导致水液在体内的停滞,而产生湿、痰、饮等病理产物,甚则导致水肿。所以,《素问·至真要大论》说:"诸湿肿满,皆属于脾。"这也就是脾虚生湿,脾为生痰之源和脾虚水肿的发生机制。

运化水谷和水液,是脾主运化功能的两个方面,两者可分而不可离。脾的运化功能,不仅是脾的主要生理功能,而且对于整个人体的生命活动至关重要,故称脾胃为"后天之本",气血生化之源。正如李中梓在《医宗必读》中说:"一有此身,必资谷气,谷入于胃,洒陈于六腑而气至,和调于五脏而血生,而人资之以为生者也,故曰后天之本在脾。"

(2)主升清 脾的升清,是与胃的降浊相对而言。因此,脾的升清功能正常,水谷精微等营养物质才能吸收和正常输布,正如李东垣所强调的脾气升发,则元气充沛,人体始有生生之机;同时,也由于脾气的升发,才能使机体内脏不致下垂。若脾气不能升清,则水谷不能运化,气血生化无源,可出现神疲乏力、头目眩晕、腹胀、泄泻等症。故《素问·阴阳应象大论》说:"清气在下,则生飧泄。"

(3)主统血 脾主统血,即是脾有统摄血液在经脉之中流行,防止逸出脉外的功能。如沈目南《金匮要略注》说:"五脏六腑之血,全赖脾气统摄。"脾之所以能统血,与脾为气血生化之源密切相关。脾的运化功能健旺,则气血充盈,而气的固摄作用也较健全,血液也不会逸出脉外而致出血;反之,脾的运化功能减退,则气血生化无源,气血虚亏,气的固摄功能减退,而导致出血,如便血、尿血、崩漏等。

2. 肾的主要生理功能

肾位于腰部,脊柱两旁,左右各一。肾的主要生理功能为藏精,主生长、发育、生殖和水液代谢;由于足少阴肾经与足太阳膀胱经相互络属于肾与膀胱,肾与膀胱在水液代谢方面亦直接相关,故肾与膀胱相表里。

(1)藏精,主生长、发育与生殖 藏精,是肾的主要生理功能。如《素问·六节脏象论》说:"肾者主蛰,封藏之本,精之处也。"精气是构成人体的基本物质,也是人体生长发育及各种功能活动的物质基础,故《素问·金匮真言论》说:"夫精者,生之本也。"

（2）主水　肾主水液，主要是指肾中精气的气化功能，对于体内津液的输布和排泄，维持体内津液代谢的平衡，起着极为重要的调节作用，所以《素问·逆调论》称："肾者水脏，主津液。"

在正常情况下，津液的代谢，是通过胃的摄入、脾的运化和转输、肺的宣散和肃降、肾的蒸腾气化，以三焦为通道，输送到全身；经过代谢后的津液，则化为汗液、尿液和气排出体外。肾中精气的蒸腾气化，实际上主宰着整个津液代谢，肺、脾等内脏对津液的气化，均依赖肾中精气的蒸腾气化；特别是尿液的生成和排泄，更是与肾中精气的蒸腾气化直接相关，而尿液的生成和排泄，在维持体内津液代谢平衡中又起着极其关键的作用，故说肾主水液。如果肾中精气的蒸腾气化失常，则既可引起关门不利，小便代谢障碍而发生尿少、水肿等病理现象，如《素问·水热穴论》所说"肾者，胃之关也，关门不利，故聚水而从其类也。上下溢于皮肤，故为胕肿。胕肿者，聚水而生病也"，又可引起气不化水，而发生小便清长、尿量大量增多等病理现象。

（3）主纳气　是指肾有摄纳肺所吸入的清气，防止呼吸表浅的作用，以保证体内外气体的正常交换。如《类证治裁·喘证》说："肺为气之主，肾为气之根，肺主出气，肾主纳气，阴阳相交，呼吸乃和。"肾的纳气功能，实际上就是肾的封藏作用在呼吸运动中的具体体现。

二、脏腑之间的关系

1. 脾与胃

脾与胃通过经脉相互络属而构成表里关系。胃主受纳，脾主运化，两者之间的关系是"脾为胃行其津液"，共同完成饮食物的消化吸收及其精微的输布，从而滋养全身，故称脾胃为"后天之本"。

脾主升，胃主降，相反相成。脾气升，则水谷之精微得以输布；胃气降，则水谷及其糟粕才得以下行。故《临证指南医案》说："脾宜升则健，胃宜降则和。"胃属燥，脾属湿，胃喜润恶燥，脾喜燥恶湿，两脏燥湿相济，阴阳相合，方能完成饮食物的传化过程。故《临证指南医案》又说："太阴湿土得阳始运，阳明燥土得阴自安。"

由于脾胃在生理上的相互联系,因而在病理上也是相互影响的。如脾为湿困,运化失职,清气不升,即可影响胃的受纳与和降,出现食少、呕吐、恶心、脘腹胀满等症。反之,若饮食失节,食滞胃脘,胃失和降,亦可影响脾的升清与运化,可出现腹胀泄泻等症。《素问·阴阳应象大论》说:"清气在下,则生飧泄;浊气在上,则生䐜胀。"这是对脾胃升降失常所致病证的病理及临床表现的概括。导致脾胃病变的因素很多,如饮食不节、劳逸过度、七情所伤、体质因素及其他疾病等。脾胃受伤,可以发生多种疾病。李东垣在《脾胃论·脾胃胜衰论》中云:"百病皆由脾胃衰而生也。"又说:"夫脾胃不足,皆为血病。"盖脾胃为血气生化之源,为统血之脏,具运化之功。

2. 肾与膀胱

肾与膀胱通过经脉互为络属,构成表里关系。膀胱的贮尿和排尿,依赖于肾的气化。肾气充足,则固摄有权,膀胱开合有度,从而维持水液的正常代谢。气不足,气化失常,固摄无权,则膀胱之开合失度,即可出现小便不利或失禁、遗尿、尿频等症。

3. 脾与肾

脾为后天之本,肾为先天之本。脾之健运,化生精微,须借助肾阳的温煦,故有"脾阳根于肾阳"之说。肾中精气亦有赖于水谷精微的培育和充养,才能不断充盈和成熟。因此,脾与肾在生理上是后天与先天的关系,它们是相互资助,相互促进的。在病理上亦常相互影响,互为因果。如肾阳不足,不能温煦脾阳,则可见腹部冷痛,下利清谷,或五更泄泻,水肿等症。若脾阳久虚,进而损及肾阳,而成脾肾阳虚之病证。

人体水谷的供应和代谢,主要由肺、脾(胃)、肾(膀胱)来完成,而脾胃则为其枢纽。《素问·经脉别论》说:"饮入于胃,游溢精气,上输于脾。脾气散精,上归于肺,通调水道,下输膀胱。水精四布,五经并行。"这是对营养与水液代谢过程系由几个脏腑相互配合而完成的描述。肺、脾、肾分主上、中、下三焦,分别发挥其应有的作用。如《灵枢·营卫生会》概括为:"上焦如雾,中焦如沤,下焦如渎。"脾胃在肺肾之间,居于中州,为上下之枢纽。胃是饮食首先容纳之所在,为腐熟水谷之器官,脾则将消化后之饮食精微输送至各有关脏腑,并将糟粕传导于大肠、膀胱。脾主升而胃主降。升清降浊的作用十分重要,因人的气血依赖水谷之精微以资生,脾胃为水谷之海,气血生化之源,为后天之本。人自出生以后,必赖水谷以滋养,而水谷之精微,又靠脾胃来供应,故曰"有胃则生,无胃则死"。如《医学启源·胃之经》云:"胃者,脾之腑也,又名水谷之海,与脾为表里。胃者,人之根本,胃气壮,则五脏六腑皆壮。"

三、脾病辨证及与肾脏病关系

脾的病变主要以运化、升清功能失职,致使水谷、水湿不运,消化功能减退,水湿潴留,化源不足,以及脾不统血,清阳不升为主要病理改变。脾病的证候有虚实之分。虚证多因饮食、劳倦、思虑过度所伤,或病后失调所致的脾气虚、脾阳虚、脾气下陷、脾不统血等证;实证多由饮食不节,或外感湿热或寒湿之邪内侵,或失治、误治所致的湿热蕴脾、寒湿困脾等证。

1. 脾气虚证

脾气虚证是指由于脾气不足,运化失职所表现的虚弱证候。亦称脾失健运证。

主证:肢体水肿,食后脘腹作胀,大便溏薄,肢体倦怠,神疲乏力,少气懒言,面色萎黄或淡白不华,舌淡苔薄白或无苔,脉缓弱,或沉缓无力。

辨证分析:脾主运化,脾虚不运,水湿内生,外泛肌肤,则可出现肢体不同程度的水肿。脾气虚弱,运化失司,食入不化,清气不升,故食后脘腹作胀。脾失健运,清气不升,反而下注;或水湿不化,流注肠中,则大便溏薄。脾主四肢肌肉,脾虚气血化源不足,肢体失养,则见肢倦乏力;湿性重浊,水湿不化,故见身肢沉重;水液停蓄,故小便短少;脾不升清,生化乏源,清阳失荣,故面色淡白不华或萎黄;神失所养,故神疲怠倦;气虚不足则少气懒言;脾虚不升,则胃气不降,气机失畅,故脘腹痞闷。

脾气虚证与肾脏病关系密切。本证常出现于隐匿型肾小球肾炎、慢性肾炎。它以口淡纳呆,食后脘腹作胀,大便时溏,肢倦神疲,持续蛋白尿等脾虚不运的表现为证候特征,常见舌质淡白胖嫩有齿印,苔白之典型舌象。尽管慢性肾炎脾气虚证的患者会时有轻微的水肿,但水肿症状并不是诊断该证候的关键。因为水肿的有无及轻重,主要视脾气虚证发生在肾病的哪一阶段,及何种类型之肾病。若出现在慢性肾炎恢复期,或隐匿型慢性肾炎,则多无水肿一症。

肾脏病脾气虚证患者若失于治理,生血之源日渐匮乏,常出现血虚之兼证。此时,每多兼见头目眩晕(血压多不升高),心悸易惊惕,手足发麻,唇甲淡白,苔薄而脉兼细等表现。治疗宜气血双补。若脾气虚日久,或因有水肿而渗利太过伤阳,可致虚寒内生而出现脾阳虚的变证。此时,患者除表现上述各种脾气虚的见症之外,每兼见畏寒肢冷、面色晦暗、喜热饮热食、精神委靡等症,诊断的关键是畏寒肢冷的出现。治宜补脾温阳利水。若病情进一步发展,后天损及先天,脾虚及肾,必然导致脾肾阳虚的变证。若脾气虚证治疗失当,渗利温燥太过伤阴,则又可演化为气阴两虚的变证。相反,脾气虚水肿患者,失于疏利,或补之不当,或复感外邪,经脉壅滞,三焦水道不利,水湿泛溢,往往出现水湿浸渍的兼证,而呈现本虚标实的复杂情况。此时,患者的特点是一身尽肿,肿势严重,常兼有胸腔及腹腔积液,甚至呼吸喘促不能平卧,小便极少乃至点滴而下。

尤应注意,脾气虚证患者,由于气虚不足,土不生金,常累及肺卫,以致防御卫外功能不固,每易感外邪,或发为风寒表证,或发为风热证。本虚易受邪,邪犯更伤正,如是反复,恶性循环,以致正气日衰,病情日重,这便是肾病特别是慢性肾炎反复迁延难愈的关键所在。故在脾气虚证期间除积极治疗,调补脾气之外,必须重视加强生活护理,以减少外邪侵犯。

脾气虚,气化功能失调,对肾病的发生和发展主要有以下三方面的影响。①脾主运化水谷精微,为人体气血生化之源。如果脾气虚,气化功能失调则运化无权,水谷之精微不能正常输布,从而气血生化无源,于是导致气血亏虚。这是临床上慢性肾炎或慢性肾功能不全出现贫血、乏力等最常见的原因之一。②脾主运化水湿,有调节机体水液代谢的功能,如果脾虚,气化功能失调则脾不能运化水湿,于是水湿滞留,泛于肌肤发为水肿。另外,"脾气主升",能将水谷之精微、津液上输于肺,然后再输布到其他脏腑化生气血。同时,脾气还有统摄的作用,如果脾虚,气化功能失调,脾气不升或脾虚不能统摄,于是脾精下流或脾精不敛,导致尿中精微蛋白的漏出而形成蛋白尿和低蛋白血症。③脾为后天之本,脾气健运则卫气、元气有源;又脾胃为气机升降之枢纽,升降正常,则卫气、元气运行不息,于是身体康健,不易遭受外邪的侵袭,故《内经》有"脾旺不受邪"的说法。现代研究证实,脾与机体的免疫系统有着密切的关系,即脾肾虚弱则免疫功能不足,升降失司则免疫功能紊乱。如果脾虚,气化功能失调则势必造成机体免疫功能不足或发生紊乱,于是病邪乘虚而入,这又是本病发生,迁延或复发的一个因素。

2. 脾虚气陷证

脾虚气陷证是指由于脾气亏虚,升举无力反而下陷所表现的证候。又称脾气下陷证、中气下陷证。

主证:脘腹重坠作胀,食后益甚,或便意频数,肛门重坠,或久泄不止,甚或脱肛,或子宫下垂,或小便浑浊如米泔。常伴见气短乏力,倦怠懒言,头晕目眩,面白无华,食少便溏,舌淡苔白,脉缓弱等。

辨证分析:本证多由脾气虚进一步发展,或久泄久痢,或劳累太过,或妇女孕产过多,产后失于调护等原因损伤脾气所造成。

脾气主升,能升发清阳,举托内脏。脾气虚衰,升举无力,内脏失于举托,故脘腹重坠作胀,食后更甚。中气下陷,故便意频数,肛门重坠,或久泄不止,甚或脱肛,或子宫下垂。脾主散精,精微不能正常输布,清浊不分,反注膀胱,故小便浑浊如米泔。清阳不升,头目失养,故头晕目眩。脾气虚弱,健运失职,故食少,便溏;化源亏乏,功能活动衰退,故见气短乏力,倦怠懒言,面白无华,舌淡白,脉缓弱。

3. 脾阳虚证

脾阳虚证是指脾阳虚衰,失于温运,阴寒内生所表现的虚寒证候。又称脾虚寒证。

主证:纳少腹胀,腹痛绵绵,喜温喜按,形寒气怯,四肢不温,面白不华或虚浮,口淡不渴,大便稀溏,或见肢体水肿,小便短少,或见带下量多而清稀色白,舌质淡胖或有齿痕,苔白滑,脉沉迟无力。

辨证分析:本证多因脾气虚衰进一步发展而成,也可因饮食失调,过食生冷,或因寒凉药物太过,损伤脾阳,或肾阳不足,命门火衰,火不生土而致。

脾阳虚衰,运化失权,故纳少腹胀,大便稀溏;阳虚阴盛,寒从内生,寒凝气滞,故腹痛,喜温喜按。若脾阳虚,水湿不运,泛溢肌肤,则见肢体水肿;水湿下注,损伤带脉,带脉失约,则见女子白带清稀量多。阳虚温煦失职,故形寒肢冷,面白无华或虚浮。舌质淡胖或有齿痕,苔白滑,脉沉迟无力,均为阳虚,水寒之气内盛之征。

4. 脾不统血证

脾不统血证是指由于脾气虚弱,不能统摄血液,而致血溢脉外为主要表现的证候。又称气不摄血证。

主证:面色萎黄或苍白无华,食少便溏,神疲乏力,气短懒言,并见出血,或便血、溺血,或肌衄、鼻衄,或妇女月经过多、崩漏,舌淡,脉细无力。

辨证分析:本证多由久病气虚,或劳倦过度,损伤脾气,以致气虚统血失权所致。脾统血,责之于脾气。脾气亏虚,统血无权,则血溢脉外而见出血诸症。溢于胃肠,则见便血;溢于膀胱,则见溺血;溢于肌肤,则见皮下出血(亦称阴斑);冲任不固,则妇女月经过多,甚或崩漏。脾气虚弱,运化失职,故食少便溏;化源亏少,失于滋养,功能衰减,故见面色萎黄或苍白无华,神疲乏力,短气懒言。舌淡苔白,脉细无力,为脾气虚弱,化源不足之象。

5. 寒湿困脾证

寒湿困脾证是指由于寒湿内盛,中阳受困所表现的证候。又称湿困脾阳证、寒湿中阻证。

主证:肢体水肿,按之凹陷,脘腹痞闷,口腻纳呆,口淡不渴,便溏,头身困重,小便短少,或白带多,舌体胖,苔白腻或白滑,脉沉缓或濡细。

辨证分析:本证乃素体虚弱,又因饮食失节,过食生冷,以致寒湿内停中焦;或因冒雨涉水,久居潮湿,气候阴雨,寒湿内侵伤中;或因嗜食肥甘,湿浊内生,困阻中阳所致。

脾喜燥恶湿,与胃相表里,寒湿内盛,中阳受困,脾胃升降失常,脾气被遏,运化失司,则脘腹痞闷或痛,纳少,便溏;胃失和降,胃气上逆,故泛恶欲呕。若阳气被寒湿所遏,不能温化水湿,泛溢肌肤,可见肢体水肿,小便短少。湿为阴邪,其性重浊,流注肢体,阻遏清阳,故头身困重。若寒湿下注,损伤带脉,带脉失约,可见妇女白带量多。口淡不渴,舌体胖,苔白腻或白滑,脉沉缓或濡细。均为寒湿内盛之象。

肾病病程中出现的湿邪困脾证,多由素体脾虚,运化失司,湿从内生,复因湿邪外侵,内外相因,以致湿邪内盛,中阳受困,脾失运化水湿功能,出现肢体水肿,四肢困重,脘闷腹胀,纳少便溏,舌苔白腻,脉象濡缓为主要表现的证候。如慢性肾脏疾病长期未获得临床缓解,终致正气亏损,湿邪内生,邪浊壅塞三焦,湿郁不化,蕴结不散,湿性重浊,阻塞气机,滞留脉中,阻碍气血运行,经脉失和,渐而成瘀,瘀久化热。湿热、湿浊、瘀血、水湿等病邪稽留体内,久而伤肾,渐至肾劳之变,肾失开和,不能分清泌浊,而致愈实愈虚、愈虚愈实的恶性循环,导致病情不断恶化。

6. 湿热蕴脾证

湿热蕴脾证是指由于湿热内蕴中焦,脾胃纳运功能失职所表现的证候。又称中焦湿热证、脾胃湿热证。

主证:眼睑或全身水肿,退而复发;脘腹痞闷,纳呆呕恶,大便溏泻不爽,肢体困重,渴不多饮,身热不扬,汗出不解,或皮肤湿热疮毒,或发病前有皮肤脓疱,湿疮浸淫,舌质红,苔黄腻,脉濡数。

辨证分析：湿热之证，是为湿中蕴热，蒸酿为患。湿性腻滞，缠绵难愈，不若寒之一汗可散，热之一清可除。胃为水谷之海，脾为湿土之脏，故湿热多以脾胃为病变中心。正如章虚谷所言："湿土之气同类相召，故湿热之邪始虽外受，终归脾胃。"本证多因久病体虚，易感外邪，邪气入里化热，或因感受湿热之邪，或因过食辛热肥甘，或嗜酒无度，酿成湿热，内蕴脾胃所致。外邪始袭肺卫，多由脾气先虚，湿饮内停，客邪再至，遏伏危机，肺脾受病；或湿热疮毒，自肌肤内侵肺脾；或由于湿性黏滞，痹着不行，复加脾胃升降失常，湿浊不能下泄，久蕴化热，均导致肺主通调水道功能和脾主运化水液功能失调，水液不循其常道上输于肺，下输膀胱，以致出现水肿或肿消而复，胸痞腹胀，纳呆，尿短浑浊，大便溏泻不爽等症，皆为脾胃湿热之证。舌苔黄而腻，脉濡数或滑为湿热之象。

慢性肾炎病程较长，病机较为复杂，临床上每见本虚标实，虚实互见，寒热错杂之证。其本虚为肺脾肾三脏功能失调，尤以脾肾亏虚为主，标实为水湿、湿热、瘀血，以瘀血内阻及水湿潴留影响最大。外邪侵袭是慢性肾炎主要诱发因素，大多数患者在病程及治疗中常因外感而诱使疾病反复或加重。在慢性肾炎的病程中，最易并发湿热。湿热多由于急性肾炎后期余邪未尽而致湿热留连；或外感湿热毒邪；或寒湿郁久化热；或过早过多误服温补药或滋补药，以助长湿热之邪；或长期服用激素；或久食肥甘而逐渐酿成湿热毒邪。由于湿性黏滞，痹着不行，郁久化热，而形成湿热夹杂的病理变化。对此湿热，大多数医者往往施以苦寒之重剂如黄连、山栀等。而曹教授则认为，苦寒太过，易伐胃气，耗伤阴液，不但不能利湿清热，反而导致阴伤更甚，患者往往不能耐受，使治疗难以维持。此时，要注意顾护脾胃，防止药物伐伤阴阳，故用药应轻灵透达，中病即止，常用连翘、淡竹叶、黄柏、茯苓、生薏苡仁、白茅根、泽泻等。

慢性肾衰竭的发生，多因素体脾肾亏虚，兼夹湿浊，加之复感风、寒、湿等六淫之邪，机体无力抗争而迅速由表入里化热，与体内湿浊之邪相合酿成湿热，导致病情急剧加重。说明湿热既是病因，又是病理产物。慢性肾衰竭急剧加重期湿热的病因病机特点为内外合邪，本虚标实。其发病原因常与猝感外邪，肺失治节，致三焦不利，或过度劳倦饮食不节，损伤脾胃有关。慢性肾衰竭的病机要点为"本虚标实"，以脾肾亏虚为本，湿热、浊毒、瘀血、水湿为其标，又能涉及心、肺、胃、肝等脏腑，故而变证丛生，危机四伏。湿热、浊毒、瘀血、水湿等病邪稽留体内，久而伤肾，渐至肾劳之变，肾失开和，不能分清泌浊，而致愈实愈虚、愈虚愈实的恶性循环，导致病情不断恶化。慢性肾脏疾病长期迁延不愈，耗伤正气，尤以脾肾之正气为甚，脾虚则不能运化水湿，肾虚则水液代谢障碍，邪浊壅塞三焦，湿郁不化，蕴结不散，湿性重浊，阻塞气机，滞留脉中，阻碍气血运行，经脉失和，渐而成瘀，瘀久化热。

7. 脾肾气虚证

主证：腰酸腿软，头晕耳鸣，腹胀便溏，食欲不振，神疲体倦，少气懒言，尿少水肿，或小便清长。面色淡黄或无华，舌质淡，苔薄白或薄腻，脉弱。

辨证分析：病程日久，湿邪困伤于脾，脾气虚损，脾病及肾，出现脾肾两虚，水谷精微失于运化，气血生成不足，不能上充与营养机体，而见面色无华或淡黄，神疲体倦，少气懒言；脾不能运化水湿和调节气机，则使水湿停留，溢于肌肤，故见周身水肿，水属阴邪，其性下趋，故其水肿以身半以下肿甚；脾虚不运，脾阳不升，水湿下注，故见纳差便溏；脾居中焦为气血生化之源，脾气虚弱而失健运致气血不足，气血不足不能上荣而头晕目眩；肾气虚弱、气化不利，故尿少；腰为肾之腑，肾开窍于耳，肾虚不能荣养于腰，故腰膝酸软，头晕耳鸣；水湿内阻，气机不畅，故而小便不利；气不化水，水湿内停，溢于肌肤则四肢沉重疼痛，甚则全身水肿；舌质淡，苔薄白或薄腻，脉弱均为脾肾气虚，水湿内停之象。

本证型常见于慢性肾炎，多因脾失摄纳、肾失固涩所致。在肺脾肾三脏中，肾与水液、精微物质的代谢以及与机体的免疫功能等关系最为密切。如果肾气虚，肾的气化功能失调，对肾脏病的发生与发展就会产生以下三方面的影响：①肾为水脏，主水。正常情况下，体内水液的潴留、分布与排泄，主要是依赖肾的气化作用。如果肾气虚，肾的气化功能失常，关门开阖不利，就会影响水液代谢发生障碍，于是水湿潴留发为水肿。②肾为先天之本，禀赋不足，肾元素虚，是遗传性肾炎的根本原因。肾主藏精，需脾运化之精微不断充养；脾为后天之本，脾气运化又赖肾阳之不断温煦。所以脾肾两脏，互相资生，互相促进，关系最为密切。在病理上如果肾阳不足，一不能主水以致水湿泛滥而水肿；二不能温煦脾土则使脾阳虚衰更为严重。反之脾阳不足，一不能运化水湿以致水湿泛滥；二则脾阳不足，久则伤肾，导致肾阳虚损更为显著，如此均可形成脾肾阳虚之病机。③肾者主蛰，封藏之本。正常情况下，人体之精微物质，在脾不断的生化下，还需由肾不断地封藏，这样才能维系人体正常的生命活动。如果肾气虚，封藏失司、肾气不固则导致精微下泄，又可出现蛋白尿。因此，蛋白尿产生的机制，除了脾虚不摄，谷气下流，精微下注外，也可从肾气虚，肾气不固来理解。

8. 脾肾阳虚证

主证：腰酸腿软，神疲体倦，畏寒，下肢水肿，四肢不温，面白无华，腹胀便溏，食欲不振，舌质淡胖，脉沉细或沉缓。

辨证分析：脾肾阳虚证为肾脏病中、末期病程中较为常见的证候。脾居中焦为气血生化之源，脾气虚弱而失健运致气血不足，见神疲肢倦。脾虚不运，脾阳不升，水湿下注，故纳呆便溏。肾阳虚不能温养脾阳而运化无力，则脘腹胀满；脾阳虚不能运化水谷精气充养于肾，肢体失于温煦则畏寒肢冷，肾不化气则尿少，肾气不固则夜尿增多；腰为肾之府，肾虚则腰肢酸软。脾肾之阳虚衰日久，病互累及。由于脾肾阳虚，脾不运化水湿，肾失蒸腾，水液输化失常，停聚而为水肿；舌淡胖有齿痕，脉沉细亦为脾肾阳虚之象。

脾肾阳虚证是慢性肾炎后期的证候。本证多由风、寒、湿侵袭，而内伤脾肾，脾虚不能制水，肾虚不能行水，脾肾阳虚，水液气化障碍，不能化气行水而形成水肿。

脾肾阳虚型肾炎水肿期,若是由于营卫失调,卫表不固,风寒外束,阳气不得宣发,水湿泛溢肌表,忽现水肿者,可在原下肢水肿基础上,水肿又先于头面,而及全身,常可见于肾病综合征、慢性肾炎急性发作期。此证宜用越婢加术汤。若脾肾本虚或因寒湿下受,肿自足,及于全身,多为肾病综合征,因重度蛋白尿、大量蛋白丢失、血浆蛋白低下而发水肿者,脾虚偏重者用实脾饮,肾虚偏重者用真武汤,皆能使水肿渐消而获显效。

脾肾之阳大虚,水湿泛滥,本虚标实水肿严重者,多见于肾病综合征,大量蛋白尿、低蛋白血症肿势严重者。此期,若脾阳虚偏重者,先用胃苓汤、苓桂术甘汤合五皮饮;若肾阳虚偏重者,先用肾气丸合五苓散之类。一般单用温补脾肾之法,效多不佳,而合渗利之品同用,多能收效。如若脾肾之阳虚损太甚,水液不能蒸化,膀胱气化失常,三焦决渎无权,以致水湿泛滥横溢,病势重急,病日危笃,喘满不能卧,垂危旦夕。若该证经治后,水肿基本消退,而脏腑功能平衡失调,水不能化精,表现为水肿消之不尽或时肿时消,反复不愈;或因长时间服用温补之剂,抑或用激素之类药品,而使证候转化,阳虚偏重者,水湿不散可从寒化,则成寒湿,症见脘腹胀满,食欲不振,苔白腻,脉迟;脾肾阳虚水肿,主要是真阳不足,但真阴亦早有亏损,温阳利水又必伤其阴,故偏阴虚者,亦有郁而化热形成湿热的可能,表现为胸闷、心烦、口干、便秘、尿少色黄,苔黄腻,脉数。故当仔细辨认。

9. 气阴两虚证

气阴两虚证是指既有脾气不足,又有肾阴亏损症状的证候。可见于急性肾炎恢复期、隐匿性肾小球肾炎、慢性肾小球肾炎及糖尿病肾病。

主证:神疲体倦,少气懒言,易感冒,腰酸腿软,头晕耳鸣,手足心热,口干咽燥,喜饮,大便干结,尿少色黄,舌质略红、苔少有齿痕,脉象沉细而数。

辨证分析:病程日久,耗气伤阴,元气亏虚,脏腑功能低下。由于脾气虚则神疲体倦,少气懒言;气虚卫表不固则恶风易感冒;久病耗及肾阴,真阴不足,脑髓空虚,水火不济,相火妄动,则头晕耳鸣;肾主藏精,肾精不足则腰膝酸软。肾阴亏虚,阴虚生内热,以其病在阴分,故于午后或夜间低热、手足心热;热盛伤津,阴液不足,故见口干咽燥,大便干结,尿少色黄。舌质略红,苔少有齿痕,脉象沉细而数均为气阴虚弱之征象。

气阴两虚证,临床上常有夹湿热、夹瘀血等不同兼证出现,从而形成虚实错杂之象。夹湿热者,若出现脘闷腹胀,恶心欲吐,饥不欲食,口苦口腻,舌红苔黄厚等湿热中阻,气机不利症状时,宜采用清热除湿、益气养阴之法。若出现腰腹疼痛,小便频数短涩,淋沥疼痛等湿热下注,膀胱气化不利症状时,当从清热利尿通淋、益气养阴着手。夹瘀血者,多病程较长,久病不愈,治疗效果差,有腰酸痛,舌质暗淡或有瘀点,脉细无力,尿蛋白久不消失等特点。针对这一病机特点,治疗上除益气养阴外,还应活血化瘀,使瘀去络通,促使病情好转。

四、肾脏病从脾论治的常用治法和方药

1. 健脾益气法

健脾益气法适用于脾气虚证。脾虚包含两方面内容:一指脾之运化水谷无能,表现为纳呆、腹胀、大便稀溏;二指脾虚水湿不化,发为水肿,小便因之减少;若进一步发展,可出现中气不足的表现,如少气懒言、体倦神疲等。本组症状在各种肾脏病的各个阶段均可见到,治疗当以健脾益气为主。常以四君子汤、补中益气汤、黄芪建中汤化裁。选用生黄芪、太子参、白术、茯苓、山药、白扁豆等药以使患者食欲增加,水湿得化,症状改善,有利于坚持治疗、巩固疗效。

2. 健脾渗湿法

健脾渗湿法适用于湿邪内盛,脾胃纳运功能失职所表现的证候。脾主运化,除将水谷化为精微外,还能将水液转输肺、肾,通过它们的气化而成为汗与尿排出。脾运失健,致水湿停滞,溢于肌肤则为水肿。宜选淡渗利湿缓消其水,健脾和中绝其根源。常以参苓白术散、五苓散、防己黄芪汤加减。选用生黄芪、太子参、白术、茯苓、泽泻、猪

苓、薏苡仁、山药、防己、玉米须、白茅根等。

3. 辛开苦降法

中焦湿热及湿浊内蕴是肾脏病中常见证型。湿浊或湿热内蕴，胶结难化，壅滞中焦，升降失调，则出现纳运失司，升降失常，表现为脘腹痞闷，纳呆呕恶，口淡无味，苔白而腻等症，辛开苦降则可和胃降逆，开结除痞。常以苓桂术甘汤、半夏泻心汤或黄连温胆汤加减。选用茯苓、白术、桂枝、薏苡仁、姜半夏、姜竹茹、白豆蔻、川黄连、白茅根、泽泻、车前草等。

4. 芳香化浊法

肾病患者或因外感、饮食不洁(节)诱发，或在梅雨季节，水气上蒸，湿浊充斥，而出现湿浊的临床症状，由于浊为阴邪，最易伤阳，邪浊不去，正气难复。浊邪郁久成毒，因而应尽快使用芳香化浊法祛除。芳香之品可化湿醒脾，和中降逆，常用药物有藿梗、佩兰、白豆蔻、砂仁、苍术等，注意用量不宜过重，以防辛燥伤阴。

5. 清热祛湿法

胃为水谷之海，脾为湿土之脏，故湿热多以脾胃为病变中心。正如章虚谷所言："湿土之气同类相召，故湿热之邪始虽外受，终归脾胃。"湿热之证，为脾胃升降失常，湿浊不能下泄，久蕴化热者。因此，湿热证治疗总以清热祛湿为主要法则。由于湿性黏滞，痹着不行，郁久化热，而形成湿热夹杂的病理变化。对此湿热，有施以苦寒之重剂如黄连、山栀等。而曹老认为苦寒太过易伐胃气，耗伤阴液，不但不能利湿清热，反而导致阴伤更甚，患者往往不能耐受，使治疗难以维持。此时，要注意顾护脾胃，防止药物伐伤阴阳，故用药应轻灵透达，中病即止，常用连翘、淡竹叶、黄柏、丹皮、茯苓、生薏苡仁、白茅根、泽泻等。临床根据湿热停留的部位不同，有相应临床表现，若湿热中阻，可见脘闷纳差，口黏口苦，口干不欲饮水等症，常用翘柏茯苓汤加减。选用连翘、黄柏、淡竹叶、丹皮、茯苓、薏苡仁、白茅根、泽泻、六月雪等药。若湿郁化热，蕴结下焦者，治以清热利湿，药用炒黄柏、六月雪、车前草、泽泻、白茅根、玉米须等；并常用姜竹茹、姜半夏等和胃降逆。清热利湿,不可伐胃伤阴。

6. 解毒泄浊法

解毒泄浊就是使浊邪从大便而去,慢性肾衰竭常用此法。本法适用于各种肾脏病晚期,脾肾虚甚且瘀毒内留。患者平素过度劳累,或饮食不节,或外邪伤正,致脾肾亏虚。脾虚运化水湿不利,肾虚蒸腾气化无力,则湿浊内停,蕴阻中焦,而致清阳不升,浊阴不降,从而变生诸多临床表现。湿浊郁久,化热成毒,弥漫三焦;同时浊毒蕴结,闭塞经脉,又致瘀血内阻,终成湿热浊毒瘀血互结,致使变证及坏证等标证丛生,严重危及患者的生命。因此,解毒泄浊法为治疗慢性肾衰竭标证的关键。临床在口服汤剂时,配合解毒泄浊Ⅰ号(含生大黄、六月雪、槐米、丹参、煅牡蛎等)或Ⅱ号(在Ⅰ号基础上加全蝎等),保留灌肠,每日1次,以保持大便通畅,减少毒素从肠道吸收,促进毒素排出。解毒泄浊Ⅰ、Ⅱ号具有解毒泄浊,化瘀通络的功用,其中以生大黄解毒泄浊,使浊毒之邪从肠道而去,并能活血化瘀;六月雪等解毒除湿,以助大黄解毒泄浊;煅牡蛎等收敛吸附浊毒之邪,使其进入肠腔而排出;全蝎等化瘀通络,以助大黄活血化瘀。

7. 健脾益肾法

健脾益肾法是治疗慢性肾炎的常用方法,适用于脾肾亏虚证。肾为先天之本,脾为后天之本,先天之本要不断地得到后天之本的补充,因此,脾虚日久必然导致肾虚。脾虚不摄,肾虚不固,则精微物质如蛋白等自小便而出。临床可见全身水肿,反复消长,劳累后加重,腹胀纳少,面色苍白,神倦乏力,腰膝酸软,尿少色清,大便溏薄,舌质淡胖,边有齿印,苔白,脉细弱。健脾益肾以平补为宜,切忌温补。平补法,总以健脾益肾为主,或健脾益气,或益肾养阴。健脾益气常用生黄芪、白术、太子参、淮山药、白扁豆、薏苡仁、茯苓等。在补气药中可重用生黄芪,其性甘微温,益气生津,既能达表固卫,又能充络摄血,且生品入药更无生热伤络之虞。补肾养阴常用生地黄、枸杞子、旱莲草、女贞子、桑葚等。补肾温阳慎用附子、肉桂之品,因大温大热之品极易伤阴、动血,使血压上升等,临证多选冬虫夏草、金毛狗脊、菟丝子、淫羊藿、益智仁等平补肾阳之品。常用芪术狗脊汤加减：生黄芪、太子参、白术、茯苓、山药、薏苡仁、金毛狗脊、生地黄、淫羊藿、枸杞子、猪苓、泽泻等。

李东垣在《脾胃论·脾胃胜衰论》中云："百病皆由脾胃衰而生也。"肾脏病虽病本在肾，但脾胃与肾密切相关，其病理因素中的"湿"邪在疾病的发生、发展和预后中起着举足轻重的作用。《素问·至真要大论》说："诸湿肿满，皆属于脾""脾虚则土不制水而反克"（《景岳全书》）。脾失健运，湿邪留连，是发生水肿等肾系病证的主要因素之一。如湿聚成水，泛溢肌肤，而成水肿；停于胸腹，皮里膜外，而成胸水、腹水；湿蕴成浊，升降失司，浊阴不降，则见少尿，恶心，呕吐，肾功能减退的"关格""肾劳"之疾。

脾胃的强弱决定了疾病的发生、发展及预后，况且药物的作用也依赖于脾胃的敷布与转输。此外，益气滋肾养阴之品大多滋腻助湿，脾胃之气不旺，则虚不受补，徒增其害。所以通过调理脾胃，可使"胃气壮，五脏六腑皆壮也"。在遣方用药时，健脾益气降浊为常用之法，因脾胃健运，可绝其生湿之源。在水湿、湿浊证时应以淡渗利湿为主，不可过用攻逐利水或苦寒清利之品，防伤脾胃之气，耗伤阴液。

五、"壮水之主，以制阳光"在肾脏病中的应用

"壮水之主，以制阳光"是唐代王冰对于《素问·至真要大论》中"诸寒之而热者取之阴"的注语，更是"阳病治阴"的具体治疗方法，又简称为"壮水制阳""滋水制火""滋阴涵阳"等，即用滋阴壮水之法，以抑制亢阳火盛的意思。亦即假如用寒凉药治疗热证而不见效或反而严重时，这种热证就是阴虚阳亢的性质，属于肾阴虚，应该滋肾阴。临床将此法用于因为下源不足，肾水亏虚，虚火亢盛所致肾脏疾病，取得较为理想的效果。兹列举几例，整理于后，以飨同道。

案例 1 张某某，男，23 岁。因双下肢水肿 2 周余曾就诊于某医院，经系统检查后确诊为肾病综合征，给予泼尼松 60 mg/d 等治疗 1 个月，水肿诸症缓解，尿蛋白转阴。由于近来出现面色潮红，五心烦

热，夜寐不宁，盗汗，口干喜饮，要求配合中医药治疗而于2004年7月21日就诊我院门诊。刻下：库欣面容，两颧潮红，双下肢无水肿，舌质红少苔，脉细数，乃属阴虚火旺之候。遵"壮水之主，以制阳光"法，处方：丹皮10g，知母10g，熟地黄15g，山萸肉10g，山药15g，赤芍15g，甘枸杞10g，酸枣仁15g，白茅根30g，郁金10g，丹参15g，地榆15g，全蝎2g，青龙齿（先煎）30g。每日1剂，水煎服。2周后复诊，患者心烦、寐差、口干等症明显减轻，舌质红，苔薄少，脉细数。于上方稍出入，又服药1月余，患者诸症基本缓解。此时泼尼松开始减量，拟益气养阴化瘀法调治。

案例2 杨某某，女，49岁。因发现小便颜色深红3天于2006年3月26日就诊。追问病史，患者无明显诱因下发现尿色深红，无尿频、尿急、尿痛，无血丝、血块，伴午后手心发热，面部潮热，咽燥口干，盗汗明显，腰膝酸软，大便干燥，无肢体水肿，无高血压等病史。检查尿常规示蛋白（－）、潜血（＋＋＋）、红细胞（＋＋），尿红细胞呈多形性，血常规正常。刻下见形体消瘦，舌质红，花剥苔，脉细数。西医诊断考虑无症状性血尿；中医诊断为尿血，乃肾水不足，阴虚火旺，灼伤脉络所致。治遵"壮水之主，以制阳光"，佐以凉血止血法。处方：丹皮10g，知母10g，熟地黄15g，旱莲草20g，女贞子15g，山萸肉10g，白芍10g，浮小麦15g，卷柏30g，茜草15g，大蓟15g，小蓟15g，火麻仁10g，琥珀粉（吞服）3g。每日1剂，水煎服。1周后，小便颜色明显变浅，无肉眼血尿，手心发热等症减轻，大便偏稀，舌质红，苔薄少，脉细数，尿常规示蛋白（－）、潜血（＋＋＋）、红细胞（＋）。于上方去白芍，加茯苓10g，改火麻仁4g，每日1剂，水煎服。3周后复诊，患者小便颜色淡黄，大便正常，盗汗于午后时感手心发热，腰酸，舌质红，苔薄少，脉细数，尿常规示蛋白（－）、潜血（＋＋）、红细胞（＋）。于上方去浮小麦、女贞子，加白芍10g，桑寄生15g，雷公藤6g。每日1剂，水煎服。于此方略加出入，连服4月余。2006年9月4日又诊，患者无不适主诉，复查尿常规示蛋白（－）、潜血（±）、红细胞（－），嘱停药并定期随访。

案例3 王某某,女,12 岁。2005 年 4 月 20 日初诊。发现急性肾小球肾炎于外院治疗 2 月余,水肿等症状缓解、尿蛋白消失,但镜下血尿持续不减,为进一步治疗而求治于中医。刻下患者自觉面部潮热,口干喜饮,午后手心发热,夜间时有盗汗,小便黄赤,舌质红,少苔,脉细数,尿常规示蛋白(一)、潜血(＋＋)、红细胞(＋),复查补体 C3 为0.92 g/L。西医诊断为急性肾小球肾炎恢复期;中医诊断为尿血,属肾水不足,阴虚火旺之证。治遵"壮水之主,以制阳光",佐以凉血止血法。处方:丹皮 8 g,知母 8 g,熟地黄 10 g,淮山药 10 g,山萸肉 8 g,赤芍 10 g,麻黄根 8 g,白茅根 15 g,茜草 10 g,大蓟 10 g,小蓟 10 g,地榆炭 10 g,三七(吞服)2 g,每日 1 剂,水煎服。并嘱多休息,少活动,避免劳累、感冒。2 周后,患者自觉诸症明显减轻,舌质红,苔薄少,脉细数,复查尿常规示蛋白(一)、潜血(＋＋)、红细胞少许,守上方稍作加减。于 2005 年 6 月 28 日复诊,患者临床症状基本缓解,仅时感口干,舌尖红,苔薄,脉细数,复查尿常规示蛋白(一)、潜血(＋)、红细胞 2~4/HP。改六味地黄丸调服,以巩固治疗。

案例4 周某某,女,62 岁。2006 年 6 月 4 日初诊。反复出现尿路感染 4 年余,常于饮水量少或劳累后诱发,每于服用"氧氟沙星"或"头孢拉定"等抗生素后,尿频、尿急、尿痛诸症缓解。2 周前,患者饮水不及时,随后出现小便频数而急迫,淋漓涩痛,就诊于外院,查尿常规示蛋白(一)、白细胞(＋＋)、潜血(＋)、红细胞 0~3/HP,尿培养示大肠埃希菌,口服"左氧氟沙星"0.2 g,每日 2 次后,症状缓解,用药 1 周停药。刻下小便时感灼热不适,无明显淋漓涩痛,尿少色黄,伴口干喜饮,午后手足心热,腰酸、时感隐痛,心烦不寐,耳鸣如蝉,舌质红,少苔,脉细数,尿常规示蛋白(一)、白细胞 3~5/HP、潜血(一)。西医诊断为老年人尿路感染;中医诊断为淋证,乃肾水不足,阴虚火旺之证。治崇"壮水之主,以制阳光",滋阴清热。处方:淡竹叶 10 g,瞿麦 10 g,熟地黄 15 g,麦冬 10 g,山萸肉 10 g,枸杞 10 g,白芍 10 g,酸枣仁 10 g,白茅根 30 g,生黄芪 15 g,郁金 10 g,青龙齿(先煎)30 g,丹参 15 g,每日 1 剂,水煎服。2006 年 6 月 20 日二诊,患者小便无不适,睡

眠明显好转,心烦诸症减轻,舌质红,苔薄少,脉细数,尿常规示蛋白
(一)、白细胞 0～2/HP、潜血(一)。于上方去瞿麦、枸杞,加怀牛膝
15g,甘草梢10g,每日1剂,水煎服。4周后再诊,诸症明显缓解,仅
时感腰酸、口干,舌尖红,苔薄,脉细带数,于上方加减,又调治1月余,
悉证皆除,尿常规正常,继以六味地黄丸以善后。

【按】 "壮水之主,以制阳光"一法,主要适用于肾阴不足、虚火
上炎之证,常见头晕目眩、腰酸膝软、咽燥口干、骨蒸潮热等表现,为
临床治疗虚证常用之法。上述案例中,案例1为肾病综合征在使用激
素过程中出现了阴虚火旺证,此乃极易助阳生热之大剂量糖皮质激
素引起热盛伤阴,耗损肾水,阴不制阳,又致虚火旺盛,故采用此法以
滋阴降火;案例2为一年近五旬之女子,自身出现肾水不足,而致阴虚
火旺,虚火灼伤下焦之脉络,致使血溢脉外,随尿而出,引起尿血,故
采用此法并佐凉血止血法治之;案例3为急性肾炎恢复期出现了肾水
亏损、阴虚火旺,虚火灼伤脉络,致使镜下血尿持续难去,故亦用此法
调治。此例与案例2皆属阴虚火旺所致尿血之病证,所属病之原因不
同,然所致证候一致,故治法方药甚为相似;案例4为反复发作之老年
性尿路感染者,标实之证去除后,尽显肾水亏耗、阴虚火旺之本虚证,
故治用此法滋阴清热。上述4例,均获满意效果,表明"壮水之主,以
制阳光"在肾脏疾病治疗中具有十分重要的意义,值得临床借鉴。

第二章　活血化瘀法贯穿肾脏病治疗始终

一、瘀血的定义和成因

"瘀",汉代许慎《说文》云:"积血也。"首先提出瘀就是血液停积,不能流通之意。唐容川在其《血证论·瘀血》云:"既是离经之血,虽清血鲜血,亦是瘀血。"凡离开经脉的血液,未能及时排出或消散,而停留于某一处;或血液运行受阻,壅积于经脉或器官之内,呈凝滞状态,失却生理功能者,均属瘀血。

血,主要由营气和津液所组成。如《灵枢·邪客》中说:"营气者,泌其津液,注之于脉,化以为血;以荣四末,内注五脏六腑。"血也是机体精神活动的主要物质基础。人的精力充沛,神志清晰,感觉灵敏,活动自如,均有赖于血气的充盛,血脉的调和与流利。正如《灵枢·平人绝谷》中说的"血脉和利,精神乃居。"由于脉管具有"壅遏营气,令无所避"(《灵枢·决气》)的功能,所以在正常情况下,血液必须在脉中运行,才能发挥它的生理效应。如《灵枢·营卫生会》中说:"营在脉中,卫在脉外,营周不休,五十而复大会,阴阳相贯,如环无端。"导致血失却生理功能者,成为瘀血,主要有以下几种原因:一是外伤、跌仆及其他原因造成的体内出血,离经之血未能及时排出或消散,蓄积而为瘀血;二是气滞而血行不畅,或是气虚而推运血行无力,以致血脉瘀滞,形成瘀血;三是血寒而使血脉凝滞,或是血热而使血行壅聚或血液受煎熬,以及湿热、痰火阻遏,脉络不通,导致血液运行不畅而形成瘀血。四是叶天士大力倡导的"病久入络""久病血瘀"之说,各种怪异之病亦多起于瘀,运用通络活血之法治疗,每能获效,这对指导临床具有重要意义。

二、瘀血与肾脏病的关系

肾脏病常见症状和体征有水肿、尿量异常、蛋白尿、血尿、管型尿及腰痛等。

水肿的产生可有六淫侵袭之外因，但主要是肺脾肾三脏功能失常。如《景岳全书·肿胀》云："凡水肿等证，乃肺脾肾三脏相干之病。盖水为至阴，故其本在肾；水化于气，故其标在肺，水惟畏土，故其制在脾。今肺虚则气不化精而化水，脾虚则土不制水而反克，肾虚则水无所主而妄行。"医学古籍《金匮要略·水气病脉证治》云："血不利，则为水。"《丹溪心法·水肿》云："惟肾虚不能行水，惟脾虚不能制水……故肾水泛滥，反得以浸渍脾土，于是三焦停滞，经络壅塞，水渗于皮肤，注入肌肉，而为水肿矣。"《血证论·阴阳水火气血论》亦云："瘀血化水，亦发水肿。"可见瘀血阻滞是各种水肿的共同病理基础之一，在辨病和辨证论治的基础上，加用活血化瘀之剂，可提高疗效。

血尿是肾脏病常见临床症状之一，可为肉眼血尿或镜下血尿，属中医"尿血"范畴。多因先天不足、饮食失常、七情内伤等多种因素，耗伤正气，损伤脾肾，机体免疫功能失调所致。每因感受外邪而致血尿反复发作，迁延不愈。就其病机，乃本虚标实。本虚以脾肾气阴亏损为多，标实则是热毒、湿热、瘀血，故热、瘀、虚乃其病机之关键。因此，辨治时应紧扣其热、瘀、虚之病机，治当扶正祛邪，乃确立"清补"之大法。"尿血"属于离经之血，除溢出体外者，必然尚有一部分停留于脏腑组织间隙，如未能及时清除，则留而为瘀。由于停留在脏腑组织间隙的瘀血不易除尽，出现败瘀蓄积，变证将起。这一切导致了血尿病程冗长。由于"久病入络"，加之因虚致瘀，因而瘀血阻滞，血不循经，则尿血不止。由此可见，瘀血既是本病的病理产物，又可成为新的致病因素。

又如蛋白尿亦为肾脏疾病常见的症状，现代医学认为其发生机制主要是肾小球电荷屏障或/和分子筛异常，以及肾小管功能受损。所以临床上见到持续性蛋白尿往往意味着肾脏的实质性损害，但是蛋白尿的多少与肾脏病变的严重程度是不成比例的。从中医角度认识蛋白尿，多从精微物质的异常排泄来理解，而辨证为尿浊。尿浊的发生，多由饮食肥甘，脾失健运，酿湿生热，或病后湿热余邪未清，蕴结下焦,清浊不分,而成尿浊。若热盛灼络,络损血溢,则尿浊夹血。病延日久,脾肾两伤,脾虚中气下陷,肾虚固摄无权,则精微脂液下流,若脾不统血,或肾阴亏损,虚火伤络,也可形成尿浊夹血。所以脾肾亏虚乃其本,湿瘀内结是其标。由于瘀血留滞于肾,使脉络不通,营血精微物质运行受阻而外溢形成蛋白尿。

三、瘀血证的临床表现和辨证要点

血瘀证主要表现为疼痛、肿块、出血、色脉改变。可见皮下瘀斑或瘀点,腰痛固定不移或刺痛,蛋白尿或血尿经久不愈,舌质紫暗或有瘀点、瘀斑,脉细涩。瘀血辨证要点如下:

(1)疼痛固定不移或刺痛　由于瘀血内积,使气血运行受阻,造成机体某一部分的气血不通,不通则痛,故疼痛是血瘀证的突出症状,其痛具有刺痛、固定不移、拒按的特点,皆因有形瘀血停积于局部,气血不得通达之故,由于夜间血行较缓,瘀阻加重,故夜间疼痛加重。

(2)肌肤甲错或肢体麻木　出血是由于瘀血阻塞脉络,使血液不能循经运行,而溢出脉外之故,由于所出之血停聚未行,故色呈紫暗,或已凝结而为血涩,状如鳞甲。

(3)皮下紫斑或瘀点　积瘀不散而凝结,则可形成肿块,血未流行,故外见肿块色青紫,内部肿块触之坚硬不移。

(4)面色黧黑或晦暗。

(5)舌质紫暗或有瘀点、瘀斑,脉沉涩。

(6)蛋白尿或血尿经久不愈　肾脏疾病日久不愈,气及血可使肾络痹阻致瘀,也可因离经之血不散成瘀,有的临床表现为血尿、蛋白尿久治不愈,有的出现肾功能的恶化而无明确的瘀血征象,有的发病之初就可见到皮肤瘀点或瘀斑,舌体青紫,面色苍黑,肌肤甲错,脉象涩、紧、沉迟等。

(7)现代医学检测指标　如尿纤维蛋白降解产物(FDP)阳性,甲襞微循环出现障碍,血液流变性异常、血流动力学异常等,均提示体内有瘀血。大量病理实验证明：毛细血管内皮细胞增生、血小板聚集、纤维蛋白渗出，以及新月体形成均与瘀血有关，使用活血化瘀药确能增加肾脏血流量，改善肾实质内的瘀滞，延缓病情进展，甚至中止肾脏病变。

四、活血化瘀类药物的作用及分类

凡以疏通血脉、祛瘀通滞而令血流畅达为主要功能的药物称为活血化瘀药。活血化瘀是瘀血证的根本治法。临证时根据其标本虚实而采用扶正祛瘀及活血祛邪等治法。

活血化瘀药物主要分为两类：一为草类，如丹参、丹皮、川芎、三棱、莪术、益母草、泽兰等；另外一类则为虫类药，如地龙、水蛭、僵蚕、全蝎、蝉蜕等，此类药物善于活血通络，搜剔驱邪，直达病所，还有平肝熄风、止痉利尿之效，少量应用可起到活血化瘀、改善微循环、调整机体功能的作用，有益于病情的恢复。

根据国内同行临床观察和实验研究资料，活血化瘀法主要作用有：改善微循环，改善毛细血管通透性，改善血液理化性质，促进组织的修复与再生；抑制血小板的聚集，防止血栓形成，增强吞噬细胞功能；促进增生性病变的转化和吸收，调节血流分布等。在肾脏病治疗中运用活血化瘀、理气通络之品，可以扩张肾脏血管，增加肾脏血流量，促进纤溶，减轻炎症，改善肾脏微循环，进而促进肾脏病理组织的修复。

五、常用活血祛瘀治疗方法

（1）扶正祛瘀类　①益气活血法：主要用于气虚血瘀证，代表方为补阳还五汤。②温阳活血法：主要用于阳虚血瘀证，代表方为温经汤。③养阴活血法：主要用于阴虚瘀血证，代表方为通幽汤。

（2）活血祛邪类　①活血利水法：主要用于水瘀互结证，代表方为当归芍药散。②行气活血法：主要用于气滞血瘀证，代表方为血府逐瘀汤。③清热活血法：主要用于热盛血瘀证，代表方为犀角地黄汤。④泻下逐瘀法：主要用于瘀血证伴热结便秘，代表方为桃核承气汤。⑤活血止血法：主要用于血尿伴瘀血者，代表方为七厘散。⑥搜风通络法：主要用于顽固性蛋白尿和血尿患者，代表方为鳖甲煎丸。

六、活血化瘀法在常见肾脏病中的运用

急性肾小球肾炎以急性起病，血尿、蛋白尿、水肿、高血压为特征。本病虽然发病较急，病程较短，但由于本病过程中，肾脏的病理改变为毛细血管内皮细胞及其系膜细胞弥漫性增生，伴中性粒细胞及单核细胞浸润，致使毛细血管腔狭窄，甚则闭塞，使得瘀血的病理现象存在于整个病变过程中。临床研究也证实急性肾小球肾炎患儿急性期、恢复期均有不同程度的甲襞微循环障碍，但急性期比恢复期更明显。疾病初期，因风邪、水湿蕴结，经络郁滞，亦存在着中医血瘀的病理特点，因此，临床治疗中，离不开活血化瘀法。在治疗过程中，常加用郁金、莪术、川芎、泽兰、丹参、赤芍、三七、干地龙、水蛭等活血化瘀，理气通络之品，以扩张肾脏血管，增加肾脏血流量，促进纤溶，减轻炎症，改善肾脏微循环，进而促进肾脏病理组织的修复。

慢性肾小球肾炎是一组起病隐匿，病程冗长，尿常规检查有不同程度的蛋白尿、血尿及管型，肾功能缓慢进行性损害，可伴有高血压、水肿等表现的免疫性疾病。根据其临床表现特点，隶属中医"风水""肾水""水肿"等范畴。发病机制为机体卫外失固，风邪、风湿等外邪乘虚而入，导致气血运行失常，三焦水道失畅，水液不循常道，湿浊水毒内蕴，形成水湿、湿热、血瘀等诸多标实之证，日久而致脏腑虚损，病情虚实夹杂。由于慢性肾小球肾炎病程较长，缠绵难愈，故出现"久病入络""久病必瘀"，同时"血不利则为水"，可见瘀血既是肾小球疾病进程中逐渐形成的病理产物，又是一个致病因素，长期作用于机体，使病机复杂化，迁延难愈。结合现代医学研究证实，慢性肾小球肾炎患者普遍存在血液的高黏、高凝状态，故治疗上，活血化瘀之法当贯穿始终。

IgA 肾病（IgAN）是指肾组织免疫荧光检查有大量 IgA 或以 IgA

为主的免疫复合物颗粒沉积于肾小球系膜区的肾小球肾炎。IgAN常以肉眼血尿或持续镜下血尿为主症,属中医"尿血"范畴。本病多因先天不足、饮食失常、七情内伤等多种因素,耗伤正气,损伤脾肾,机体免疫功能失调所致。每因感受外邪而致血尿反复发作,迁延不愈。就其病机,乃本虚标实。本虚以脾肾气阴亏损为多,标实则是热毒、湿热、瘀血,故热、瘀、虚乃其病机之关键。因此,辨治时应紧扣其热、瘀、虚之病机,治当扶正祛邪,乃确立"清补"之大法。清法,即祛邪之法,或疏风清热,或清热凉血,或清热利湿,或活血化瘀;补法,即扶正之法,总以补益脾肾为主,或滋肾养阴,或健脾益气。临证之时,当据病情之主次而有所侧重。本病之血尿病程冗长,"久病入络",加之因虚致瘀,因而瘀血阻滞,血不循经,则尿血不止。由此可见,瘀血既是本病的病理产物,又可成为新的致病因素,故化瘀通络法应贯穿治疗的始终,以使瘀去络通而血止。化瘀药常用丹参、丹皮、赤芍、琥珀粉等凉血化瘀,三七粉、莪术、蒲黄、茜草等化瘀止血,且有止血不留瘀之功;少量应用通络药如地龙、全蝎、僵蚕、水蛭等,起到增强化瘀通络、延缓病情进展的作用。

慢性肾衰竭是由于各种原因引起肾功能损害和慢性进行性恶化的临床综合征。从其病程经过及临床表现特点来看,中医将其归属于水肿、虚劳、呕吐、关格、腰痛、癃闭等范畴,因为各种肾脏病变,迁延日久,病及他脏,而致诸多脏腑功能受损,但以脾肾亏虚为主,随着病情进展,终致正气虚衰,脾失运化,肾失开阖,湿浊、瘀血壅滞,浊蕴成毒,潴留体内,引发本病。本病病机以脾肾亏虚为本,浊毒瘀血弥漫三焦为标,病程中患者常伴面色黧黑,肌肤甲错,口唇爪甲青紫,舌质紫暗,有瘀点、瘀斑,舌下络脉怒张等血瘀之象。此乃"久病必瘀"、因虚致瘀,且与现今提出的"肾络微型癥瘕"理论相一致,故常配合活血化瘀法。瘀血既是慢性肾衰竭的病理产物,又成为慢性肾衰竭新的致病因素,而且活血化瘀药能提高肾脏血流量,改善肾脏血液循环,促进纤维组织的吸收,故活血化瘀法常贯穿治疗的始终。常选用丹参、丹皮、莪术、川芎、泽兰、蝉衣、地龙、全蝎等。

肾病综合征患者大量蛋白尿、低白蛋白血症及血液的高黏高凝状态，易导致肾静脉血栓形成。疾病初期，因湿热内蕴，经络郁滞，势必存在着血瘀的病理变化。因此，于病之初期常用益母草、丹参、赤芍、泽兰等活血化瘀之品；随着病情的迁延，由于"久病必瘀""久病入络"，加之气虚无以推动血液的运行，以致脉络瘀阻逐渐加重，此时则在活血化瘀的基础上，加用破血通络之品，如莪术、三棱、地龙、全蝎等。尤其对难治性肾病综合征、水肿顽固难退者，乃"血不利则为水也"，则更应尽早地加用破血通络之品，以使血行水去肿消，常获佳效。现代药理研究证实，活血通络药物具有降低血小板聚集、改善血液黏稠度和高凝状态、扩张肾脏血管、提高肾脏血流量、改善肾脏微循环的作用，从而调节了局部肾组织供氧及其功能状态，进而提高了肾病综合征的临床效果。

七、运用活血化瘀法的注意事项

活血化瘀法是治疗瘀血证的根本治则，以活血化瘀药为主体。临证运用此法时应注意以下几点：

1. 遵循"有是证则用是药"

活血化瘀法是为治疗血瘀证而设，而血瘀证必有相应的血瘀体征和症状，诸如疼痛固定不移或刺痛，肌肤甲错或肢体麻木，皮下紫斑或瘀点，面色黧黑或晦暗，舌质紫暗或有瘀点、瘀斑，脉沉涩；蛋白尿或血尿经久不愈；现代医学检测指标如尿 FDP 阳性，血液流变性异常、血流动力学异常等，均提示体内有瘀血。结合前面论述，肾脏病的各个阶段都存在血瘀，所以活血化瘀法常贯穿治疗始终。

2. 遵循辨证论治原则

瘀血既是病理产物，又成为新的致病因素。针对产生血瘀的原因、血瘀之性质和血瘀之部位的不同，结合患者的整体情况及现代医学检测指标，而采取相应的治疗措施，选方用药必须切中病机，做到药药对证，丝丝入扣。临床实践表明，单纯的血瘀证甚为少见，而更多的是合病、并病和兼证。治之应当相应地采取益气活血、温阳活血、养阴活血、活血利水、行气活血、泻下逐瘀、清热活血、活血止血、搜风通络等治法,做到证治相符,或证治统一,方可提高疗效。

3. 区别轻重缓急,掌握禁忌证,严防耗气伤血

血瘀证有轻有重,有缓有急,有暂有久,故运用活血化瘀法也不可一概而论,应区别情况。活血化瘀法也是一种祛邪的治疗方法,使用活血化瘀药物的用量要小,如泽兰 8～10g,蝉衣 10g,莪术 8g,水蛭 4g,地龙 8～10g,全蝎 2～3g 等,切忌滥用破血攻伐之剂,过于峻猛则易耗气伤血,有损正气,不利于疾病的康复。

第三章　漫谈养生之道

21世纪是人口老龄化的时代,老龄问题已成为世界性的问题。我国是一个发展中国家,也是世界上人口最多的国家。随着生活水平的提高,健康长寿一直是人们梦寐以求的理想。中医养生学对养生延寿的研究历史悠久、源远流长,是中国传统医学的重要组成部分。《黄帝内经》是现存最早的一部比较全面、系统反映春秋战国时期的古典医学名著。该书全面总结了先秦时期的养生经验,确立了中医养生学的基本理论和方法,标志着中医养生学理论体系的形成。数千年来,中国历代医家不断实践和总结,在养生延寿方面积累了丰富的经验,大大丰富了养生学理论和方法,有力地推动了养生学说的发展。明代著名医学家、养生家万全所撰的《养生四要》就是其中之一,认为"养生之法有四:曰寡欲,曰慎动,曰法时,曰却疾。寡欲者,谓坚忍其性也;慎动者,谓保定其气也;法时者,谓和于阴阳也;却疾者,谓慎于医药也。坚忍其性,则不坏其根系;保定其气,则不废其技矣;和于阴阳,则不犯其邪矣;慎于医药,则不遇其毒矣。养生之要,何以加于此哉!"曹老对于养生之道的一点体会,总结如下,以飨读者。

一、心身健康

随着全球化知识经济时代的到来,人类进入到情绪负重的非常时代,精神因素影响人体健康将越来越显得复杂。世界卫生组织(WHO)提出的健康概念是:"健康不仅仅是不生病,而且是身体上、心理上和社会适应上的完好状态。"因此,要成为一个真正的健康者,不仅要躯体无病,还要精神愉快,心理健康。这就说明健康不仅要有强健的体魄,还应具有良好的个性、处世能力和人际关系。

《养生四要·养生总论》云:"养生之道,只要不思声色,不思胜负,不思得失,不思荣辱,心无烦恼,形无劳倦,而兼之以导引,助之以服饵,未有不长生者也。"现代社会竞争压力大,社会地位的改变和经常面临突发事件所致心理生理反应，由于个人心理不能适应，很容易出现精神紧张、焦虑和悲伤情绪，甚至出现体力和工作能力下降。此时我们应随时适应外界环境，以保持形体心态的健康。因为人的思想活动与疾病有着密切关系，凡事动感情应有度，太过或不及均可以影响正常机体活动。如《素问·阴阳应象大论篇第五》说："暴怒伤阴，暴喜伤阳……生乃不固。"对于精神生活的保养，重视和安。"外不劳形于事，内无思想之患，以恬愉为务，以自得为功，形体不敝，精神不散，亦可以百数。"现代社会人的竞争意识日益强烈，不尽如人意的事情往往与人结伴而行。心理矛盾、心理打击是难以避免。只有做到"内无思想之患，以恬愉为务"，才能排除七情对机体气血的干扰，使气血始终保持流畅和平衡。"正气存内，邪不可干"，疾病就很难发生。

二、饮食调摄

人的生命活动需要能量，能量主要靠胃肠对所摄食物中营养物质的消化和吸收。但是饮食失宜，饮食不洁，或饮食偏嗜，又常是疾病发生的原因。食物依靠脾胃消化，故饮食不节主要是损伤脾胃，导致脾胃升降失常，又可聚湿、生痰、化热或变生他病。唐代大医学家孙思邈说："安生之本，必资于食；不知食宜者，不足以存身也。"说明了饮食养生的重要性。

饮食应以适量为宜，饥饱失常均可发生疾病。过饥则摄食不足，气血生化之源缺乏，气血得不到足够的补充，久之则气血衰少而为病，气血不足则正气虚弱，抵抗力降低，也易继发其他病证。反之，暴饮暴食，过饱，即饮食摄入过量，超过脾胃的消化、吸收和运化能力，可导致食物阻滞，脾胃损伤，出现脘腹胀满，嗳腐泛酸，厌食，吐泻等食伤脾胃病证。如李杲的《脾胃论》云："元气之充足，皆由脾胃之气所生，而后能滋养元气。若胃气之本弱，饮食自倍，脾胃之气既伤，而元气亦不能充，诸病之所由生也。"中医认为脾胃是后天之本，为气血生化之源，五脏六腑、四肢百骸，无不赖其濡养。气血旺盛，精充气足则神采奕奕;气血不足,阳衰于外,阴虚于内,必然形萎神衰。这就要求饮食要有节制,不宜暴饮暴食,以防伤及脾胃。

饮食不仅需要节制,还须平衡,这样人体才能获得各种需要的营养。若饮食过寒过热,或饮食五味有所偏嗜,则可导致阴阳失调,或某些营养缺乏而发生疾病。如多食生冷寒凉,可损伤脾胃阳气,导致寒湿内生,发生腹痛、泄泻等证;若偏食辛温燥热,则可使胃肠积热,出现口渴、腹满胀痛、便秘或酿成痔疮病症。

人体的精神气血都由五味所资生,五味与五脏,各有其亲和性。《素问·至真要大论》说:"夫五味入胃,各归所喜攻,酸先入肝,苦先入心,甘先入脾,辛先入肺,咸先入肾。"如果长期嗜好某种食物,就会使该脏功能偏盛,久之可损伤内脏,发生多种病变。故《素问·生气通天论》说:"味过于酸,肝气以津,脾气乃绝;味过于咸,大骨气劳,短肌,心气抑;味过于甘,心气喘满,色黑,肾气不衡;味过于苦,脾气不濡,胃气乃厚;味过于辛,筋脉沮弛,精神乃央。"《素问·五藏生成篇》又说:"多食咸,则脉凝泣而变色;多食苦,则皮槁而毛拔;多食辛,则筋急而爪枯;多食酸,则肉胝而唇揭;多食甘,则骨痛而发落。"所以,饮食五味应当平衡,不要偏嗜,病时还须注意饮食宜忌。饮食与病变相宜,能辅助治疗,促进疾病好转;反之,疾病就会加重。膳食摄入应遵循平衡饮食,即食谱中所含食物种类广泛、营养素齐全,各种食物之间的比例适当,以达到最接近人体吸收并可维持生理健康的模式,食物的摄入量要与人体的需要相吻合。过多或过少,都会影响人体的健康。

譬如给予慢性肾功能不全患者适量的优质蛋白质和低钠饮食,主要由于:①蛋白质代谢产物贮留在体内,是引起血尿素氮增高、高磷血症、酸中毒、高钾血症和尿毒症症状的主要原因,故每日不能摄入过多的蛋白;如摄入蛋白过少,又会引起营养不良和低蛋白血症。尿毒症患者蛋白质的最低需要量为每日 0.5g/kg 体重,其中优质蛋白质占 50% 以上,只有这样才能维持身体各器官的生理功能。优质蛋白质(含有丰富的机体必需氨基酸的蛋白)供应量应根据患者肾小球滤过率随时调整,同时必须补足热量。选用牛奶、鸡蛋、淡水鱼及瘦肉作为优质蛋白质的主要来源,以满足生理需要。限制豆类制品以及含植物蛋白质高的食品摄入(因其含非必需氨基酸多)。②钠是细胞外液的主要阳离子,是维持机体水、电解质平衡,渗透压和肌肉兴奋性的主要成分。一旦体内水、钠平衡的调节机制遭到破坏,即可出现水钠潴留或丢失过多。我国居民食盐摄入量每人每日 $8\sim15\,g$,远远超过生理需要量 $4\sim6\,g$。过高的盐摄入会增加肾血流量和肾小球的滤过率,加重肾脏的负担,使肾脏血管发生病理性改变,最终影响肾功能。慢性肾衰竭多合并高血压和水肿,如不限制钠盐和含钠丰富的食品,易致钠水潴留,使高血压和水肿更不易控制,进而加速肾功能的衰退。因此,低盐饮食(每日 $<3g$)对保护肾功能也是有益的。

当今喝醉酒的人也日益增多。中医认为:酒味甘辛苦,使人气热,酒的苦味入心而滋补肾,酒的辛味入肺而滋补肝脏,酒的甜味入脾脏能和气血,并且能保护人体功能,促进气血循环。如万全的《养生四要·寡欲第一》云:"酒者,诚养生之不可阙,古人节之于酒器以示警,曰爵者,有差等也;曰钟者,中也;卮之象觥,云有伤之义。犹舟以载物,亦可以覆物也。若因而大饮,是不知节矣。大饮而醉,醉则肺先受伤。肺主气,肺气伤则气上逆,而病吐衄也,岂不危乎!岂不伤乎!"及"酒客病酒,酒停不散,清则成饮,浊则成痰。入于肺则为喘,为咳;入于心则心痛,为怔忡,为噫;入于肝则胁痛、为小腹满痛,为呕苦汁,为目昧不明;入于脾为胀,为肿,为吞酸,为健忘;入于肾则溺涩,赤白浊,为腰痛,为背恶寒;入于胃为呕吐,为泄痢,为胃脘当心而痛。"说明酒虽然能够陶冶人的情操,疏通人体的筋脉,但是,纵酒也损伤人的元气,令人神志错乱,不利于养生。故告诫世人不可沉湎于美酒之中。

日常膳食要求摄入较多的优质蛋白、维生素和纤维素,限制摄入脂肪、糖、盐、胆固醇食物。蛋白质是构成人体组织细胞的主要成分,人体需要有足够的蛋白质,才能维持人体生理功能;维生素也是维持人体各种生理活动不可缺少的营养素;纤维素可增加肠管内粪便的数量,有效地刺激肠蠕动,防止便秘。老年人应选择低脂肪类食物,尽量避免进食动物性脂肪,植物油也要控制摄入量;应控制碳水化合物的摄入,尤其是要少吃糖和甜食。过量摄入食盐和胆固醇,易诱发和加重高血压,而高血压又是导致中风、心脏病发病的直接原因之一。

三、养成良好的生活习惯

人应当是从事活动的,又是需要休息的。一张一弛,有张有弛,这是万物生存的规律。所以人的生活必须有规律,但不同的人,在生活上有他自己的规律。为了保障健康,养成良好的生活习惯是十分重要的。其方法:

(1)合理饮食 以优质蛋白、维生素为主,配合低盐低脂低糖的饮食摄入原则,做到定时定量,不可暴饮暴食,尽量少吃膏粱厚味。

(2)戒烟少酒 吸烟不仅有害健康,还污染环境,祸及他人。戒烟可停止刺激呼吸道,减少心脏病发作和患肺癌的机会。饮酒应有度,超量有害。

(3)作息有时 充足的睡眠,对每一个人来讲都是重要的,对于老年人更为重要。最好能早睡早起。

(4)二便通畅 《素问·五脏别论》谓:"六腑者,传化物而不藏,故实而不能满。"传化是一种联动效应,环扣运作,它不断为全身各脏器组织输送养料,运走代谢废物。如传化异常,出现小便癃闭或大便不通,均可造成病症甚至导致严重后果。

(5)劳逸结合 劳力过度则伤气,久之则气少力衰,神疲消瘦。《素问·举痛论》说"劳则气耗""劳则喘息汗出,外内皆越,故气耗矣"。人若长期不劳动,又不从事体育锻炼,易使人体气血不畅,脾胃功能减弱。如《素问·宣明五气篇》说"久卧伤气",就是这个道理。

(6)情绪稳定 忧烦、暴躁都会使精力损毁,伤及元气。要想保持情绪稳定,必须保持良好的心理和心境,热爱自己的事业,搞好自己的工作;对生活有浓厚的兴趣,心胸开阔,性格开朗,情绪乐观;能和多数人建立良好的人际关系,对社会环境有较强的适应能力。

(7)培养业余爱好　如摄影、游泳、散步、旅行、下棋、绘画、烹饪、体育运动等可以转移情绪,冲淡生活中不悦之事,化解心中郁闷的积累,保持身体与心情的舒畅。

衰老是生命的一种过程,也是自然界的普遍规律,既不以人们的意志为转移,又是不可抗拒的,一切生物都会逐渐衰老直至死亡。衰老有两种不同的情况:一种是正常情况下出现的生理性衰老;另一种是疾病引起的病理性衰老。生理性衰老是生命过程的必然结局;病理性衰老,是指生命在生长发育的过程中,由于各种原因引起疾病,从外部侵袭引起形态和功能发生变化,提前出现身体脏器的退行性改变,生命过程中途发生夭折。《养生四要·寡欲第一》云:"人能知七损八益,则形与神俱,而尽终其天年;不知此者,早衰之道也。何谓七损八益?七者,女子之数也,其血宜泻而不宜满;八者,男子之数也,其精宜满而不宜泻。故治女子者,当耗其气以调其血,不损之则经闭而成疾矣;治男子者,当补其气以固其精,不益之则精涸而成病矣,古人立法,一损之,一益之,制之于中,使气血和平也。"故善养生者,就是运用传统中医养生学和现代医学来控制各种引起病理性衰老的因素,延缓人体的衰老进程,以期长寿而健康,更好地为人类社会服务。

第四章 中医药现代化发展对策

中医药学是中华优秀传统科技文化医疗知识的结晶,是一个伟大的宝库,但她又是中华人文文化阶段的产物,必须跟上并与科学文化和大自然生态文化协调的发展,才能自立于世界科技之林,也才能完成本学科发育成熟、创新的基本过程。换言之,传统中医药未来发展的必由之路就是现代化。人口老龄化、疾病谱改变、慢性病增多和人们对西药毒副作用的畏惧心理,都给中医中药在 21 世纪的发展提供了千载难逢的机会。

没有科学的理论指导,就不可能有现代化的行动。因此,中医药的现代化,首当其冲的是中医药理论的现代化。实现中医现代化系指在现代科学思想理论指导下,应用现代科学技术方法论、现代医学检测技术和医疗仪器,使中医理论更趋完整。中医现代化应以中医临床医学现代化为先导,以提高临床疗效为原动力,带动中医药现代化及其基础理论的突破。临床疗效是中医现代化的生命线,也是中医现代化的目的和任务。中医的治疗不是采用单纯性对抗疗法,而是以中药复方为主,采用整体综合调节的形式,针对疾病主要发病环节,通过多途径、多环节作用于人体的多层面、多靶点,使整体水平、器官水平、细胞及亚细胞水平、分子水平得到相应的调整,恢复人体阴阳平衡,使其重新达到一种新的和谐稳定状态。

现代中药指运用现代科学手段与传统中医药理论和临床诊治实践相结合,以宏观与微观相结合来阐述中药基本物质基础与生物活性,研究开发出高效、优质、安全、稳定的"三效"(高效、速效、长效)、"三小"(剂量小、毒性小、副作用小)、"三便"(贮存、携带、服用)的新型中药。中药现代化的关键是复方的现代研究。复方是中医临床最大的特点,只有复方现代化才能充分体现出中药的特色。复方研究的特点是多成分、多作用、多层次、多靶点。把复方的现代研究视为中药现代化的核心,有利于创制中国式新药,从而使现代中成药成为世界医药领域内的重要成员。目前我国中医药现代化发展还比较落后,存在许多问题有待解决:我国中药在国际市场上占有的份额不足10%,且有逐年下降的趋势,而欧洲、韩国、日本等国的洋中药却垄断了国际中药市场,同时,洋中药大举进入中国,抢占国内市场,目前,洋中药进口额已超过我国中药出口额;中药伪品和重金属、微生物、农药残留超标等,严重影响中药疗效;中医药学自身学科方向和重点不明确,中医临床科研项目与临床应用脱节,制约了中医特色和优势的发挥;多学科研究中医目标不明确,科研项目与产业发展脱节,成果转化率低。近年中医队伍人才流失,素质下降,特别是学科带头人和骨干力量不足,影响了医疗和科研水平的提高;老中医自然减员加上退休年龄一刀切,使中医队伍大伤元气。而中青年骨干的人才外流及内流转业也十分严重,甚至一些高级专家也纷纷外流,发展趋势令人忧虑。推进我国中医药现代化事业,必须做好以下几点:

(1)发展创新是中医药现代化的关键　中医学具有双重性,一方面是中华民族的传统文化优秀遗产和伟大宝库,应该努力发掘,认真继承;而另一方面,中医学又是治病救人的应用科学,是现代科学技术的一部分。因此,需要不断发展、创新,跟上时代的发展和科学技术的进步。

(2)加大投入,改善基础条件,促进中医药事业的发展　经费不足,严重制约了中医药和民族医药事业的发展,影响了医疗和科研水平的提高。应加大投入,保证中医药和民族医药事业的健康发展。

(3)加强中医队伍的建设　要采取有力措施,尊重人才,爱惜人才,改善工作条件,提高福利待遇,使他们能够安心工作,没有后顾之忧;要加强人才培养,提高中医队伍的素质,鼓励西医学习中医,在高等医学院校中设立中西医结合系,加强中、西医、药及各方面的团结合作,加强老中青三结合的队伍建设。

科技的竞争,最终是人才的竞争。人才是知识的载体,也是发展中医药现代化的关键所在。要使中医后继有人,只有通过政府管理部门的有力支持,制定相应的政策和提供相关条件,才能吸引和培养一批有成就的人才,使中医临床能为广大患者提供简便、价廉、安全、有效的医疗服务,以适应社会发展的需要,并促进相关的中药剂型改革及中医药产业的发展,在发挥社会效益的同时,取得好的经济效益。要做好中医药现代化这一项巨大的系统工程,还必须精心构思,精心规划,精心组织,采取先易后难、由浅入深、循序渐进、分层次发展的战略。

首先,要做好中医药的继承工作。继承是发展的基础和前提,没有好的继承便不可能有好的发展。中医药学有数千年的防治疾病的宝贵经验,对这些经验需要好好地学习与继承,并在继承的基础上发展创新。

其次,加快中药剂型改革的步伐。中药剂型改革的滞后已成为制约中医急诊、中医药现代化的瓶颈。积极开展中药制剂生产工艺技术与新型辅料研究、制剂剂型与疗效关系的理论与方法学研究、创制并推广中药现代化生产设备,不断上市高质量、受欢迎的经皮吸收、控释系统、靶向药物等中药新剂型。

第三,努力提高诊疗水平,逐步实现诊疗技术的现代化。加强现代科学技术与中医药的紧密结合,实现诊断、辨证的客观化、标准化,促进临床疗效和学术水平的提高。

第四,加强科研工作,逐步对某些中医药理论与疗效机制进行现代化的深入研究。例如:在中医临床研究方面,应以"证"的研究及疾病辨证规律研究为突破口,以提高临床疗效为重点,探索疗效的机制,尤其要以对人民健康危害性最大的常见病为切入点,加大现代研究的力度,寻找新的发现和突破口,从而带动其他方面的研究。

21世纪给具有几千年历史的中医药承前启后、继往开来,带来了新的发展机遇,创造和实现中医药现代化和中医药走向世界的责任重大,道路曲折,前途光明。只要统一认识,坚持不懈,中医现代化的目标就一定能达到。[发表于《安徽科技》2004年第4期]

参 考 文 献

[1]梁晓平.曹恩泽治疗慢性肾炎经验简析[J].安徽中医临床杂志,2001,13(5):388.

[2]曹恩泽,戴小华,方琦,等.肾康颗粒治疗慢性肾炎的临床研究[J].安徽中医临床杂,1999,11(2):73—75.

[3]刘家生,方琦,胡顺金,等.肾康冲剂治疗慢性肾炎的临床研究[J].辽宁中医杂志,2007,34(2):171—172.

[4]胡顺金,曹恩泽,张桃艳,等.康肾止血颗粒对 IgA 肾病治疗作用及其对尿 IL-6 影响的临床研究[J].新中医,2005,37(7):39.

[5]胡顺金,曹恩泽,张敏,等.康肾止血颗粒剂对 IgA 肾病模型大鼠作用的实验研究.中医药临床杂志,2005,17(6):574.

[6]李济仁.大医精要——新安医学研究[M].北京:华夏出版社,1996.

[7]胡顺金.曹恩泽治疗肾病综合征的经验[J].安徽中医临床杂志,2003,15(2):85.

[8]曹恩泽,余新颖.糖肾康对实验性糖尿病大鼠早期肾脏病变的作用[J].中国中西医结合肾病杂志,2002,3(8):448—456.

[9]吕勇,王亿平,曹恩泽.糖肾康颗粒对糖尿病肾病肾损害实验指标影响的研究[J].新中医,2006,38(2):44—45.

[10]曹恩泽,胡顺金.中医药治疗 IgA 肾病血尿的经验[J].中医临床杂志,2006,18(3):221.

[11]张桃艳,胡顺金,方琦.曹氏康肾止血方治疗 IgA 肾病血尿疗效观察[J].安徽中医临床杂志,2003,15(6):487.

[12]方琦,曹恩泽.养阴解毒为主治疗狼疮性肾炎 20 例[J].安徽中医学院学报,1994,13(1):20.

[13]曹恩泽,胡顺金.中医辨治尿道综合征 48 例[J].辽宁中医杂志,1996,23(2):63.

[14]胡顺金.曹恩泽辨证慢性肾衰竭经验[J].中医药临床杂志,2006,18(1):18.

[15]曹恩泽.知常达变　识练于胸[J].安徽中医临床杂志,2003,15(4):273.